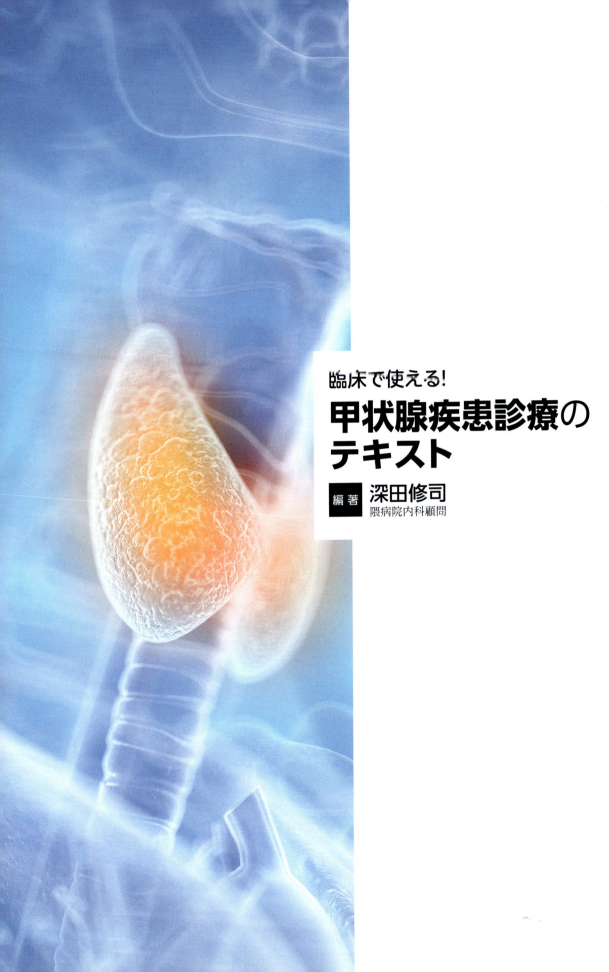

臨床で使える！
甲状腺疾患診療のテキスト

編著 深田修司
隈病院内科顧問

謹 告

本書に記載されている事項に関しては，発行時点における最新の情報に基づき，正確を期するよう，著者・出版社は最善の努力を払っております。しかし，医学・医療は日進月歩であり，記載された内容が正確かつ完全であると保証するものではありません。したがって，実際，診断・治療等を行うにあたっては，読者ご自身で細心の注意を払われるようお願いいたします。
本書に記載されている事項が，その後の医学・医療の進歩により本書発行後に変更された場合，その診断法・治療法・医薬品・検査法・疾患への適応等による不測の事故に対して，著者ならびに出版社は，その責を負いかねますのでご了承下さい。

カラー口絵

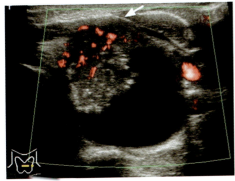
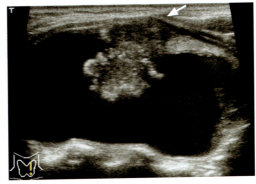

囊胞内突起の充実部に
微細多発高エコー

図4　囊胞形成性乳頭がん ➡41頁☞2章3-①

囊胞内に突起する充実部に微細多発高エコーと血流シグナルがみられる。充実部の根っこは囊胞外あるいは甲状腺外へ浸潤するため注意して観察する必要がある（矢印）。鑑別診断として囊胞化を伴う腺腫様結節が挙げられる。

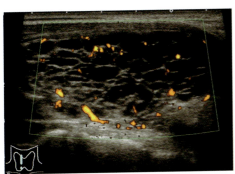
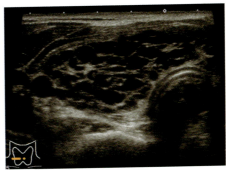

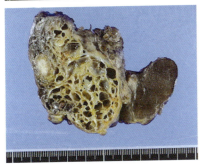

図6　ハニカム型乳頭がん ➡42頁☞2章3-①

甲状腺右葉に多囊胞性の大きな腫瘤がみられる。これは非常に稀な乳頭がんであり頸部リンパ節の観察が診断の助けとなる。鑑別診断として内部に囊胞を伴う腺腫様結節が挙げられる。

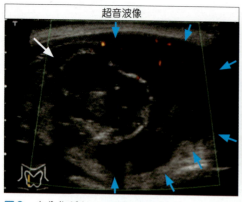
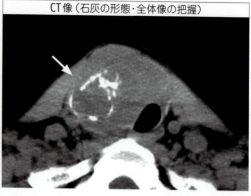

図8 未分化がん ➡43頁☞2章3-①
右葉に大きな充実性腫瘤がみられる。内部にある先行病変と思われる高エコー（卵殻状，塊状の石灰）の周囲に増大する低エコー域があれば未分化がんの可能性が考えられる（矢印）。未分化がんは腫瘤サイズも大きく，超音波像よりCT像のほうがより石灰の形態や全体像を把握しやすい。

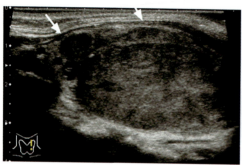
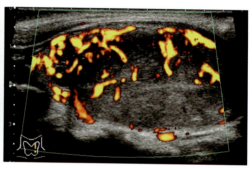

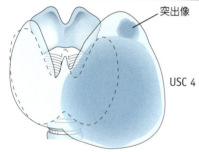

図9 濾胞がん ➡43頁☞2章3-①
境界明瞭な充実性結節から一部突出する病変（矢印）がみられ，結節内部の血流も豊富である。このような所見がみられる場合は，被膜外浸潤を疑い濾胞がんの可能性が考えられる。病理診断は微少浸潤型濾胞がんであったが，超音波診断では広範浸潤型濾胞がんを疑っていた。

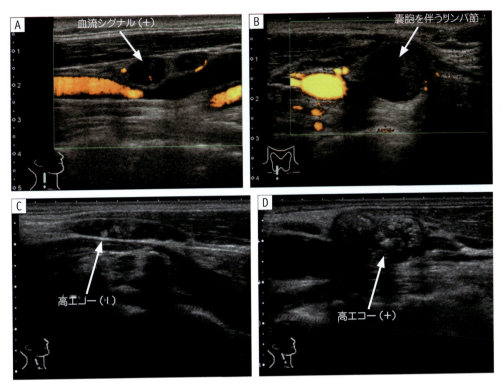

図10　頸部リンパ節腫大　➡44頁☞2章3-①

典型的な甲状腺乳頭がんの転移リンパ節の画像を示す（ドプラ法による画像：A，B，超音波画像：C，D）。乳頭がんの頸部リンパ節腫大には原発巣と類似した超音波画像を示すことが多い。通常のリンパ節の所見と比べて，内部のエコーレベルがやや高を示し，血流シグナルを認め，また囊胞化や微細〜粗大高エコー（石灰）を伴う場合が比較的多くみられる。

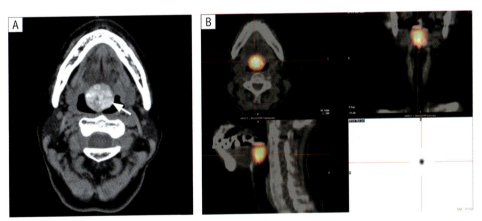

図4　異所性甲状腺を疑うCT画像　➡49頁☞2章3-②

A. CT画像から，舌根部に異所性甲状腺を疑う高吸収域の結節（石灰化を伴う）を認める（矢印）。
B. 3方向（横断断・冠状断・矢状断）からのアプローチで舌根部の異所性甲状腺であることがわかる（放射性ヨウ素甲状腺シンチグラム）。

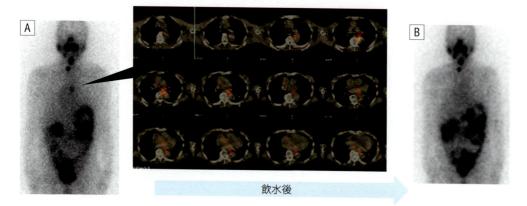

図1 甲状腺分化がん全摘出後〔^{131}I（3.7GBq）投与72時間後〕の全身シンチグラフィー検査所見
➡50頁☞2章3-③

planar像（A）から縦隔リンパ節への集積を疑い，SPECT/CT融合画像をみると，食道への集積が判明した。飲水後のplanar像（B）で集積は消失し，唾液や消化液の貯留が原因と判明した。

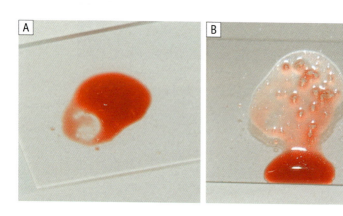

図3 血液性検体の処理
➡55頁☞2章4

血液を吹き出した場合（A），すばやくプレパラートを立て（B），下方に流れ落ちた血液を拭き取った後に塗抹操作を行う。

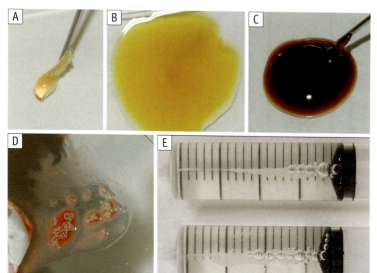

図5 穿刺物の肉眼所見
➡56頁☞2章4

A：粘稠なコロイド（腺腫様甲状腺腫），B：囊胞液（良性囊胞），C：出血を伴った囊胞液（良性囊胞もしくは囊胞形成性乳頭がん），D：血液成分と組織塊（濾胞性腫瘍），E：透明な液（副甲状腺囊胞）

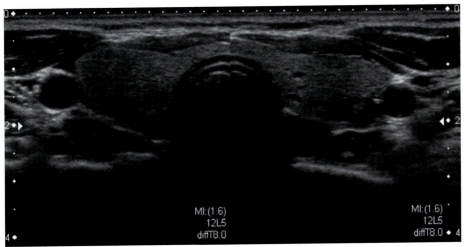
穿刺前。甲状腺推定体積30mL。左葉内結節のみ穿刺。

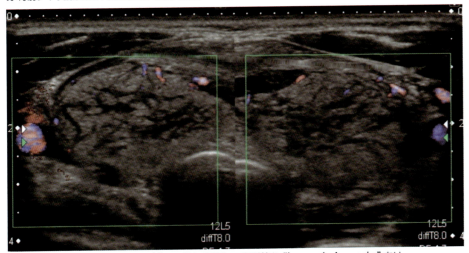
穿刺後。甲状腺推定体積72mL（約2.5倍に膨張）。典型的な"hypoechoic cracks"あり。

図1 甲状腺穿刺前後の急速腫脹の超音波画像所見 ➡64頁 2章 視点⑩

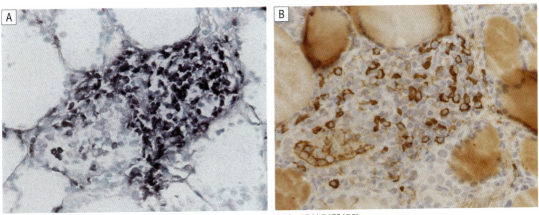

A　EBV陽性細胞（EBER1 *in situ* hybridization）
B　IgG4陽性形質細胞

図1 Basedow病患者の甲状腺組織にみられたEBV陽性細胞と同部位にみられたIgG4陽性形質細胞
➡72頁 3章 視点⑫

カラー口絵　E

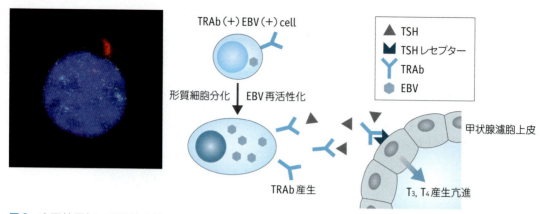

図2 表面抗原としてTRAbを持ちEBVに感染した細胞〔TRAb（+）EBV（+）cell〕にEBV再活性化刺激を行うとTRAbが産生される。 ➡73頁☞3章 視点⑫
写真の赤色部分はTRAb，緑色部分はEBER1。

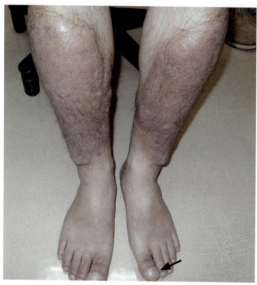

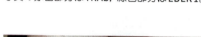

図1 EMO症候群患者の前脛骨粘液水腫およびばち状指（矢印）
➡79頁☞3章A1-②

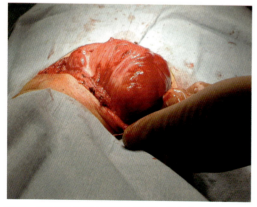

図1 甲状腺上極を脱転し術野に引き出したところ
➡132頁☞3章A1-⑧

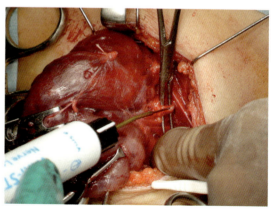

図2．VARI-STIM®で反回神経刺激し，甲状軟骨後方で後輪状披裂筋の収縮を指で触れているところ
➡132頁☞3章A1-⑧

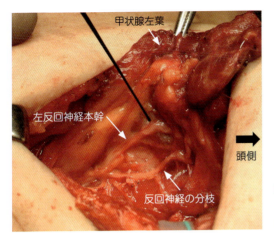

図1 術中神経モニターの様子
➡138頁 3章 視点27
露出された左反回神経。

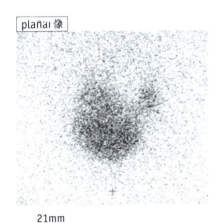

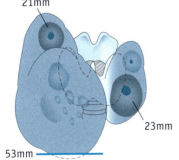

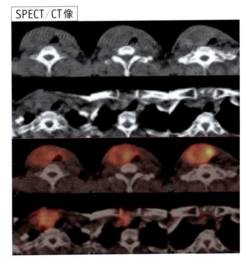

検査施行時：FT₃ 3.62 pg/mL
　　　　　　FT₄ 1.55 ng/dL
　　　　　　TSH ＜0.003 μIU/mL

図1 放射性ヨウ素シンチグラフィー検査結果
➡146頁 3章 視点28

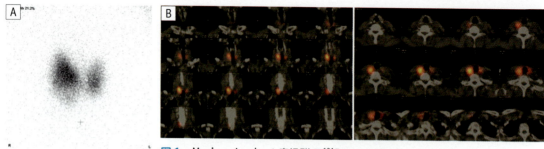

図1 Marine-Lenhart症候群の ^{131}I シンチグラム ➡147頁☞ 3章 視点29
Basedow病と右葉の機能性結節を合併。施行時のTSHは0.005μU/mL。
A. planer像
B. SPECT/CT画像

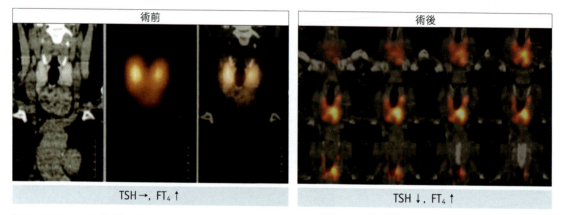

図2 TSHoma術前（左, ^{99m}TcO$_4$）・術後（右, ^{131}I）の甲状腺SPECT/CT像 ➡155頁☞ 3章 視点30

（写真提供：隈病院 深田修司先生）

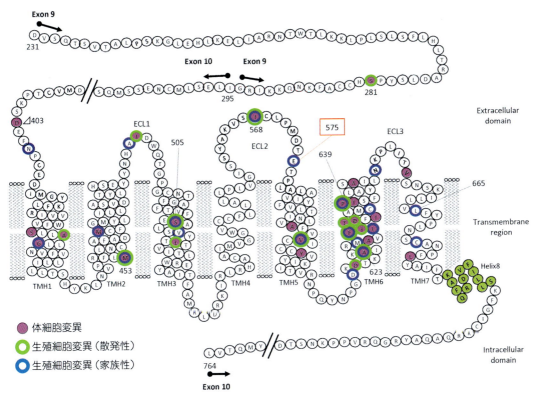

図1 TSH受容体の体細胞変異部位と生殖細胞変異部位 ➡158頁ほか 3章A5

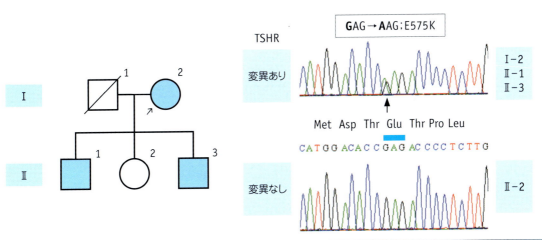

図2 非自己免疫性甲状腺機能亢進症の一家系 ➡158頁ほか 3章A5
NT：未検討，F：女性，M：男性
【基準値】TRAb：＜1.9IU/L，TSAb：＜180%，TgAb＜39.9U/mL，TPOAb＜27.9U/mL，Tg＜35ng/mL
RAIU：3時間放射性ヨウ素摂取率（基準値 5.6〜15.8％），正常甲状腺体積：5〜20mL

（文献6をもとに作成）

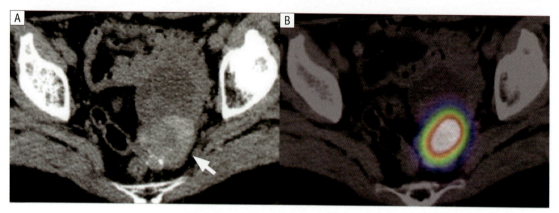

図1 単純CT（A）および放射性ヨウ素シンチグラフィー（SPECT/CT融合画像）（B） ➡162頁☞3章A6
骨盤部子宮背側の高吸収を呈する充実性腫瘤（矢印）に一致して集積が認められる。

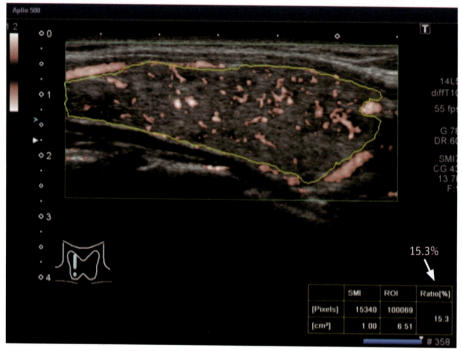

図1 Basedow病患者のSMI画像 ➡172頁☞3章 視点32
この画像のVI（血流率）は15.3%でありBasedow病の可能性が高い。対側葉のVI（血流率）も求めて，平均値を計算する。

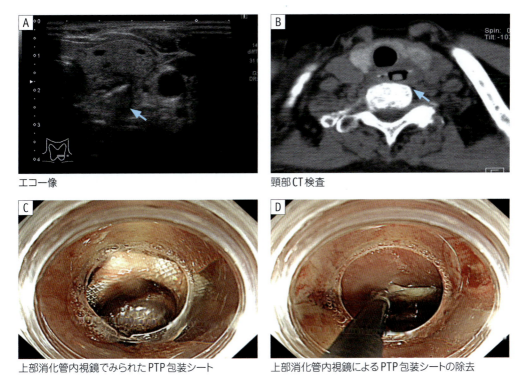

エコー像　　　　　　　　　　　頸部CT検査

上部消化管内視鏡でみられたPTP包装シート　　上部消化管内視鏡によるPTP包装シートの除去

図1　PTP包装シート誤飲症例の画像所見 ➡195頁☞3章 視点㊱

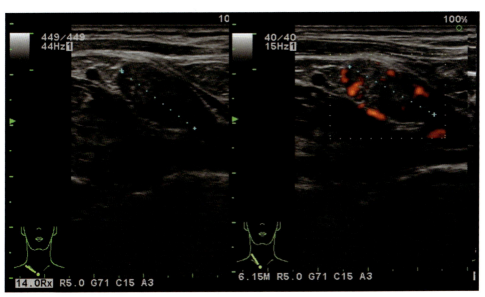

図1　症例の頸部超音波所見 ➡271頁☞8章5
右鎖骨上窩リンパ節腫大を認める。

カラー口絵　**K**

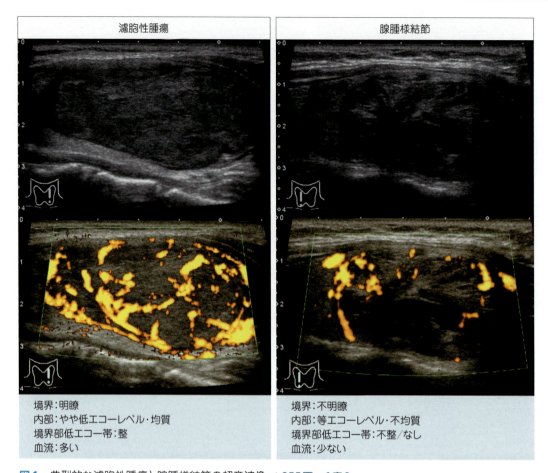

図1 典型的な濾胞性腫瘍と腺腫様結節の超音波像 ➡255頁☞6章2

濾胞性腫瘍は境界明瞭で，内部エコーレベルがやや低で均質，血流が多くみられるのに対して，腺腫様結節ではほぼ逆の所見がみられる。

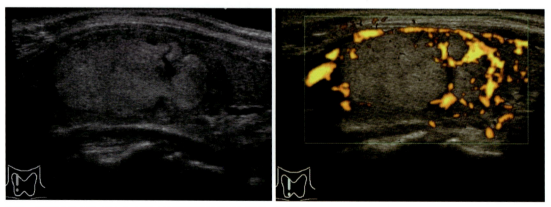

図3 豊富な血流シグナルを有する突出性結節（右はドプラ像）➡275頁☞8章 視点47

濾胞がんが疑われる。

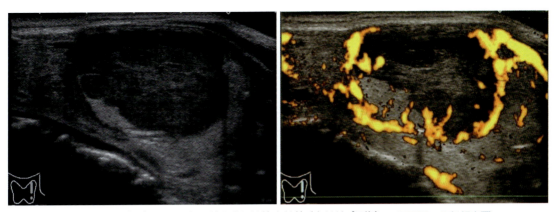

図4 血流シグナルの分布が異なり，境界が明瞭な結節内結節（右はドプラ像）➡275頁☞8章 視点47
良性腫瘍から転化した濾胞がんの可能性がある。

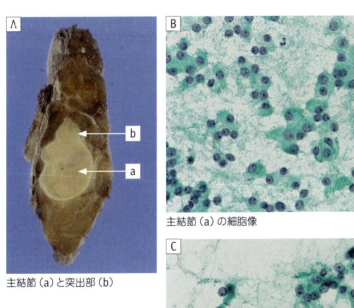

主結節（a）と突出部（b）

図5 被膜浸潤を伴う濾胞がん
　　➡276頁☞8章 視点47
主結節（a）と突出部（b）の両方を穿刺して，同じような細胞像（B, C）の濾胞性腫瘍である場合には濾胞がんが疑われる。

主結節（a）の細胞像

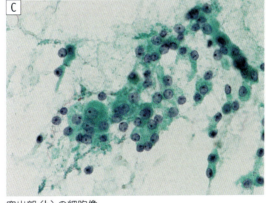

突出部（b）の細胞像

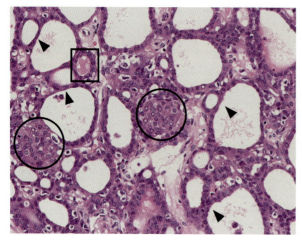

図1 篩型・モルラ型乳頭がんの病理像
➡298頁 ☞ 8章9

矢尻，丸囲み，四角囲みは，それぞれ篩状構造のapico-basal polarityの乱れ，モルラ，コロイドを示している。比較のためにコロイドがみられる場面を選んで挙げたが，大部分の濾胞腔にはコロイドがないことに注意されたい。なお，各所見がこの視野で混在・凝縮されている場面は珍しい。

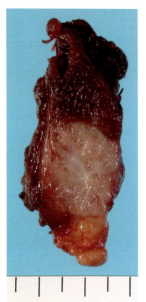

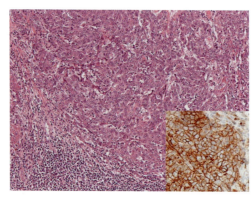

図2 やや扁平上皮に似た腫瘍細胞の充実性増殖
➡302頁 ☞ 8章 視点50

間質と腫瘍細胞間に多数のリンパ球。右下はCD5免疫染色。腫瘍細胞の細胞膜が陽性。

図1 甲状腺葉の下極を占め分葉状に増殖する充実性腫瘍
➡302頁 ☞ 8章 視点50

壊死や石灰化を伴わない。

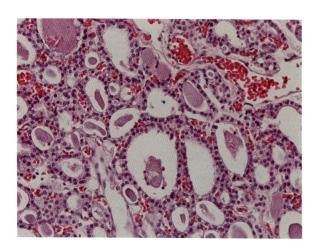

図2 症例①の甲状腺腫の切除後病理像
（HE染色）➡313頁 ☞ 9章2

コロイドが乏しく，甲状腺濾胞細胞が腫大している。

■ 序 文

　2011年12月にjmedmook「外来でどう診る？　甲状腺疾患」を出版して8年が経ちました。

　この度，改訂・単行本化の依頼があったとき，思わず考え込んでしまいました。はたしてこの8年の間，何かsomething newはあったのだろうか，と。自分ひとりで考え込んでいても仕方がないので，初版の執筆者の先生方にメールで尋ねることにしました。その結果，驚くべきことに，ほとんどの執筆者からpositiveな回答を得たのです。中には「この分野は日進月歩です」という力強いお返事もありました。これらの言葉に励まされ，新版「甲状腺疾患診療のテキスト」の制作を決意したわけです。

　本書では，ご好評を頂いた初版本の骨格をほぼ踏襲することとし，さらに新しい項目も付け加えました。視点を少し変えて物事を眺めてみるとより問題点が明らかになる場合がありますので，もっと深い理解を促すために，「ちょっと視点を変えて」の項目も大幅に増やしました。また，同じテーマについて何人かの執筆者に書いて頂きました。実地臨床は教科書通りにはいかないものであり，医師それぞれによって当然見解の相違があります。臨床上，大きなミスは絶対に許されるものではありませんが，たとえば抗甲状腺薬の減量の仕方など，多少の幅があってもよいのではないでしょうか。さらに，本書では，重要と思われる内容については何回も繰り返し書いて頂きました。そして，いかにして新しい病気が発見されたのかについても，実に感動的に，かつ興味深く書いて頂きました。

　甲状腺疾患診療に必要な基本的事項は本書に網羅されていると思いますが，もちろんまだまだ不十分なところがあります。その不足分については他を当たって頂かなくてはなりませんが，本書をまず理解して頂ければ，他書や文献も容易に理解できるものと信じています。

　この本を一読して頂いたあとに，甲状腺疾患の枝葉末節ではなく，全体像がおぼろげにでも見えてくるようであれば幸いです。そしてなんと言っても「甲状腺疾患って，こんなに面白いのか！　よし，ひとつここはさらに勉強してみよう」と思って頂けたら，編者の望外の喜びです。

　最後になりましたが，本書は臨床の第一線で活躍されている臨床家によって出来上がりました。お忙しい中，執筆を快く引き受けて下さった先生方に心より感謝申し上げます。

　　　　　　　　　　　　　　　　　　　　　　　　　2019年9月　　深田修司

■ 目 次

第1章　外来診療で甲状腺疾患を診るために必要な基礎知識　**1**

1 これだけは知っておきたい問診，触診，視診，解剖など　**1**

2 甲状腺の発生　**6**

ちょっと視点を変えて **1** これだけは知っておきたい遺伝のこと　**8**

ちょっと視点を変えて **2** 遺伝子解析の方法　**11**

第2章　甲状腺疾患を鑑別するための各種検査　**15**

1 甲状腺機能検査で何がわかる?　**15**

ちょっと視点を変えて **3** アッセイ系に影響を及ぼす因子，ビオチンについて　**19**

ちょっと視点を変えて **4** TSH，FT$_4$測定方法の標準化　**23**

ちょっと視点を変えて **5** 甲状腺機能に影響を及ぼす薬剤　**25**

2 自己免疫の検査で何がわかる? —— TRAbなど　**29**

ちょっと視点を変えて **6** 抗ペンドリン抗体と甲状腺疾患　**33**

ちょっと視点を変えて **7** 成長曲線って何?　**35**

3 画像検査で何がわかる?　**38**

　①超音波検査　**38**

　②CT検査　**47**

　③核医学検査　**50**

4 細胞診で何がわかる?　**53**

ちょっと視点を変えて **8** ベセズダシステムとは　**58**

ちょっと視点を変えて **9** 甲状腺穿刺経路再発とは　**61**

ちょっと視点を変えて **10** 甲状腺穿刺後の急速腫脹　**63**

ちょっと視点を変えて **11** 細胞診のついでに　**66**

第3章　甲状腺中毒症の診かた　**67**

甲状腺中毒症の鑑別診断——日常診療で押さえておきたい甲状腺中毒症　**67**

A 甲状腺機能亢進を伴う甲状腺中毒症　**69**

1 Basedow病　**69**

　①Basedow病の病因　**69**

ちょっと視点を変えて **12** EBウイルスとBasedow病　**72**

ちょっと視点を変えて **13** ストレスとBasedow病は本当に関連しているのか?　**76**

②Basedow病の診断	78
ちょっと視点を変えて **14** M22-TRAb・TSAb陰性のBasedow病はあるのか?	81
ちょっと視点を変えて **15** 摂取率の測定ができなくて診断に困ったことはあるか?	84
③Basedow病の治療——総論	87
④抗甲状腺薬の作用機序——MMIとPTUの抗甲状腺薬の作用と将来の展望	89
⑤抗甲状腺薬の副作用を覚えておこう!	92
ちょっと視点を変えて **16** HTLV-1関連ぶどう膜炎	96
⑥抗甲状腺薬による治療	98
ちょっと視点を変えて **17** 難治性（T_3優位型）Basedow病	103
ちょっと視点を変えて **18** 無機ヨウ素の上手な使い方	105
ちょっと視点を変えて **19** 抗甲状腺薬の上手な減量の仕方	108
ちょっと視点を変えて **20** 寛解の指標は?	112
ちょっと視点を変えて **21** Basedow病と心房細動	115
⑦アイソトープ（RI）による治療	117
ちょっと視点を変えて **22** 小児のアイソトープ治療	122
ちょっと視点を変えて **23** 甲状腺体積の変化率でアイソトープ治療の効果がわかる	124
ちょっと視点を変えて **24** ヨウ化カリウム（KI）を前治療に使用したアイソトープ治療	126
ちょっと視点を変えて **25** TRAbを効果的に減少させるには?	128
⑧手術による治療	131
ちょっと視点を変えて **26** （手術）後出血	134
ちょっと視点を変えて **27** 神経モニター	137
2 Plummer病など——機能性結節性病変による甲状腺中毒症	139
ちょっと視点を変えて **28** uptakeの低い中毒性多結節性甲状腺腫（toxic multinodular goiter；TMNG）	145
ちょっと視点を変えて **29** Marine-Lenhart症候群とは	147
3 妊娠時一過性甲状腺中毒症	149
4 TSH産生下垂体腫瘍（TSHoma）	152
ちょっと視点を変えて **30** TSHomaとPlummer病の合併	154
5 非自己免疫性甲状腺機能亢進症	157
6 その他の甲状腺機能亢進症——卵巣甲状腺腫など	161

B 甲状腺機能亢進を伴わない甲状腺中毒症　164

1 無痛性甲状腺炎　164

ちょっと視点を変えて 31 無痛性甲状腺炎の発見　168

ちょっと視点を変えて 32 無痛性甲状腺炎とBasedow病の血流　170

2 亜急性甲状腺炎　173

ちょっと視点を変えて 33 亜急性甲状腺炎でのTgAb，TPOAb出現をどう考えるか？　177

ちょっと視点を変えて 34 おたふくかぜ（ムンプス，流行性耳下腺炎）と亜急性甲状腺炎　179

3 外因性甲状腺中毒症　181

ちょっと視点を変えて 35 甲状腺ホルモンを摂取しない患者への対応　185

C 甲状腺中毒症を伴うこともある疾患　187

1 橋本病急性増悪　187

2 急性化膿性甲状腺炎　191

ちょっと視点を変えて 36 PTP（press through package）包装シート誤飲と急性化膿性甲状腺炎　194

ちょっと視点を変えて 37 急性化膿性甲状腺炎の発見　196

第4章　甲状腺眼症の診かた　197

1 眼科医の立場から　197

2 内科医の立場から　203

第5章　妊娠・出産と甲状腺疾患の診かた　209

1 妊娠・出産時の甲状腺疾患　209

ちょっと視点を変えて 38 胎児の超音波検査　213

第6章　甲状腺機能低下症の診かた　215

1 甲状腺機能低下症の原因　215

2 原発性甲状腺機能低下症の治療　218

ちょっと視点を変えて 39 橋本病甲状腺機能低下症 —— 低下症からの回復　221

ちょっと視点を変えて 40 甲状腺全摘術後の甲状腺機能低下症の治療　223

ちょっと視点を変えて 41 服薬アドヒアランスについて／レボチロキシン週1回投与を考える　226

3 下垂体性甲状腺機能低下症　230

ちょっと視点を変えて 42 自己免疫性視床下部下垂体炎と産後甲状腺炎の合併　233

ちょっと視点を変えて 43 抗PIT-1抗体症候群（抗PIT-1下垂体炎）　235

4 視床下部性甲状腺機能低下症 **237**

ちょっと視点を変えて **44** low T₃症候群 **241**

第**7**章 潜在性甲状腺機能異常症の診かた **243**

1 潜在性甲状腺機能異常症 **243**

第**8**章 甲状腺腫瘍の診かた **249**

1 腫瘍をみるために押さえておきたいポイント **249**

2 良性結節とそのフォローアップの仕方 **253**

3 悪性腫瘍 ── 総論 **257**

ちょっと視点を変えて **45** ダブリングタイムとダブリングレイト **261**

4 甲状腺微小がん **263**

ちょっと視点を変えて **46** 危険な微小がんの見分け方 **268**

5 乳頭がん・濾胞がん **270**

ちょっと視点を変えて **47** 濾胞がんの術前診断は可能か? ── 超音波検査の立場から, 細胞診の立場から **274**

6 甲状腺髄様がん **278**

ちょっと視点を変えて **48** 予防的手術 **282**

7 甲状腺リンパ腫 **285**

ちょっと視点を変えて **49** リンパ腫の分子診断 **290**

8 未分化がん **293**

9 特殊ながん ── 篩型乳頭がん (CMV-PTC), びまん性硬化型乳頭がん (DSV-PTC) など **297**

ちょっと視点を変えて **50** ITET／CASTLE／Intrathyroid Thymic Carcinomaの発見 **300**

10 小児の甲状腺腫瘍の特徴 **303**

第**9**章 遺伝子異常を背景に持つ甲状腺疾患の診かた **307**

1 甲状腺ホルモン不応症 **307**

2 成人における甲状腺ホルモン合成障害 **311**

3 家族性多結節性甲状腺腫 **315**

索 引 **320**

■ 執筆者一覧（掲載順）

宇留野　隆	伊藤病院外科医長
深田修司	隈病院内科顧問
菱沼　昭	獨協医科大学感染制御・臨床検査医学教授
小飼貴彦	獨協医科大学感染制御・臨床検査医学准教授
窪田純久	くぼたクリニック院長（内科）
大江秀美	名古屋甲状腺診療所副院長
西川光重	隈病院学術顧問（内科）
村上　司	野口病院院長（内科）
吉田明雄	鳥取大学大学院再生医療学特任教授
間部裕代	熊本大学病院小児科助教
太田　寿	隈病院臨床検査科生理機能検査室室長
肥田博文	隈病院診療支援本部放射線科主任
柴田文江	隈病院診療支援本部放射線科
廣川満良	隈病院病理診断科科長
樋口観世子	隈病院臨床検査科病理検査室室長
林　俊哲	隈病院病理診断科医長
中武伸元	福岡徳洲会病院内分泌科部長
工藤　工	隈病院診療情報管理科科長／内科医長
岩谷良則	大阪大学大学院医学系研究科附属ツインリサーチセンター名誉教授／招聘教授
長田佳子	鳥取大学医学部病理学講座分子病理学分野助教
林　一彦	鳥取大学医学部病理学講座分子病理学分野教授
深尾篤嗣	茨木市保健医療センター所長
上條桂一	上條甲状腺クリニック院長（内科）
藤平隆司	ふじひら内科医院院長
有島武志	ありしま内科院長
菅原正博	UCLA医学部内科名誉教授（内分泌学）
田尻淳一	田尻クリニック院長
溝上哲也	田尻クリニック副院長（内科）
真尾泰生	勤医協中央病院糖尿病内分泌内科
高松順太	高松内科クリニック院長
内田豊義	順天堂大学大学院代謝内分泌内科学准教授
中村浩淑	隈病院学術顧問（内科）
小西俊彰	すみれ病院院長（内科）
國井　葉	伊藤病院診療部内科
岡本泰之	岡本甲状腺クリニック院長
濵田勝彦	田尻クリニック
橘　正剛	やました甲状腺病院内科部長
松塚文夫	明和病院甲状腺外科担当部長
新田早苗	隈病院看護本部長
舛岡裕雄	隈病院診療本部外科副科長

谷山松雄	四谷甲状腺クリニック／昭和大学藤が丘病院糖尿病・代謝・内分泌内科客員教授
川﨑元樹	東京都立多摩総合医療センター内分泌代謝内科
淡野宏輔	隈病院内科
松林　直	福岡徳洲会病院副院長（心療内科・内分泌内科）
辰島啓太	虎の門病院内分泌代謝科
西原永潤	隈病院内科副科長
中村友彦	隈病院内科
栗原英夫	栗原クリニック院長
赤須文人	赤須医院理事長
宮下和也	宮下クリニック理事長／院長（甲状腺センター内分泌内科）
横山　博	隈病院精神科非常勤医師
金子景弘	神戸大学大学院医学研究科糖尿病・内分泌内科学
石川恵里	愛知医科大学病院眼形成・眼窩・涙道外科助教
柿﨑裕彦	愛知医科大学病院眼形成・眼窩・涙道外科教授
廣松雄治	新古賀病院甲状腺センター　センター長
荒田尚子	国立成育医療研究センター周産期・母性診療センター母性内科診療部長
林　　聡	東京マザーズクリニック院長（産婦人科）
日高　洋	大阪大学大学院医学系研究科 病院臨床検査学准教授
高須信行	相澤病院内分泌内科 糖尿病センター
伊藤　充	隈病院内科部長
椋田稔朗	菜の花心療クリニック院長
西山　充	高知大学医学部内分泌代謝・腎臓内科准教授
西嶋由衣	野口病院内科医長
高橋　裕	神戸大学大学院医学研究科糖尿病内分泌内科学准教授
橋本貢士	獨協医科大学埼玉医療センター糖尿病内分泌・血液内科主任教授
豊田長興	関西医科大学内科学第二講座診療教授
磯崎　収	若松河田クリニック内分泌内科
友田智哲	伊藤病院外科
伊藤康弘	隈病院治験臨床試験管理科科長
宮内　昭	隈病院院長（外科）
宮　章博	隈病院副院長（外科）
山下弘幸	やました甲状腺病院院長（外科）
櫻井晃洋	札幌医科大学医学部遺伝医学教授
木原　実	隈病院外科科長
渡邊奈津子	伊藤病院内科医長
鈴木彩菜	隈病院臨床検査科細胞検査士
東山卓也	隈病院外科副科長
高坂和芳	隈病院内科・診療情報管理科
笠原俊彦	隈病院内科医長

■ 本書で使われている略号一覧 (アルファベット順)

出てくる頻度の高い用語を中心に，本文では略語を用いることとしました。

ACTH	副腎皮質刺激ホルモン
CRH	副腎皮質刺激ホルモン放出ホルモン
FT_3	遊離トリヨードサイロニン
FT_4	遊離サイロキシン
FSH	卵胞刺激ホルモン
GnRH誘導体	ゴナドトロピン放出ホルモン誘導体
GH	成長ホルモン
GHRH	成長ホルモン放出ホルモン
hCG	ヒト絨毛性性腺刺激ホルモン
IGF	インスリン様成長因子
MCPA	マイクロゾームテスト
LH	黄体形成ホルモン
LHRH	黄体化ホルモン放出ホルモン
PRL	プロラクチン
PTH	副甲状腺ホルモン
T_3	トリヨードサイロニン
T_4	サイロキシン
Tg	サイログロブリン
TgAb	抗サイログロブリン抗体
TGPA	サイロイドテスト
TPO	甲状腺ペルオキシダーゼ
TPOAb	抗甲状腺ペルオキシダーゼ抗体
TRAb	抗TSH受容体抗体
TRH	甲状腺刺激ホルモン放出ホルモン
TSAb	甲状腺刺激抗体
TSBAb	阻害型TSH受容体抗体
TSH	甲状腺刺激ホルモン

本書で使用している用語について

1. 本書においては「アイソトープ治療」「放射性ヨード治療」「RI治療」「^{131}I内用療法」などの同義の用語のうち，「アイソトープ治療」を用いることとしました。

2. 本書においては「甲状腺ホルモン薬」は，LT_3製剤ではなく，すべてLT_4製剤 (レボチロキシン) を意味しています。

第1章　外来診療で甲状腺疾患を診るために必要な基礎知識

1 これだけは知っておきたい 問診，視診，触診，解剖など

結論から先に

▶ ランドマークを前頸部に投影したシェーマを書けるようになろう！

▶ 頸部伸展が強すぎたり，患者さんの緊張が強かったりすると所見は取りにくくなる。

▶ 家系図記載にはルールあり！ 出身地と近親結婚の有無も大事。

1 問診（病歴聴取）

■ 主訴は，甲状腺腫瘤や甲状腺腫大に関係するものと，甲状腺機能異常（主に亢進症）に関係するものがあります。甲状腺外来には，咽喉頭異常感症，甲状腺機能低下症様の不定愁訴を訴える患者さんも多数訪れます。

■ 大事な病歴，合併疾患を**表1**に示します。

表1　既往歴として大事な病歴，合併疾患

●甲状腺疾患
●治療薬（炭酸リチウム，アミオダロン，インターフェロン，GnRH誘導体，分子標的治療薬），検査薬（ヨード系造影剤），健康食品（やせ薬）☞181頁：3章B3
●被曝歴（特に頸部外照射歴）
●悪性腫瘍
●頸部手術（甲状腺手術に限らず）
●大腸ポリポーシス（FAP），過誤腫（Cowden病），心粘液腫（Carney complex），難聴（Pendred症候群）
●副腎褐色細胞腫（MEN2A，MEN2B）
●下垂体腫瘍，膵腫瘍，尿路結石（副甲状腺，MEN1関連）

FAP：familial adenomatous polyposis

■ 家族歴があれば，家系図の作成が必要です（**図1**）。

診療のポイントはここだ！

➡ 既往歴として大事な病歴，合併疾患を押さえておこう。

➡ 家族の甲状腺疾患の既往だけでなく，本人と両親の出身地，親族の近親結婚の有無も聴取する。

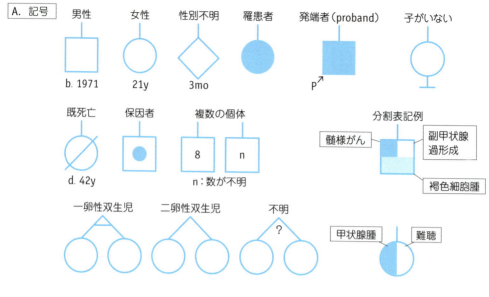

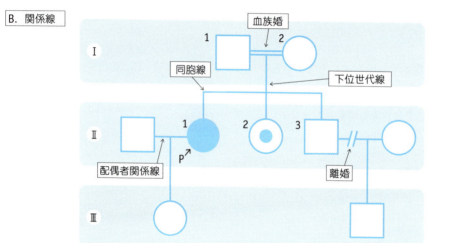

図1 家系図の記載法

2 視診

患者さんの挙動とPS (performance status)

- 典型的な未治療のBasedow（バセドウ）病患者さんであれば，診察室に入ったときから様子が変です．落ちつきがなく，湿った手がふるえていることも多いでしょう．心房細動の有無は抗凝固薬の投与にも関わりますので，診察のたびに脈拍は必ず取ります．突眼がひどい場合は，早めの眼科受診が必要です．
- ご高齢の患者さんなどは，椅子に座るまでのふるまいもPSの判断材料になります．

頸をみて触る（頸部触診については後述）

- 甲状腺が全体的に大きいのか，腫瘤があるのか，みてわかるケースもあります。胸鎖乳突筋や前頸筋が太いだけの人，甲状軟骨が前に出ているだけの人もいます。炎症などによる発赤の有無は，触っただけで皮膚が赤くなってしまう人がいるので，触る前にひと目確認しておきます。
- 手術瘢痕の有無を注意深く視診します。頸部の手術瘢痕は，結核性リンパ節腫や斜頸，頸椎手術，正中・側頸嚢胞やリンパ管嚢胞，顎下腺や皮膚腫瘤など多岐にわたりますが，指摘されるまで忘れていることもあります。甲状腺の手術でさえ，若年者での手術既往などは申告のない場合もあります。きれいに治っていると見逃しがちです。

下腿をみて触る

- 心不全に気づけるかもしれません。心不全の場合，多くは心房細動を伴います。
- 前脛骨粘液水腫は訴えがない場合も多いです。EMO症候群（突眼，前脛骨粘液水腫，ばち状指）（☞79頁：3章A1②）に伴う重症例では，皮膚科にかかっている場合もありますが，甲状腺と関係していることを知らずにいる場合もあります。

■ 診療のポイントはここだ！
➡ 患者さんの挙動，頸部や下腿をしっかりみよう！

3 頸部触診，解剖

- 何もみずに頸部の絵を正しく描けなければ始まりません（図2）。電子カルテのシェーマもあるでしょうが，まっさらな紙に自分で描けることが解剖を理解していることの証拠です。

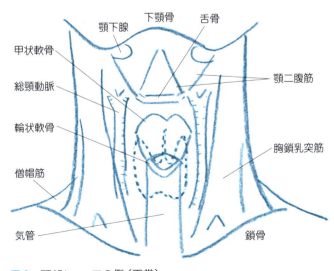

図2　頸部シェーマの例（正常）

- 頸部の体表から触知しうるランドマークは，下顎骨，鎖骨，胸骨，舌骨，甲状軟骨，輪状軟骨，気管，胸鎖乳突筋，僧帽筋，顎二腹筋，総頸動脈，顎下腺，耳下腺で，これらの構造物と病変との位置関係，可動制限について所見を取ります。

- 白地図（シェーマ）ができたら，あとは"Practice, practice, and practice！"です。解剖学的に正しい位置にできるだけ正確な絵を描くように心がけますが，触診から得られた印象をより大げさに表記するのも悪くはありません。大事なことは，超音波（CT）所見をフィードバックし，さらに外科医は手術所見，内科医は病理所見をフィードバックすることです。

- 標準的な触診法ですが，患者さんと対面して，自分の両母指を交互に気管前面から椎骨側に滑らせて気管と母指の間で甲状腺を感じ取ります（図3）。

- 頸部伸展はあまり強すぎないほうが，皮膚や筋の緊張が少ないために所見を取りやすく，触診時の咳嗽反射も少ないです。

- 正常な甲状腺は触知しません。腫瘤があれば，気管と腫瘤の間に母指が入り抵抗を感じます。腫瘤があれば引き続き腫瘤の前面を母指で滑らせ，気管軟骨を背に腫瘤表面の性状を評価します。

- さらに，唾液の嚥下を指示することにより頭尾側方向に甲状腺を動かします。縦隔側に進展した腫瘤の下端がしばしば触知できます。錐体葉を触れることは，びまん性腫大が存在することの1つの所見とされます。

診療のポイントはここだ！

➡ 超音波像をみてから，もう一度触診し直せば，得られる情報は何倍にもなる！

- 頸部には三角形がたくさんあります（図4）。後頸三角のリンパ節腫大は訴えの多い領域ですが，甲状腺がんの転移は少ない部位です。肩甲鎖骨三角の硬い動きの悪いリンパ節は，甲状腺がん以外の鎖骨上リンパ節転移の可能性もあります。正常顎下腺や正常総頸動脈分岐部を触知して心配している患者さんは，やせ型の女性に多いです。鎖骨頭の左右差を気にする患者さんもいますが，多くは病的ではありません。

- 硬くて可動性が乏しいときは，**8章（249頁〜）**で取り扱う"悪性度の高い腫瘍"の可能性も考慮します。すごく軟らかい甲状腺は，ホルモン合成障害性甲状腺腫の発見の手がかりになります。

- 痛みは，内科的には亜急性甲状腺炎を思い浮かべやすいですが，副腎皮質ステロイド投与前に急性化膿性甲状腺炎の可能性をもう一度検証して下さい。典型的な化膿性甲状腺炎であれば，皮膚に発赤が出現し自壊しますが，早期に受診し破壊性甲状腺炎を呈するケースでは亜急性甲状腺炎と見間違うケースもあります。

- 未分化がんもしばしば痛みを感じます。髄様がんを触ると軽度の痛みを訴えることがあります。

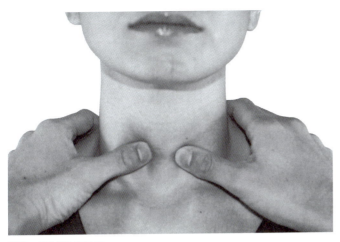

図3 甲状腺の触診
頸部伸展を強くしすぎない。写真は右母指で気管が左に逃げるのを押さえつつ，甲状腺右葉上極を左母指で触診している。気管前面から，総頸動脈内側，椎骨側に向かって母指を滑らせ，気管軟骨と母指の間で甲状腺の性状を感じ取る。

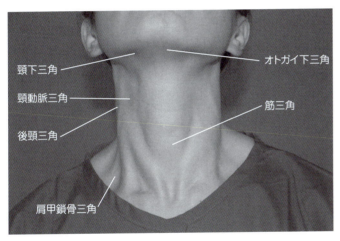

図4 頸三角

- 良性結節の囊胞内出血は有痛性で，突然の頸部腫脹で来院されます。穿刺排液により，即座に疼痛は軽減します。

まとめ

▶ 疾患についての知識や知見の深さが，問診，視診，触診のスキルと直接関係する。
▶ 患者さん自身や他の医師が気づかなかった何かを見いだせる診療を心がけたい。

――宇留野　隆

第1章　外来診療で甲状腺疾患を診るために必要な基礎知識

2 甲状腺の発生

結論から先に

▶ 甲状腺には①甲状腺ホルモンを分泌する甲状腺濾胞細胞と，②カルシトニンを分泌するC細胞の2種類のホルモン分泌細胞があり，発生起源が異なる。

1 甲状腺の発生 [1,2]

■ 甲状腺濾胞細胞の起源は甲状腺原基であり，C細胞の起源は鰓後体です。甲状腺原基は原始咽頭床の腹側壁の肥厚として内胚葉から生じます（受精後20～22日）。甲状腺原基には，甲状腺転写因子群（*Hhex*，*NKx2-1*，*PAX8*，*Foxe1*）が共発現します。

■ 一方，鰓後体は第4咽頭嚢にある左右一対の構造物です。

甲状腺芽形成 (thyroid bud)

■ 甲状腺原基は増殖し，原基周囲の腹側の間質にフラスコ状に膨らみます。

甲状腺の移動 (受精後24日)

■ 下方に移動しはじめます。しだいに憩室状になりますが，甲状舌管で咽頭床と繋がっています。しかし受精後30～40日の間に，甲状舌管は消失します。甲状腺原基があった部位は舌盲孔と言われます。受精後45～50日には，気管の前面の本来の位置に収まります。受精後60日には鰓後体が甲状腺と融合しC細胞が甲状腺内に分布します。この融合の部位については甲状腺の両葉の中部あるいはその上部と言われています。C細胞のがん化した甲状腺髄様がんの好発部位はこの部位に一致します。

■ C細胞と同時に移動する咽頭粘膜の残存したものが下咽頭梨状窩瘻とされています。

甲状腺濾胞形成と甲状腺ホルモンの産生

■ 濾胞の形成が開始され，受精後70日にはさらに分化が進み，ヨウ素濃縮能の出現，甲状腺ホルモンの産生へと繋がります。

2 甲状腺形成異常 (thyroid dysgenesis)

無甲状腺

■ 無甲状腺は甲状腺がまったく認められないもので，当然先天性甲状腺機能低下症（CH）となります。図1は無甲状腺の超音波像ですが，左右に小さな囊胞がある場合

があります。この成因に関しては不明です[3]。

異所性甲状腺
- 甲状腺の下降経路に沿って異所性甲状腺が認められます。舌根部, 舌下部が多いですが, 縦隔にも認められることがあります。正所性甲状腺と併存することもあります。CHとなることが多いですが, 十分に異所性甲状腺が大きければ, CHにはなりません。

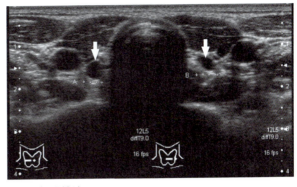

図1　無甲状腺
甲状腺はないが, 気管の左右に小嚢胞（→）が存在している。

甲状腺低形成
- 甲状腺濾胞細胞の減少, 甲状腺体積の減少があります。

甲状腺片葉欠損
- 多くは左葉が欠損します。残された甲状腺が大きければCHとなることはありません。

正中頸嚢胞（甲状舌管嚢胞）
- 甲状腺原基が下降する段階で, 甲状舌管が消失せず, 嚢胞として遺残することがあります。これを正中頸嚢胞と言います。舌骨の近くが好発部位で, 舌骨に線維組織で結合しています。

3 甲状腺転写遺伝子変異と甲状腺形成異常

- たとえばPAX8遺伝子変異による家族性, あるいは散発性甲状腺形成異常例が報告されています。家族性の場合は常染色体優性遺伝形式を呈しますが, 甲状腺機能低下, 甲状腺形成異常の程度も様々です。稀に腎泌尿器系の形成異常を伴います。

まとめ
▶ ヒトの甲状腺の発生に関してはいまだ不明な点が多いが, 基本的なことを押さえておくと臨床上, 大変有用である。

■ 文献
1) Nilsson M, et al：Development of the thyroid gland. Development. 2017；144(12)：2123-40.
2) 鳴海覚志：甲状腺形成異常の分子遺伝学 JAG1変異の発見. 日甲状腺会誌. 2017；8(1)：37-40.
3) Marinovic D, et al：Additional phenotypic abnormalities with presence of cysts within the empty thyroid area in patients with congenital hypothyroidism with thyroid dysgenesis. J Clin Endocrinol Metab. 2003；88(3)：1212-6.

　　　　　　　　　　　　　　　　　　　　　　　　　　　　　　　深田修司

第1章　外来診療で甲状腺疾患を診るために必要な基礎知識

■ ちょっと視点を変えて 1

これだけは知っておきたい遺伝のこと

▶ ヒトの病気は，遺伝に環境要因が加わり発症する。

▶ 遺伝子異常として生殖細胞変異と体細胞変異があり，生殖細胞変異は次世代
に遺伝するが，体細胞変異は遺伝しない。

1 遺伝の種類

■ 遺伝形式は主に，常染色体優性遺伝（autosomal dominant inheritance；AD），
常染色体劣性遺伝（autosomal recessive inheritance；AR），X染色体劣性遺伝（X
chromosome recessive inheritance；XR）に分類されます。ドミナントネガティ
ブ効果も遺伝形式としてはADです。ARは両親がヘテロ保因者である場合が多く，
その場合の発症確率は25％です。10,000人に1人発症するARでは，ヘテロ保因者
の頻度は50人に1人とかなり高いです。

■ 遺伝子レベルの異常としては，染色体の欠失挿入から，1〜数塩基の欠失挿入，スプ
ライス異常，ノンセンス変異，ミスセンス変異があります。一般的に蛋白レベルの異
常度が高いほど，表現型としての重症度も高くなります。

■ 遺伝子の発現異常としての量的異常の場合は，臨床症状は軽くなります。

2 甲状腺と遺伝子異常

■ 表1に甲状腺の遺伝子異常を示します。

■ 中枢性機能低下ではTSHの分泌が悪く，TRHに対して反応がありません。GH，
PRL低下も伴っていれば*Pit1*異常症，GH，PRL，LH，FSH低下も伴っていれば
*PROP1*異常症です。

■ 甲状腺形成障害では甲状腺は萎縮しており，呼吸障害や舞踏病を伴っていれば*NKX2-1*
異常症，口蓋裂や後鼻孔閉鎖を伴っていれば*FOXE1*異常症（Bamforth–Lazarus症
候群）です。

■ 甲状腺ホルモン合成障害ではびまん性甲状腺腫を伴っているのが特徴で，ヨウ素摂取
率と有機化障害の有無により鑑別診断します。ヨウ素摂取率が低ければ*NIS*異常症，
ヨウ素摂取率が高く有機化障害があれば*TPO，DUOX2，DUOXA2，PDS，SLC26A7*

表1 甲状腺の遺伝子異常

	遺伝子名	遺伝形式	甲状腺腫
中枢性機能低下	*TRH-R*	AR	なし
	TSHβ	AR	なし
	Pit1（*POU1F1*）	AR or AD	なし
	PROP1	AR	なし
	IGSF1	XR	なし
	TBL1X	AD	萎縮性
甲状腺形成障害	*NKX2-1*（*TITF1, TTF1*）	AD	萎縮性
	FOXE1（*TITF2, TTF2, FKHL15*）	AR	萎縮性
	PAX8	AD	萎縮性
	TSH-R（*inactivating*）	AR or AD	萎縮性
甲状腺ホルモン合成障害	*NIS*（*SLC5A5*）	AR	びまん性腫大
	Thyroglobulin	AR	びまん性腫大
	IPO	AR	びまん性腫大
	DUOX2（*THOX2*）	AR or AD	びまん性腫大
	DUOXA2	AR	びまん性腫大
	PDS（*SLC26A4*）	AR	びまん性腫大
	DEHAL1	AR	びまん性腫大
	SLC26A7	AR	びまん性腫大
非自己免疫性機能亢進	*TSH-R*（*activating*）	AD	びまん性腫大
末梢性甲状腺ホルモン反応異常	*TRβ*	AD	びまん性腫大
	TRα	AD	なし
	MCT8（*SLC16A2*）	XR	なし
	SBP2（*SECISBP2*）	AR	なし
腫瘍性	*BRAF*	体細胞性	結節性腫瘍
	NRAS	体細胞性	結節性腫瘍
	TP53（*p53*）	体細胞性	結節性腫瘍
	TERT promoter	体細胞性	結節性腫瘍
	RET	体細胞性 or AD	結節性腫瘍
	MEN1	AD	副甲状腺腫大
	PTEN	AD	結節性腫瘍
	DICER1	AD	腺腫様甲状腺腫
	KEAP1	AD	腺腫様甲状腺腫

異常症，有機化障害がなければTg，$DEHAL1$異常です。PDS異常症では難聴を合併します（Pendred症候群）（☞**314頁：9章2**）。ヨウ素摂取の多い日本では機能低下が明らかでない症例も多々あります。

■ TSH受容体の活性化変異では甲状腺機能は亢進しており，びまん性腫大が認められれば生殖細胞変異，結節性腫瘍が認められれば体細胞変異です。

■ 甲状腺ホルモン不応症（$TR\beta$）ではT_4高値なのにTSHは抑制されません（SITSH）（☞**152頁：3章A4**，**307頁：9章1**）。

■ MCT8異常症ではT_4低値，T_3高値，$SBP2$異常症ではT_4高値，T_3低値です。

■ 腫瘍性病変の場合，体細胞変異で結節部のみに遺伝子異常を認めます。乳頭がんなら$BRAF$異常，濾胞がんなら$NRAS$異常，未分化がんなら$TP53$異常をまず検索します。TERTプロモーターに異常が見つかれば予後は悪くなります。最近ではがん関連遺伝子のパネル診断を，次世代シークエンサーを用いて行います。

■ 遺伝性腫瘍症候群としては，髄様がんおよび多発性内分泌腫瘍症2型（MEN2）ではRET遺伝子，多発性内分泌腫瘍症1型（MEN1）では$MEN1$遺伝子を検索します（☞**278頁：8章6**）。PTEN過誤腫症候群でも甲状腺腫瘍が発生することが知られています。

■ 腺腫様甲状腺腫では，少数ですが，$DICER1$，$KEAP1$遺伝子に異常が認められています（☞**315頁：9章3**）。

■ 遺伝子異常はその気になってみれば日常診療の中に隠れています。特に，日本ではヨウ素摂取が過剰なためホルモンを合成して補充しているので，機能低下がマスクされて明らかでない場合も多いことを知っておいて下さい。

■ 文献

1) 菱沼　昭：日常診療における遺伝子異常　どのような患者で遺伝子診断を施行すべきか？　日甲状腺会誌．2011；2(1)：22-5.

菱沼　昭

第1章　外来診療で甲状腺疾患を診るために必要な基礎知識

ちょっと視点を変えて 2

遺伝子解析の方法

▶ 以前は同意書を取った上で研究室に遺伝子解析をお願いすれば，比較的容易に遺伝子検査ができた。しかし，検査技術の進歩とともにクリアしなければならないことが増え，検査施行のための"to doリスト"は毎年のように変わっているので，診療の際はオリジナルの情報（http://jams.med.or.jp/guideline/genetics-diagnosis.htmlなど）を確認されたい。

1 遺伝子検査の種類

■ 遺伝子解析というと，家族性疾患の診断検査と思われるかもしれませんが，遺伝子検査には以下の3種類があり，まずどのカテゴリーの検査をするのかを認識することが重要です。

①病原体遺伝子検査

②ヒト体細胞遺伝子検査：がんの遺伝子異常など，疾患病変部・組織に限局し，病状とともに変化しうる一時的な遺伝子情報を明らかにする検査

③ヒト遺伝学的検査（生殖細胞系列遺伝子検査）：単一遺伝子異常，多因子疾患，薬物代謝，個人識別に関わる遺伝学的検査など，原則的に生涯変化しない，その個体が生来的に保有する遺伝学的情報を明らかにする検査

■ たとえば，がんゲノム医療のための網羅的遺伝子検査や，分子標的薬の応答性を調べるコンパニオン診断検査は，腫瘍組織を利用するため「(2) 体細胞遺伝子検査」に分類されますが，副作用出現の可能性検索や家族性腫瘍診断を目的とした遺伝子検査は「(3) 遺伝学的検査（生殖細胞系列遺伝子検査）」に属します。体細胞遺伝子の網羅的検索は予想外の二次的結果（家族性腫瘍など）を示唆する場合があり，その確定には遺伝学的検査が必要となります（図1）。

■ 遺伝学的検査では，インフォームド・コンセントの際の確認事項が増えますので，注意が必要です。

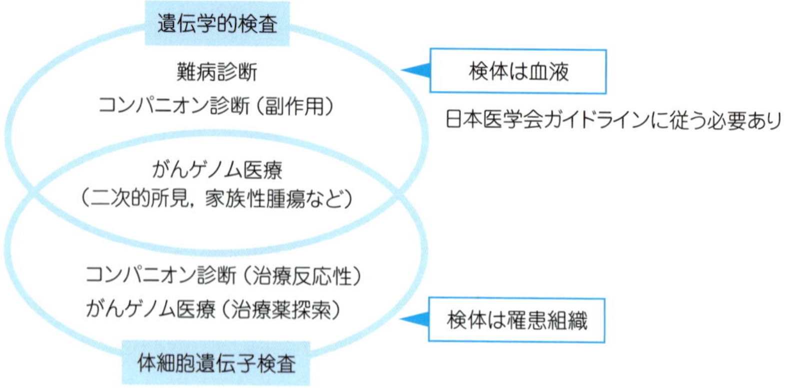

遺伝学的検査

難病診断
コンパニオン診断（副作用）

←検体は血液

日本医学会ガイドラインに従う必要あり

がんゲノム医療
（二次的所見，家族性腫瘍など）

コンパニオン診断（治療反応性）
がんゲノム医療（治療薬探索）

←検体は罹患組織

体細胞遺伝子検査

図1　遺伝子検査の種類

2 遺伝学的検査の前にすべきこと

- 遺伝学的検査の結果は究極の個人情報であり，患者さんの倫理的・法的・社会的問題の原因となる場合があるため，検査プロセスは日本医学会「医療における遺伝学的検査・診断に関するガイドライン」（2011年）に従って進める必要があります。

- 遺伝学的検査には，遺伝カウンセリングの機会を保証すること，個人情報の取り扱いについて（患者さん自身が家族や友人に結果を知らせることによる社会的影響なども含む）の説明と同意（＝患者さんの理解）が必要です。

- 患者さんには，技術的な問題から，必ずしも遺伝子検査ですべてわかるわけではないことを事前に説明する必要があります（理由は後述）。

3 遺伝カウンセリングについて

- 日本医学会「医療における遺伝学的検査・診断に関するガイドライン」（2011年）では，遺伝学的検査を行う際に遺伝カウンセリングを行うことを推奨しています。

- 遺伝カウンセリングとは，患者さんや家族に，疾患の医学的・心理学的・社会的な影響について理解を促し，その状況への適応を助けるプロセスです。カウンセリングの内容には，家族歴や病歴をもとにした疾患の発症可能性の評価，遺伝現象や検査，疾患のマネジメントや予防，診断・治療に関する情報についての教育，治療・予防に関する自律的選択や状況への適応を促進するための相談・援助などが含まれます。

- ただし2019年現在，人材不足や保険適用の問題もあり，すべての患者さんに十分な遺伝カウンセリングを行うことは難しい状況でしょう。日本医学会"ガイドライン"では，「主治医によるIC取得により発症者の遺伝学的検査は可能だが，検査・診断にあたって，**遺伝カウンセリングを提供できる体制，あるいは紹介できる体制を整える必要がある**」とされています。

- 患者さん（発症者）の家族など，未発症者についての検査施行についてはハードルが高く，遺伝カウンセリングは必須で，さらに施設により倫理委員会による承認が必要となる場合があります。発症の予防が目的であるとの観点から，非発症者の検査の必要性を検討しなければなりません。

4 検体の採取

- 検体は，ヒト体細胞遺伝子検査なら病変部組織（凍結組織，ホルマリン固定された病理検体など），遺伝学的検査なら血液（血算用採血管で採取）を利用します。特に組織を検査する場合，理想的には病変部と正常組織をそれぞれコンタミネーションなく採取することが求められます。
- 「検査データの質」のかなりの部分が「検体の質」にかかっています。組織検体を"生のまま"室温に放置すると核酸は分解されます。手早くスライスしたらすぐに固定，あるいは凍結しましょう。血液検体の場合はそこまで急を要しませんが，それでもオーバーナイト以上は原則凍結です。詳しくは検査依頼先に問い合わせるか，JCCLS（日本臨床検査標準協議会）の「遺伝子関連検査に関する日本版ベストプラクティス・ガイドライン」を参照して下さい。

5 遺伝子解析の方法

- 検査をオーダーする際，まず検査方法について確認が必要です。検査で陰性でも，その遺伝子の異常が否定できない場合もあります。
- 疾患の原因遺伝子がわかっている場合，ホットスポット（甲状腺疾患では，RETやTSHRの機能獲得型変異部位など）や単一遺伝子の検査なら，サンガー法やPCR変法が汎用されます。ただし，検索されない部位（ホットスポット以外の部位，シークエンスされないエクソンなど）の異常はわかりません。検査項目名（xx遺伝子全体の検査か，xx遺伝子のyyエクソンの検査か，xx遺伝子のzz変異の検査か）に注意して下さい。
- 複数の遺伝子の検索，あるいは目的の遺伝子のエクソン数が多い場合は次世代シークエンサーを利用します。次世代シークエンサーの費用は，最近はだいぶこなれてきましたが，まだまだルーチンで行える値段ではなく，施行できる施設も限られています。
- 染色体レベルの異常の検出には，Gバンド法，FISHなどがあり，さらにコピー数の異常の検索には，PCR変法によるフラグメント解析や，網羅的な染色体マイクロアレイがあります。
- 遺伝学的検査に関しては，検査会社のほか，公益財団法人かずさDNA研究所などでも受注しています。

6 結果を受け取ったら

- 技術の進歩により検査結果の情報量が増えたのはよいことですが，シークエンス解析では"その遺伝子検査では診断が確定できないことがわかった"という結果に終わることがままあります。ケースにもよりますが，一般的に言えば，診断能力の点において個々の遺伝子検査はまだまだ発展途上と考えて下さい。

- 今まで報告されていないバリアントが検出された場合，結果はとりあえずVUS（variant of unknown significance）として報告されます。確定診断には，家系検索や，場合によっては基礎研究による機能解析が必要となります。

- ただし，過去に論文や学会で発表されたデータがバリアントの評価に反映されていなかったり，日本人に比較的多い遺伝子多型がVUSと判断されることもあり，結果解析時に参照されるデータベースの改良が望まれます。

———————————————————————————————— 小飼貴彦

第2章 甲状腺疾患を鑑別するための各種検査

1 甲状腺機能検査で何がわかる?

結論から先に

▶ 血清中のFT₄, FT₃, TSH検査は甲状腺機能を推定するのに役立ち, 甲状腺疾患の診断の第一歩となる重要な検査である。

▶ 甲状腺ホルモン (FT₄, FT₃) 値とTSH値が示す典型的パターンと非典型的パターンを理解することが甲状腺疾患の診断に重要である。

1 甲状腺機能検査とは何を意味しているのか？

■ 一般的に, 甲状腺機能検査とは血清中の甲状腺ホルモン濃度測定と認識されていますが, 本当の意味での甲状腺機能検査は容易ではありません。たとえば破壊性甲状腺炎では甲状腺から甲状腺ホルモンが漏出するため, 血清中の甲状腺ホルモン濃度が上昇します。しかしその場合, 甲状腺は機能していません。甲状腺ホルモン薬を内服している場合も, 甲状腺ホルモンの血清中濃度は甲状腺の機能を表していません。

■ 本項では「血清中甲状腺ホルモン濃度」イコール「甲状腺機能」ではないことを十分認識した上で, 甲状腺ホルモンとTSHの血清中濃度を測定することが甲状腺機能検査であると割り切って解説します。

2 ネガティブフィードバックについて

■ 何らかの理由で甲状腺ホルモンの分泌が減少すると, 血清中の甲状腺ホルモン値が低下し, それを感知した下垂体がTSHの分泌を増加させます。

■ 反対に甲状腺ホルモンの分泌が増加すると, 視床下部がTRH, 下垂体がTSHの分泌を減少させます。この一連の働きをネガティブフィードバックと言い, 血清中の甲状腺ホルモン値を正常に保つ役割を担っています。

3 甲状腺ホルモンとTSH

■ まず, 血清中の甲状腺ホルモン濃度が甲状腺機能を表していることは間違いありません。ほとんどの症例で甲状腺ホルモン値が正常であれば甲状腺機能正常, 高値であれ

---

1 甲状腺機能検査で何がわかる? **15**

ば甲状腺中毒症，低値であれば甲状腺機能低下症と言ってよいのです。
- しかし高感度のTSHが測定できるようになると，甲状腺ホルモン値が正常範囲にあってもTSHが高かったり，低かったりする状態が検出されるようになりました。
- その状態は潜在性甲状腺機能異常症と呼ばれます。潜在性甲状腺機能異常症イコール軽度の甲状腺機能異常症と考えてよいでしょう。臨床的にも重要であることがわかっています。

典型的パターン（図1の①）

- 典型的にはネガティブフィードバックのため甲状腺ホルモン値が上がればTSHが下がる，甲状腺ホルモン濃度が下がればTSHが上がる，甲状腺ホルモン値が正常ならTSHも正常というパターンをとります。
- 顕性甲状腺中毒症ではFT_4が正常でFT_3だけが高値であることがあるため，注意が必要です（当然TSHは低値です）。顕性甲状腺機能低下症ではFT_4だけ低値でFT_3が正常値であることが多く，重篤な甲状腺機能低下症になるとFT_4とFT_3両者が低値になります（当然TSHは高値です）。

潜在性パターン（図1の②）（☞243頁～：7章）

- 下垂体のTSH分泌は甲状腺ホルモンの変化に敏感に反応します。甲状腺ホルモン値のわずかな増加によりTSHは減少し，反対にわずかな減少によりTSHが増加します。したがって甲状腺ホルモン値が正常範囲内にあるにもかかわらずTSHが減少したり，増加したりする現象が生じます。
- 甲状腺ホルモン値が正常かつTSH値が低値である状態を，潜在性甲状腺中毒症と言います。また，甲状腺ホルモン値が正常かつTSH値が高値である状態を，潜在性甲状腺機能低下症と言います。

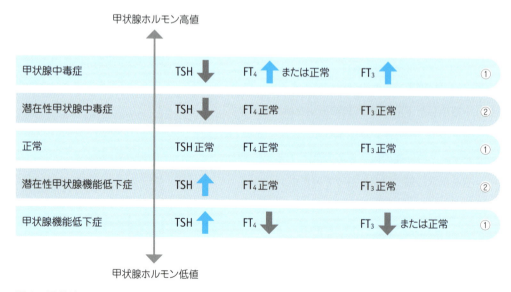

図1 甲状腺ホルモンとTSH ——典型的パターン（①）と潜在性パターン（②）

非典型的パターン

■ ネガティブフィードバックが働いていないようにみえるのがこのパターンです。

■ 甲状腺ホルモンが高値であるのにTSHが正常または高値のパターンを示す場合は HAMA抗体などの存在によるTSH測定値の異常，TSH産生下垂体腫瘍や甲状腺ホルモン不応症です（☞**152頁：3章A4，307頁：9章1**）。

■ 甲状腺ホルモンが低値であるのにTSHが正常または低値のパターンを呈するのは中枢性甲状腺機能低下症です（☞**230頁：6章3，237頁：6章4**）。

■ いずれもきわめて稀であるので，専門医へ紹介したほうがよいでしょう。ただし，一過性の甲状腺機能異常の際にはTSHが遅れて反応するために非典型的パターンを示すことがあります。2～4週ほど時間をあけて再検し，持続的かどうかを判断することも必要です。

4 甲状腺機能を1種類のホルモン測定で把握するとしたら？

■ 甲状腺機能を推定する上で最も鋭敏な検査はTSHです。甲状腺ホルモン値の変動よりも先に異常値を示します。1種類のホルモン測定だけで甲状腺機能を把握するときはTSHが最も優れている検査と言うことができます。したがって，新生児スクリーニング検査や人間ドックではTSH測定が用いられています。

5 甲状腺疾患を疑ったとき，実際に何を検査するか？

■ 自覚症状から甲状腺機能異常を疑ったときに触診で甲状腺腫大を伴っていればTSH，FT_4，FT_3，甲状腺自己抗体（TgAb，TPOAb，TRAb）をいきなり測定しても問題はないと思います。

■ しかし，症状が軽度で甲状腺疾患であるかどうか確信が持てない場合は患者さんの経済的負担を考えて，測定するホルモンは1種類だけにします。それは前述したようにTSHです。TSHが高ければ橋本病を考え，FT_4と甲状腺自己抗体検査（TgAbまたはTPOAb）を追加検査し，TSHが低ければBasedow病を考えFT_4，FT_3，TRAbを追加検査するのが合理的です。

▇ 診療のポイントはここだ！

➡ 血清中のFT_4，FT_3，TSH検査は甲状腺機能を推定するのに役立つ。

➡ 血清中のFT_4，FT_3，TSH検査値の典型的パターンとそれ以外のパターンを理解することが重要である。非典型的パターンをとる場合はその持続性を確認する必要がある。

➡ 甲状腺機能を1種類のホルモン測定で把握するとしたらTSHを選択する。

6 FT$_4$値とFT$_3$値が乖離する場合

- T$_3$のほとんどは脱ヨウ素酵素によってT$_4$から変換された結果，血液中に存在しています。したがって多くの場合，両者の濃度は平行しています。ところがFT$_4$が正常なのにFT$_3$が高値や低値を示すことがあります。

- FT$_4$値とFT$_3$値が乖離する場合には，low T$_3$症候群とT$_3$優位型Basedow病の二通りあります。

low T$_3$症候群 (nonthyroidal illness) (☞ 241頁：視点44)

- low T$_3$症候群は，TSH，FT$_4$が正常であるにもかかわらずFT$_3$が低値を示す状態です。重篤な疾患で全身状態が悪いときや，低栄養状態（神経性食欲不振症）などでみられます。甲状腺の治療の必要はありません。

T$_3$優位型Basedow病 (☞ 103頁：視点17)

- T$_3$優位型Basedow病は，甲状腺が大きい難治性のBasedow病でみられます。FT$_4$に比べてFT$_3$が高くなります。

7 甲状腺全摘術後の甲状腺機能

- 従来，甲状腺全摘術後 (☞ 223頁：視点40) の患者さんに甲状腺ホルモン補充療法を行う場合，TSHが正常になるように補充量を調節していました。しかしそのように調節するとFT$_3$値が術前に比べて低くなり，患者さんの代謝状態がやや低くなることがわかってきました[1]。

- 実際にはTSHを0.03～0.3μIU/mLに保つとFT$_3$値が術前と変わりません。

まとめ

▶ TSHと甲状腺ホルモンの測定は甲状腺機能を推定する上で最も重要な検査である。

▶ ネガティブフィードバックによる両者のパターンをしっかり把握することが甲状腺疾患の診断に不可欠である。

■ 文 献

1) Ito M, et al：Biochemical markers reflecting thyroid function in athyreotic patients on levothyroxine monotherapy. Thyroid. 2017；27(4)：484-90.

窪田純久

第2章　甲状腺疾患を鑑別するための各種検査

ちょっと視点を変えて 3

アッセイ系に影響を及ぼす因子，ビオチンについて

▶ 高濃度のビオチンによって測定干渉を起こすアッセイ系があり，正確な測定値が出ない場合がある。

▶ 検査結果と症状に乖離がある場合は，測定干渉による偽値の可能性も念頭に，内服薬およびサプリメント摂取状況の聞き取りや測定値の再検などを行う。

1 免疫測定法と測定干渉

■ 甲状腺関連の血液検査のうち，多くの項目は抗原抗体反応を利用した免疫測定法で測定されます。様々なアッセイ系が発売されていますが，使用される抗体や固相化のメカニズムはそれぞれ異なります。

■ この測定法は高感度で簡便ですが，交差反応の影響や様々な干渉物質の影響を受け測定値が正確に出ないこともあります。測定に干渉する物質としては，ヒト抗マウス抗体（human anti-mouse antibody；HAMA）などに代表される異好性抗体やリウマチ因子，ヘパリン，アスピリン，カルバマゼピンなどの薬剤などが知られています。

2 ビオチンによる測定干渉

■ 最近2～3年で話題となった測定干渉物質は，ビタミンB_7，ビタミンHとも言われるビオチンです。ビオチンはすべてのアッセイ系に干渉を起こすのではなく，ビオチン化抗体やビオチン化抗原とストレプトアビジン磁性粒子との結合により固相化を行うアッセイ系のみに干渉し，Basedow病様の検査結果を呈します[1]。

■ ここでは，その代表的なアッセイ系のE法による測定とビオチン干渉のメカニズムについて解説し，症例を提示します。

3 ビオチン－ストレプトアビジン結合を利用したアッセイ系（E法）の測定原理

サンドイッチ法

■ TSHは，検体TSHを標識抗TSH抗体とビオチン化抗TSH抗体とで挟み込み複合体を形成するサンドイッチ法で測定します。この複合体のビオチン化抗TSH抗体のビ

オチンがストレプトアビジン磁性粒子に結合して固相化され，反応液を洗浄した後，固相化された複合体の標識反応で測定値が決定します。反応値が低ければTSHは低値となります（図1A）。

競合法

- FT_4 は，検体 T_4 とビオチン化 T_4 とで標識抗 T_4 抗体を取り合う競合法で測定します。
- 標識抗体とビオチン化 T_4 が複合体を形成すると，そのビオチンがストレプトアビジン磁性粒子に結合し固相化されます。一方，標識抗体と検体 T_4 の複合体は固相化されず洗浄により排除されます（図1B）。
- 検体 T_4 が多いと標識抗体は検体 T_4 に占拠され，ビオチン化 T_4 との結合が減少し，固相化されるものが少なくなるため標識の反応は低くなります。TSHとは反対で，標識の反応が低いと FT_4 は高値と判定されます。
- FT_3，TRAb，TgAb，TPOAbも競合法で測定します。

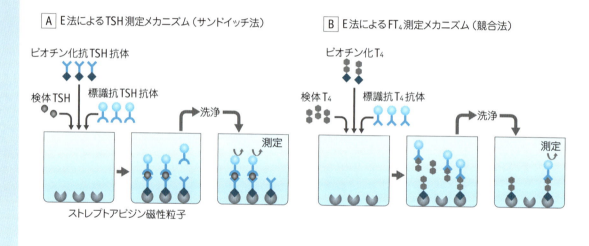

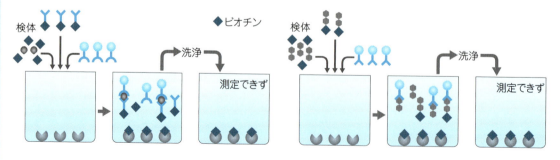

図1 ビオチン－ストレプトアビジン結合を利用したアッセイ系（E法）の測定原理とE法におけるビオチン干渉のメカニズム

4 E法におけるビオチン干渉のメカニズム

サンドイッチ法

- 血中に大量のビオチンが存在する場合，ビオチンがストレプトアビジン磁性粒子を占拠し，磁性粒子に固相化されるTSHと抗体の複合体が減少します。そのため標識の反応値は低くなり，TSH値も低値と判定されます（図1C）。

競合法

- 血中に大量のビオチンが存在する場合，ビオチンがストレプトアビジン磁性粒子を占拠し，固相化されるビオチン化T_4と標識抗体の複合体が少なくなります。そのため標識の反応は低下し，FT_4の測定値は高値と判定されます（図1D）。

5 症例提示

症例 **50歳代，女性**

現病歴	近医でTSH低値，TgAb高値を指摘され当院受診。自覚症状なし。
身体所見	甲状腺腫なし，眼症状なし。
検査所見	初診時検査で甲状腺機能は正常，TRAb，TgAb，TPOAb高値（E法）。甲状腺超音波検査は異常なし。
経過（表1）	初診時は正常機能Basedow病と判断し経過観察とした。3カ月後も甲状腺機能正常で，TRAb高値も改善。さらに8カ月後の検査で甲状腺中毒症とTRAb高値を認めたが，脈拍は66回／分と正常。検査結果と症状に乖離があるため内服薬の確認を行ったところ掌蹠膿疱症のためインターネットで購入したビオチンのサプリメントを60mg／日内服していることが判明。

表1 症例の経過

		E法				A法
	基準値	初診時	3カ月後	11カ月後	12カ月後	11カ月後
TSH（μIU／mL）	0.2〜4.5	0.37	1.28	0.03	1.47	1.13
FT_4（ng／dL）	0.8〜1.6	1.56	1.29	**4.40**	1.15	0.89
FT_3（pg／mL）	2.2〜4.3	3.3	**3.0**	**5.7**	2.9	2.63
TRAb（IU／L）	<2.0	**20.1**	**2.2**	**>40**	**6.0**	
TgAb（IU／mL）	≦40	**54.5**			19.2	
TPOAb（IU／mL）	≦28	**75.1**			**38.8**	
ビオチン内服から測定までの時間		4時間	4.5時間	2時間	25時間	2時間

青太字：基準値より低値。**黒太字**：基準値より高値。

| **診断** | ビオチンによる測定干渉の可能性を以下①～③の方法で確認し，偽の値だと判断した。 |

① 検体を稀釈することによる確認（**表2**）：高濃度ビオチンが存在しない場合は，検体を2倍稀釈すると測定値は1/2となるはずが，ビオチン存在下ではビオチンも稀釈されたため干渉が減りTSH測定値は増加していた。

② 他のアッセイ系での測定（**表1**）：ビオチン-ストレプトアビジン結合での固相化法を使用しないA法での再検では正常であった。

③ ビオチン休薬後の再検（**表1**）：アッセイキットの添付文書にはビオチンの影響を除外するため5mg以上の内服後は少なくとも8時間以上経過しての測定を推奨している。本患者では25時間の休薬でTSH, FT_4, FT_3は正常化した。TRAbとTPOAbの値は減少したが高値を示し，大量連日摂取の場合は2～3日以上の休薬が必要と考える。

表2 TSH稀釈試験

稀釈倍率	TSH実測値
1倍（稀釈なし）	0.03
2倍	0.57

6 処方薬・サプリメントの摂取状況も聴取し判断を

■ 本邦で製造されるサプリメントへのビオチンの添加量は1日500μgまでと決められています。本邦で定められた量の摂取であれば免疫測定法への干渉は起こりません。

■ しかし，提示症例のようにインターネットを介して外国産の大量ビオチン添加のサプリメントを購入することは容易です。

■ 甲状腺関連だけでなく，副甲状腺ホルモンやプロゲステロンなどのホルモン，BNP，トロポニンIなどの測定においてもビオチンによる干渉が起こる可能性があります[2~4]。

■ このような干渉が起こることを理解し，測定値と症状が乖離する場合には，処方薬だけでなく，サプリメントまでも聴取し慎重に判断する必要があります。検査結果を過信しすぎず無用な治療を避けましょう。

■ 文献

1) Barbesino G：Misdiagnosis of Graves' disease with apparent severe hyperthyroidism in a patient taking biotin megadoses. Thyroid. 2016；26(6)：860-3.
2) Waghray A, et al：Falsely low parathyroid hormone secondary to biotin interference：a case series. Endocr Pract. 2013；19(3)：451-5.
3) Willeman T, et al：Evaluation of biotin interference on immunoassays：new data for troponin I, digoxin, NT-Pro-BNP, and progesterone. Clin Chem Lab Med. 2017；55(10)：e226-e229.
4) Holmes EW, et al：Biotin interference in clinical immunoassays：a cause for concern. Arch Pathol Lab Med. 2017；141(11)：1459-60.

———— 大江秀美

第2章　甲状腺疾患を鑑別するための各種検査

ちょっと視点を変えて 4

TSH，FT₄測定方法の標準化

▶ 甲状腺機能を評価するにあたり，TSH，FT₄の検査は必須であるが，測定機メーカーのキットにより，異なる値が出るのは問題である。

▶ 国際臨床化学会は甲状腺機能検査標準化委員会（IFCC C-STFT）を組織し，全メーカーキットで同じ測定値が出るように活動している。日本で販売されている全10社の測定キットも標準化される予定である。

1 国際標準化の必要性

■ 1つの血液に対して検査キットを変えると異なる値が出るのは問題であり，これでは医療機関を変えた時点で診断や治療方針が異なってくる可能性があります。

■ 日本医師会では臨床検査精度管理調査を毎年実施していますが，それによると方法内の変動係数（coefficient of variation；CV）はFT₄もTSHも3%程度ですが，方法を変えるとFT₄では25%，TSHでは10%程度のCVとなります。実際の値にすると，最大値となるキットと最小値となるキットの差は，FT₄では2倍以上，TSHでも25%以上となります。

2 国際標準化の方法

■ 国際臨床化学会（International Federation of Clinical Chemistry and Laboratory Medicine；IFCC）では甲状腺機能検査標準化委員会（Committee for Standardization of Thyroid Function Tests；C-STFT）を2005年に組織し，キット間差の是正を進めています[1]。

■ 2019年1月時点では，日本で販売承認を得ている10社（**表1**）はすべてこの委員会に参加しています。

■ 標準化するための必要条件は以下の2つです。
①測定対象がはっきりしていること（標準物質）
②測定方法が決まっていること（基準測定法）

■ しかし，FT₄とTSHでは対応が異なっています。

■ FT₄は化学的に決定された単一物質であり，その基準測定法も平衡透析同位体稀釈

一液体クロマトグラフタンデム質量分析法（equilibrium dialysis isotope dilution-liquid chromatography /tandem mass spectrometry；EDID-LC/tandemMS）と決められており，各メーカーはこの測定値に合わせることになっています（狭い意味での標準化[2]）。

■ TSHは血清中に存在する分子は糖鎖等に違いがあるため，厳密な意味で基準物質は存在しません。しかし，メーカーの開発段階では死体下垂体抽出物であるWHOの標準品（WHO IRP 80/558 81/565）を用いています。

■ 血清中のTSHとは分子的に異なるため，究極の代替基準法として，全方法間平均法（all-procedure trimmed mean；APTM）を用い，各メーカーは全メーカーの平均値に合わせるように求められています（ハーモナイゼーション[3]）。

表1 2019年1月時点で，日本でイムノアッセイ（FT$_4$/TSH）分析装置の販売承認を得ている10社

メーカー*（国）	商品名
アボット（米国）	ARCHITECT® i2000
LSI メディエンス（日本）	STACIA®
オーソ（英国）	VITROS® Eci
シスメックス（日本）	HISCL®-5000
シーメンス（米国）	ADVIA Centaur® XP
東ソー（日本）	AIA®-2000
富士フイルム和光純薬（日本）	Accuraseed®
富士レビオ（日本）	LUMIPULSE® G1200
ベックマン・コールター（米国）	Access® 2
ロシュ・ダイアグノスティックス（ドイツ）	Elecsys®（cobas e 601）

*五十音順

3 日本の現状

■ 日本では関連4学会（日本甲状腺学会，日本臨床検査医学会，日本臨床化学会，日本臨床検査標準協議会）より厚生労働省医薬・生活衛生局に要望書を提出し，具体的な実行方法を日本臨床検査医学会標準化委員会，日本臨床検査薬協会にて検討しています。

■ FT$_4$については値の差が大きいため今後の課題として残しておき，まずTSHを標準化することとしました[4]。

■ 海外でこれを実現した国はまだないため，日本の活動が世界初となる可能性があります。

■ 文献

1) Standardization of Thyroid Function Tests (C-STFT).
   [http://www.ifcc.org/ifcc-scientific-division/sd-committees/c-stft/]
2) De Grande LAC, et al：Standardization of free thyroxine measurements allows the adoption of a more uniform reference interval. Clin Chem. 2017；63(10)：1642-52.
3) Thienpont LM, et al：Harmonization of serum thyroid-stimulating hormone measurements paves the way for the adoption of a more uniform reference interval. Clin Chem. 2017；63(7)：1248-60.
4) 日本臨床検査医学会標準化委員会：甲状腺ホルモン検査の国際標準化.
   [https://www.jslm.org/committees/standard/C-STFT.pdf]

菱沼　昭，小飼貴彦

第2章 甲状腺疾患を鑑別するための各種検査

ちょっと視点を変えて 5

甲状腺機能に影響を及ぼす薬剤

▶ 副作用で甲状腺中毒症や低下症をきたす薬剤がある。

▶ 甲状腺ホルモン薬の吸収を阻害する病態や薬剤がある。

1 甲状腺機能に影響する薬剤

■ 副作用で甲状腺機能異常が起こる薬剤（**表1**）を知っておくことは重要です。甲状腺機能異常患者を診た場合，可能性のある薬剤を服用していないか，頭の隅で一度は疑ってみることが正しい診断に繋がります。

■ まず，注意すべきはヨウ素（ヨード）です。ヨウ素は甲状腺ホルモンの不可欠な構成分子（必要量は95μg/日程度）なので，その不足で甲状腺機能低下症となります。一方，過剰なヨウ素摂取（個人差が大きいですが，おおむね数mg/日以上）は，甲状腺ホルモンの合成を抑制する（Wolff-Chaikoff効果）とともに，合成されたホルモンの分泌も抑制します。また，日本では稀ですが，寛解中や潜在性のBasedow病や結節性甲状腺腫患者ではヨウ素過剰によって甲状腺機能亢進症を起こすことがあります。

■ 過剰ヨウ素摂取は昆布類の過食が原因となることが多いですが，ヨウ素含有薬剤によることがあります。

■ ヨウ化カリウムは甲状腺ホルモン合成・分泌抑制作用を利用してBasedow病の治療に使われますが，他疾患でも使用されます。また，ヨウレチン®の服用やイソジン®を用いた連日のうがいなどでヨウ素過剰になります。

■ 抗不整脈薬のアミオダロンは1錠に約37mgのヨウ素が含まれています。1日にその約10%が放出されるため，常用量1日2錠の服用で毎日約7.4mgの大量のヨウ素をとり続けることになります。よって，上述のヨウ素による種々の副作用を起こします。また，脱ヨウ素酵素と拮抗してT_4からT_3への転換を抑制するので血清中T_3，FT_3が低下します。さらに，本剤自体に甲状腺障害作用があるため破壊性の甲状腺中毒症を起こしたりします。本剤投与中は甲状腺機能の定期的チェックが必要です。

■ 炭酸リチウムは，主に甲状腺ホルモンの分泌を抑制します。約10%の頻度で甲状腺機能低下症が発症します。

■ インターフェロンαやゴナドトロピン放出ホルモン（GnRH）誘導体投与で，甲状腺自己免疫変動などのために甲状腺機能異常が出現することがあります。

- 最近開発された抗悪性腫瘍薬が様々な機序（**表1**）で甲状腺機能異常をきたすことが知られています。
- フェノバルビタール，カルバマゼピン，リファンピシン等は，肝臓でのT_4代謝を促進します。甲状腺予備能のある健常人では影響は少ないですが，慢性甲状腺炎など予備能の少ない患者に甲状腺機能低下症を誘発します。また，甲状腺ホルモン薬を服用

表1 甲状腺機能異常を起こしうる薬剤

薬剤	商品名（例）	主な適応症など	甲状腺への作用
ヨウ素，ヨウ素含有薬剤	ヨウ化カリウム丸	甲状腺機能亢進症を伴う甲状腺腫，慢性気管支炎，第3期梅毒，放射線ヨウ素による甲状腺の内部被曝の予防・低減	甲状腺ホルモンの合成と分泌の抑制，Basedow病・機能性結節で甲状腺機能亢進症の誘発
	ヨウレチン	ヨウ素不足による甲状腺腫，中心性網膜炎，小児気管支喘息など	
	イオパミロン注300，オムニパーク300注	血管・尿路撮影用の造影剤	
	イソジンガーグル，のどぬーるスプレー	咽頭炎，扁桃炎，口腔内消毒，のどの殺菌・消毒	
	エスタックイブファイン，新コンタックかぜEX，ベンザブロックS	かぜの諸症状（OTC医薬品）	
アミオダロン	アンカロン	心室細動，心房細動	含有ヨウ素による作用，T_4からT_3への転換阻害，甲状腺直接傷害作用
炭酸リチウム	リーマス	躁病および躁うつ病の躁状態	甲状腺ホルモン分泌抑制
インターフェロンα	スミフェロン	ウイルス性肝炎，腎がん，白血病など	サイトカインによる甲状腺自己免疫変動，甲状腺直接作用など
ゴナドトロピン放出ホルモン（GnRH）誘導体	スプレキュア，リュープリン	子宮内膜症，子宮筋腫，前立腺がんなど	女性ホルモン変動による甲状腺自己免疫異常
スニチニブ，ソラフェニブ，アキシチニブ	スーテント，ネクサバール，インライタ	受容体チロシンキナーゼ阻害（小分子医薬品）。適応は腎細胞がんなど	破壊性甲状腺炎の誘発，ヨウ素取り込み抑制・VEGF受容体抑制による甲状腺への血流低下等による低下症
ニボルマブ，ペムブロリズマブ	オプジーボ，キイトルーダ	ヒト型（またはヒト化）抗ヒトPD−1モノクローナル抗体。免疫チェックポイント阻害薬。適応は黒色腫，肺がんなど	免疫活性化を介して破壊性などの甲状腺中毒症，甲状腺機能低下症
ベキサロテン	タルグレチン	レチノイドX受容体（RXRα，RXRβおよびRXRγ）作動薬。適応は皮膚T細胞性リンパ腫など	TSHの遺伝子プロモーターの活性を抑制して中枢性甲状腺機能低下症
フェノバルビタール，カルバマゼピン，リファンピシン	フェノバール，テグレトール，リファジン	フェノバルビタール：不眠症，てんかん，カルバマゼピン：てんかん，躁病，三叉神経痛，リファンピシン：結核	肝でのT_4代謝促進。甲状腺機能低下症の誘発・増悪
フェニトイン	アレビアチン	てんかん	肝でのT_4代謝促進，結合蛋白と甲状腺ホルモンの結合を阻害

している患者では投与量を増やす必要があります。

2 甲状腺ホルモン薬の吸収に影響する因子

■ 経口投与された甲状腺ホルモン薬LT_4は通常，空回腸において約6時間で70～80%が吸収されますが，このLT_4の吸収を阻害する病態や薬剤があります（**表2**）。

■ 甲状腺機能低下症の治療は簡単で一定量のチラーヂン®Sを投与しておけば大丈夫，と一般に考えられていますが，甲状腺ホルモン薬服用中患者の甲状腺機能検査値が変動することがあります。その最も多い原因は，服薬アドヒアランス不良（飲み忘れや重複服薬）ですが，そうでなくても起こることを知っておくことが必要です。

■ 空回腸バイパス術後やセリアック病（近年，日本でも増えているとの説があります），あるいは無酸症でLT_4の吸収が悪くなります。

■ 食事自体も吸収に影響し，特に大豆製品，牛乳，コーヒー，高食物繊維食，グレープフルーツジュースなどで吸収が阻害されます。

表2　LT_4の吸収を阻害する疾患・食事・薬剤

吸収を阻害する原因	具体例	
疾患	空回腸バイパス術後，セリアック病，胆汁性肝硬変，無酸症	
食事	特に大豆製品，牛乳，コーヒー，高食物繊維食，グレープフルーツジュースなど	
薬剤	一般名	商品名（例）
	スクラルファート	アルサルミン
	乾燥水酸化アルミニウムゲル	アルミゲル
	陰イオン交換樹脂（コレスチラミン，コレスチミド）	クエストラン，コレバイン
	陽イオン交換樹脂（ポリスチレンスルホン酸カルシウム）	カリメート，ケイキサレート
	ビスホスホネート	ダイドロネル，リカルボン，フォサマック，ボナロン
	ラロキシフェン	エビスタ
	硫酸鉄	フェロ・グラデュメット
	リン酸結合物（セベラマー）	フォスブロック，レナジェル
	カルシウム塩	炭カル，カルシウム含有サプリ
	チャコール	活性炭，クレメジン
	シプロフロキサシン	シプロキサン
	プロトンポンプ阻害薬（ランソプラゾール，オメプラゾール）	オメプラゾール，タケプロン
	ヒスタミンH_2拮抗薬（シメチジン，ラニチジン）	ガスター，タガメット，ザンタック

3 甲状腺ホルモン薬の吸収を阻害する薬剤への対応

- 表2に示す薬剤は，投与されたLT$_4$と結合したり，複合体を形成したり，あるいは胃の酸性度に影響したりして腸管でのLT$_4$の吸収を阻害します。

- 甲状腺ホルモン薬は空腹時に水で，単独で服用します。起床時で朝食の30分から1時間前，あるいは眠前に服用するのが実際的です。上記の薬剤と併用する際は同時に服用せず，4～8時間あけるよう指導します。特に臨床上，妊娠中など鉄剤との併用や，スクラルファート，アルミ含有制酸薬など胃腸薬との併用に注意すべきです。

4 薬剤による甲状腺機能異常の対処法

- 原因薬剤は中止するのが原則ですが，中止できない場合や，継続したほうがメリットが大きいと考えられる場合には投与しながら，甲状腺機能異常の治療を行います。

- 甲状腺中毒症では，機能亢進症が持続するBasedow病タイプ〔TRAb陽性，甲状腺内血流増加，^{99m}Tc（または放射性ヨウ素）甲状腺摂取率高値〕か，あるいは，中毒症が一過性である破壊性甲状腺中毒症タイプかの鑑別が重要です。

- Basedow病タイプであれば，抗甲状腺薬〔チアマゾール（MMI）等〕を投与するなど，通常のBasedow病と同様に治療します。

- 破壊性甲状腺中毒症タイプでは特別な治療は必要なく，経過を観察するのが普通です。動悸などの症状が強い場合はβ遮断薬を投与します。時に，甲状腺中毒症を経て一過性の機能低下症になることがあります。

- 甲状腺機能低下症の対応は通常，容易です。原因薬剤を継続していてもLT$_4$製剤投与で対処することが可能です。甲状腺機能低下症は一過性で，薬剤中止後に中止可能となる場合があることを念頭に置くべきです。

- アミオダロン投与中に甲状腺機能異常が出現した場合は重篤になりうるので，甲状腺や循環器専門医にコンサルトしたほうがよいでしょう。甲状腺中毒症にステロイドを投与することがあります。また，T$_4$からT$_3$の転換を抑制するので甲状腺機能低下症治療時のLT$_4$必要量が比較的大量になることがあります。

文 献

1) 薬剤性甲状腺機能異常．甲状腺専門医ガイドブック．改訂第2版．日本甲状腺学会，編．2018, p251-7.
2) 西川光重：ヨウ素誘発性甲状腺腫．別冊日本臨牀 領域別症候群シリーズ No.1 内分泌症候群（第3版）Ⅰ．日本臨牀社，2018, p468.
3) 西川光重：アミオダロン誘発性甲状腺中毒症．別冊日本臨牀 領域別症候群シリーズ No.1 内分泌症候群（第3版）Ⅰ．日本臨牀社，2018, p296.

―――― 西川光重

第2章 甲状腺疾患を鑑別するための各種検査

2 自己免疫の検査で何がわかる？——TRAbなど

> **結論から先に**
> ▶ 臓器特異的自己免疫疾患である橋本病，Basedow病は頻度の高い疾患である。
> ▶ 抗甲状腺自己抗体の測定はこれらの診断や病態把握に必須の検査である。

1 抗甲状腺自己抗体

- 抗甲状腺自己抗体の存在は甲状腺に自己免疫による異常があることを示すもので，Tg，TPO，TSH受容体に対する自己抗体の測定が日常臨床に用いられます。
- Tg，TPOに対する抗体の測定には凝集反応を利用するもの（TGPA，MCPA）とイムノアッセイによる高感度測定（TgAb，TPOAb）があります。感度，定量性に優れるため後者が用いられることが多いのですが，コストを考えれば凝集反応で十分な場合があります。
- TSHあるいは抗TSH受容体モノクローナル抗体（M22）の結合阻害活性の測定によって示される抗TSH受容体抗体を通常TRAbと呼んでいます（図1）。TRAb（第3世代）はM22とTSH受容体との結合を阻害する活性を示しますが，実際に甲状腺細胞を刺激して甲状腺ホルモン産生を亢進させるかどうかは示していません。一方，甲状腺刺激活性を測定して求める抗TSH受容体抗体をTSAbと言います（図2）。つまり，培養ブタ甲状腺細胞に患者血清を加え甲状腺ホルモン産生に導くcAMPを測定

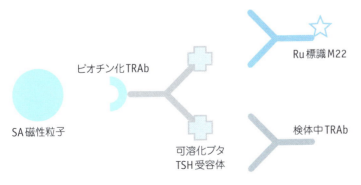

図1 TRAb（第3世代）の測定原理
ブタTSH受容体とルテニウム（Ru）標識抗TSH受容体モノクローナル抗体（M22）を用い，検体中のTRAbとRu標識M22の競合する状態で抗原抗体反応させた後，ストレプトアビジン磁性粒子と反応させてB/F分離し測定する。

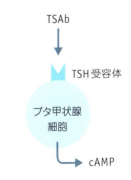

図2 甲状腺刺激活性を測定して求められるTSAb

します。cAMPの増加が強いとTSAbの活性は強いわけです。

■ なお，TRAbとTSAbを同じ月に検査を行っても保険診療上は1項目しか認められませんので注意が必要です。

2 TgAb，TPOAbの意義

甲状腺機能低下症を疑うとき（表1）

■ 甲状腺の手術歴や放射性ヨウ素治療歴がなければ，甲状腺機能低下症の原因の大部分が橋本病です。橋本病はびまん性甲状腺腫を示すことが多いので触診所見から疑うことは可能ですが，その診断根拠としてTgAb，TPOAbの陽性を示すことが必要です。高感度の測定法においても偽陰性があるので，陰性であっても橋本病を除外することはできません[1]。

■ TgAbはTPOAbに比べて陽性率が高く，TPOAb高値は機能低下症への移行の予知因子であると報告されています。また，触診で明らかにわかるような橋本病では凝集反応，特にMCPAでも診断可能なことが多いと思われます。

表1 手術で得られた甲状腺組織における橋本病の病理所見の有無を基準としたTgAb，TPOAbの診断精度（自験例621例）

	感度	特異度	正診率
TgAb	85.0%	97.6%	94.4%
TPOAb	47.5%	98.9%	85.7%

TgAb：Eテスト「TOSOH」II（TgAb）®（東ソー）
TPOAb：Eテスト「TOSOH」II（TPOAb）®（東ソー）

びまん性甲状腺腫を触れるとき

■ 甲状腺機能が正常でびまん性甲状腺腫を示す場合も橋本病が疑われますので，TgAb，TPOAbを測定します。

Tgを測るとき

■ 甲状腺がん術後の経過観察などでTgを測定する場合に，Tgに対する自己抗体が血清中にあれば測定系に干渉してTg値が見かけ上低値を示すので，TgAbを確認する必要があります。

甲状腺機能異常をきたす可能性が知られている薬剤を投与するとき

■ 炭酸リチウム，アミオダロン，免疫チェックポイント阻害薬などの甲状腺機能異常をきたす可能性のある薬剤を投与する際はTgAb，TPOAbの測定が望まれます。抗体陽性は薬剤による機能異常発症のリスクになることが報告されています。

■ 診療のポイントはここだ！

➡ 橋本病を疑ったときはTg，TPOに対する自己抗体を測定する。

3 抗TSH受容体抗体の意義

甲状腺中毒症を疑うとき（表2）

- 最も頻度の高いBasedow病と抗甲状腺薬が適応にならない無痛性甲状腺炎や亜急性甲状腺炎などの破壊性甲状腺中毒症とを鑑別することが重要です。

- 典型的な眼所見があるときはBasedow病の可能性が高くなりますが，そうでなければ破壊性甲状腺中毒症の1つである無痛性甲状腺炎とBasedow病の鑑別に抗TSH受容体抗体が必要です。

- 抗TSH受容体抗体が陰性の場合は放射性ヨウ素摂取率を測定するか，または抗甲状腺薬を投与せずに経過を観察して診断することになります。

- 抗TSH受容体抗体の測定法は改良されてきており，現在よく使われる測定系[2, 3]では感度，特異度とも十分ですが，稀には偽陽性，偽陰性があります。

表2　抗TSH受容体抗体によるBasedow病と破壊性甲状腺中毒症との鑑別

	カットオフ値	感度	特異度
TRAb*	2.0 IU／L	95.5%	98.6%
TSAb**	120%	99.1%	94.7%

＊TRAb：エクルーシス®試薬TRAb（ロシュ・ダイアグノスティックス）（自験例385例の成績）
＊＊TSAb：TSAbキット「ヤマサ®」EIA（ヤマサ醬油）（文献3より引用）

甲状腺眼症を疑うとき

- 眼症の臨床経過とより相関性が高いのはTSAbです。重症の眼症ではTSAbが強陽性のことが多く，眼症治療後の再燃はTSAb高値が持続する例に多いようです。

Basedow病治療中の経過観察

- 薬物治療開始前，あるいは薬物投与中止時に抗TSH受容体抗体が低値のほうが再燃しにくく，高値であれば再燃のリスクが高い傾向があります。

Basedow病の妊婦

- 高濃度の抗TSH受容体抗体が胎盤を通過すると新生児にBasedow病を発症します。妊娠後期の母体抗TSH受容体抗体測定は新生児Basedow病を予知するために有用です。

甲状腺腫を伴わない甲状腺機能低下症

- 甲状腺が萎縮している症例の中にTSBAbが原因である症例があります。このTSBAbはTSHによるcAMPの増加作用を抑制する働きがあり，阻害型TSH受容体抗体，ブロッキング抗体とも呼ばれます。

- TSBAbの測定は保険適用ではありませんので，一般臨床では測定しにくいのですが，妊婦にTSBAbの存在が疑われるときは新生児の甲状腺機能低下症を予知するために測定が必要です。

■ 診療のポイントはここだ！

➡ 甲状腺中毒症の鑑別には抗TSH受容体抗体を測定する。

➡ 抗TSH受容体抗体の測定はBasedow病の薬物治療中の経過観察にも有用である。

■ まとめ

▶ 橋本病の診断にはTgAb，TPOAbが有用である。

▶ Basedow病の診断，経過観察には抗TSH受容体抗体が有用である。

■文献■

1) Kasagi K, et al:Clinical significance of measurements of antithyroid antibodies in the diagnosis of Hashimoto's thyroiditis:comparison with histological findings. Thyroid. 1996;6(5):445-50.

2) Yoshimura NJ, et al:Evaluation of a new rapid and fully automated electroche-miluminescence immunoassay for thyrotropin receptor autoantibodies. Thyroid. 2008;18(11):1157-64.

3) Kamijo K, et al:Development of more sensitive bioassay of TSAb due to the modification of conventional assay and its measurement in M22-TRAb-seronegative Graves' patients. Annals Thyroid Res. 2014;1(1):5-10.

—— 村上　司

第2章　甲状腺疾患を鑑別するための各種検査

ちょっと視点を変えて 6

抗ペンドリン抗体と甲状腺疾患

▶ 抗ペンドリン抗体は有用な自己免疫性甲状腺疾患のマーカーで，橋本病，Basedow病で陽性率が高い。

1 抗ペンドリン抗体の有用性

■ 甲状腺疾患の診断の際，甲状腺ホルモン値の測定に加え，自己免疫性甲状腺疾患かどうかを調べるためにTgAb，TPOAbを測定するのが一般的です。両者とも，橋本病，Basedow病，無痛性甲状腺炎で陽性となります。

■ しかし，橋本病でも全例が陽性化するわけではありません。Basedow病の陽性率はさらに低く，逆に無痛性甲状腺炎ではTgAb，TPOAbの陽性率はかなり高いので，橋本病，Basedow病との鑑別ができません。実際，自己抗体はすべて陰性なのに，組織診をすると橋本病ということはよくあります。ですから橋本病の診断に困ることは少なからずあります。

■ 何かもう1つくらい，有用な自己抗体のマーカーがあればより確実な診断ができます。そこで期待されるのが抗ペンドリン抗体です。ペンドリンはもともと先天性の難聴と甲状腺腫大，ヨウ素の有機化障害を伴う遺伝性疾患，つまりPendred症候群（☞314頁：9章2）の原因遺伝子として発見されたのです。

2 ペンドリンの機能と抗ペンドリン抗体測定による甲状腺疾患診断率向上への期待

■ ペンドリンは，甲状腺では細胞内より濾胞内へヨウ素を放出する重要なヨウ素輸送体としての機能を果たしています。

■ 甲状腺は，血流側細胞膜に存在するナトリウム/ヨウ素共輸送体により低濃度のヨウ素を効率よく細胞内に集め，それをペンドリンで濾胞内へと放出，そこでTgをヨウ素化することにより，貴重なヨウ素を蓄えておきます。

■ このペンドリンが，自己免疫性甲状腺疾患で，自己抗体として認識されることがわかりました[1]。既存の自己抗体より，橋本病，Basedow病で陽性率が高く，無痛性甲状腺炎で陽性率が低いようです。

■ 現在のところ，橋本病で97%，Basedow病で74%，無痛性甲状腺炎で29%の陽

性率です。亜急性甲状腺炎，正常人では陽性例はありません（図1）。これは橋本病，Basedow病では，TgAb，TPOAbを上回る陽性率です。しかしこれはウエスタンブロット法による測定データです。実は膜蛋白は脂溶性で水系では凝集してしまいます。このため変性していない膜蛋白の自己抗体測定はできませんでした。TRAb測定系はTSH-Rの一部の水溶性部分を用いたTSHとの競合アッセイです。

- 我々は人工脂質膜上に自然のfoldingを保ったペンドリンを発現させ，免疫沈降法で自己抗体を測定するという世界で初めての方法を開発しています（図2）。より生理的活性と関連が深い自己抗体が測定できます。現在データを集積中です。

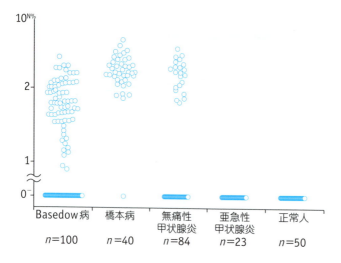

図1 Basedow病，橋本病，無痛性甲状腺炎，亜急性甲状腺炎，正常人の抗ペンドリン抗体価
縦軸はマウスの抗ペンドリン抗体をコントロールとしたときの％ of the control。

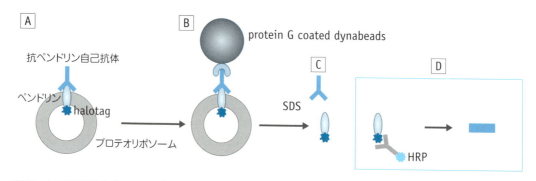

図2 人工脂質膜（プロテオリポソーム）を用いた免疫沈降法
A. 人工脂質膜上にhalotagを結合したペンドリン（P）を発現させる（プロテオリポソーム）。血清を加えると血清中に抗ペンドリン抗体（IgG）が陽性なら膜上の（P）と結合する。
B. IgG特異的に結合するprotein Gで覆われた磁気ビーズを用いて，プロテオリポソームごと自己抗体に結合した（P）を回収する。次いで，SDSでこれらの複合体を解離させリポソームを融解させる。
C. 磁気ビーズを取り除くと，自己抗体陽性のときのみPが得られる。
D. 検出抗体に抗halotag抗体を用いてウエスタンブロットを行うと，自己抗体陽性のときだけ（P）のバンドが検出される。

■ 文 献
1) Yoshida A, et al：Pendrin is a novel autoantigen recognized by patients with autoimmune thyroid diseases. J Clin Endocrinol Metab. 2009；94(2)：442-8.

〔吉田明雄〕

第2章　甲状腺疾患を鑑別するための各種検査

ちょっと視点を変えて 7

成長曲線って何？

▶ 横軸の年齢と縦軸の身長や体重などの測定値とが交差するところに点を打ち，その点を結んでいくと描かれる曲線が成長曲線である。

▶ 学校健診において「成長曲線の活用による発育の評価」が正式に推奨されている。

▶ 成長障害をきたす様々な疾患の診断や治療効果の判定に重要であるだけでなく，子どもの健康状態や，ライフイベントを原因とした心の問題を見抜く上でも指標になる。

1　成長曲線とは

■ 子どもは常に成長することが基本です。よってその成長を評価するには，1点においてだけでは不十分であり，身長・体重の経時的変化を評価することで肥満，やせの評価にとどまらず疾病の予防や早期発見に繋がる多くのヒントを得ることができます。

■ 成長曲線とは，各自の身長や体重を年齢ごとに記載し，測定値の時間経過を曲線で結んだものです。現在，医療現場で使用する標準偏差（standard deviation；SD）で表示されている新SD曲線と学校で使用されているパーセンタイル曲線があります。

■ 日本では，新生児から高校生まで法律に基づいて身体計測が行われています。2000年度乳幼児身体発育調査・学校保健統計調査のデータを用いて作成された成長曲線です。成長曲線の活用は，小中学生の健康管理において非常に重要です。

■ 2016年4月施行の学校保健安全施行規則の一部改正に基づき正式に推奨化された学校健診における「成長曲線の活用による発育評価」が開始されました。スクリーニング方法（成長曲線作成ソフト「子どもの健康管理プログラム」）としては再検討の必要性がありますが，それと同時に養護教諭，学校医，専門機関とのスムーズな連携ができる地域のシステムづくりが大切です。図1に，学校健診で甲状腺機能低下症が早期に見つかった症例の成長曲線を提示します。

2　子どもの成長に影響を与える因子

■ 規則正しい生活をするのがまず基本です。子どもの成長に影響を与える因子として，

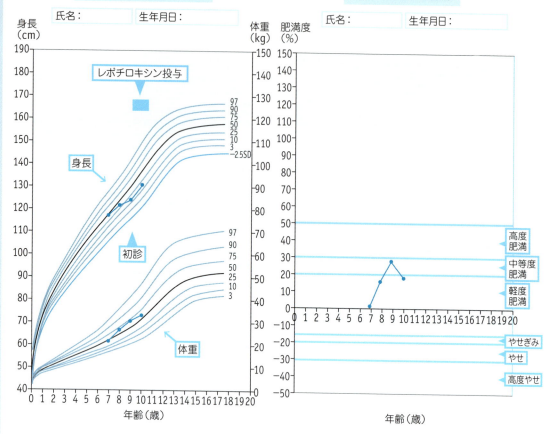

図1　慢性甲状腺炎（橋本病）による甲状腺機能低下症の成長曲線
学校健診で使用される成長曲線作成ソフト「子どもの健康管理プログラム」で作成。成長率低下と進行性肥満（肥満度20%以上）でスクリーニングされ，紹介受診。レボチロキシンの投与で身長と肥満度が改善している。

内的環境因子と外的環境因子があります。

- 前者としては遺伝，ホルモン（成長ホルモン，甲状腺ホルモン，性ホルモン）が，後者としては食生活，運動，薬，睡眠，精神（愛情・心理）などが挙げられます。

3 成長曲線を有効活用するために

- 成長曲線を読むポイントと，望ましい活用法について以下にまとめました。

  - 成長するはずの子どもの身長・体重が増えないことはおかしいのです。
  - 肥満および生活習慣病の予防・早期発見，病気の早期発見，疾患のコントロール指標にも使えます。
  - 急に伸びてきたことをCatch up growthと誤解しないで下さい。

- 安易な食事制限は慎みましょう。食事療法も一歩間違えれば虐待です。
- 子どもの成長に対して正しい知識を持ちましょう。
- 成長に合った運動指標に使って下さい。
- 低身長がすべて成長ホルモンで治るという思い込みは危険です。
- 成長するためには，よく寝，よく食べ，よく遊ぶことが大切です。
- 虐待の早期発見・早期介入に使用できます。
- 成長データがないのは要注意です。
- 拒食症や不登校になる前に成長の変化が現れます。
- 疾患回復後の社会不適応の早期発見もできます。
- 内科でも成長曲線を使ってほしいと思います。
- 学校が変わるとき成長曲線の変化に気をつけましょう。
- 子どもに関わる皆さんは成長曲線を書きましょう（成長曲線や成長曲線自動作成プログラムはインターネットから容易に手に入れることができます）。
- 学校健診の成長曲線は，子どもにおける心身の健康状態の気づきの一歩です。

■ 詳細は文献[1~6]をご覧下さい。

■ 文 献

1) 現場で役立つラクラク成長曲線. 藤枝憲二, 監. 診断と治療社, 2007.
2) 間部裕代：ここまでわかる成長曲線 神経性食欲不振症（摂食障害）. 小児臨. 2007；60(2)：203-14.
3) 村田光範：パーセンタイル身長・体重成長曲線. 小児保健研. 2016；75(6)：673-8.
4) 文部科学省スポーツ・青少年局学校健康教育課監修：児童生徒等の健康診断マニュアル 平成27年度改訂. 日本学校保健会, 2015, p21-5, p68-72.
5) 日本小児内分泌学会ホームページ
   [http://jspe.umin.jp/]
6) 日本学校保健会ホームページ
   [http://www.hokenkai.or.jp/]

———————————————————————— 間部裕代

第2章　甲状腺疾患を鑑別するための各種検査

3　画像検査で何がわかる？

① 超音波検査

> **結論から先に**
> ▶ 甲状腺の画像診断で最も有効なのは超音波検査である。
> ▶ 超音波検査は容易に実施できる反面，検者の経験や技量の差が観察や読影に大きく影響する。

1　甲状腺超音波検査の特徴

- 甲状腺の画像診断では超音波が最も有効な検査法であり，第一選択となります。甲状腺は，表在に位置する臓器のためガスや骨の影響が少なく，例外を除けば容易に病変の存在診断と質的診断が可能です。
- しかし超音波検査は容易に実施できる反面，検者の経験や技量の差が観察力あるいは読影力に大きく影響します。それはperformer dependent, examiner dependentと言われています。
- 甲状腺は多彩な超音波像を呈しますが，現状でどこまで診断可能であるか，また稀に遭遇する特殊な超音波像についても述べます。

2　甲状腺超音波検査の目的

- 甲状腺超音波検査の目的を以下にまとめました。
  ①結節，びまん性甲状腺腫と炎症の有無を観察する。
  ②結節，甲状腺の体積を測定する。
  ③結節について形状から組織型を推定する。
  ④超音波下細胞診の部位を決定する。
  ⑤ドプラ法により血流の有無と多寡を観察する。
  ⑥頸部リンパ節腫大を観察する。
  ⑦術前検査時には，右鎖骨下動脈の起始異常の有無を観察する。

3 甲状腺結節の超音波診断基準について

- 日本超音波医学会では，2011年に甲状腺結節の超音波診断基準を公示しています[1]。また，隈病院においては，1995年に超音波所見によるクラス分類を提唱しています（表1）[2]。最近では2015年にATA（米国甲状腺学会）から公表されていますが，それは当院の基準と酷似しています[3]。

表1 隈病院式の超音波所見によるクラス分類

クラス分類 （USC）	超音波所見	主な腫瘍（組織型）
1	円形もしくは楕円形の無エコー域	囊胞，腺腫様結節
2	囊胞変性を伴う形状整の腫瘤 （充実部のエコーレベルは正常甲状腺と同じレベル，しばしば多発性）	濾胞腺腫，腺腫様結節
3	充実性の形状整な腫瘤 （内部エコーは均一，しばしば内部または被膜に石灰化）	濾胞腺腫，腺腫様結節，分化がん
4	充実性の形状不整な腫瘤 （内部エコー低下，しばしば内部に砂粒状石灰化）	分化がん（乳頭がん）
5	甲状腺外に浸潤する充実性の形状不整な腫瘤	分化がん（乳頭がん），その他の悪性腫瘍

註：囊胞変性した腫瘤で内部に「突起」がみられるときは，腫瘤内部における「突起」の局在と性状を付記する。
これは，1995年より当施設における超音波検査の分類である。各腫瘍を悪性のリスクに応じて超音波所見をクラス分類し，推定病変を記載している。
さらにUSC 2〜5の間は，クラスの両方にまたがる所見を持つ腫瘍については，0.5刻みで中間のクラスを設け，USC 3.5以上が悪性，3はボーダーライン，2.5以下は良性と判定している。

4 甲状腺超音波で推定診断可能な病変と特徴所見（表1）

慢性甲状腺炎（橋本病）

- 甲状腺腫大あるいは萎縮を認め，内部エコーレベルの低下（びまん性・斑状・限局性），結節様所見を呈する場合があります。

Basedow病

- 甲状腺腫大，未治療ではドプラ法で血流シグナルが豊富です。ドプラ法による甲状腺の血流評価は甲状腺機能に依存します[4]。

亜急性甲状腺炎

- 圧痛，硬結部位に一致した領域が低エコーに観察されます。また，経過観察の過程で圧痛部位とともに低エコー領域が大きく移動し，対側葉に及ぶことも多く，これはクリーピング現象と呼ばれます。

急性化膿性甲状腺炎

- 甲状腺周囲から内部にわたり，広範囲に境界不明瞭な低エコー領域が認められ，甲状腺と筋層との境界が不明瞭となります。この病変は，先天性の奇形である下咽頭梨状窩瘻孔が原因で発症します。

腺腫様結節，腺腫様甲状腺腫

- 超音波医学会の基準と**表1**の良性所見に準じます。結節の内部は多彩（嚢胞性，混合性，充実性）で，高エコー（石灰）が多発することもあります。これらは病理組織学的に診断されます。また過機能結節も同様の所見を呈します。

乳頭がん

- 通常型は超音波医学会の基準と**表1**の悪性所見に準じます（**図1〜3**）。

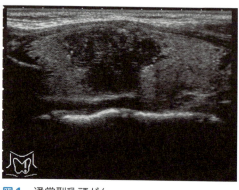 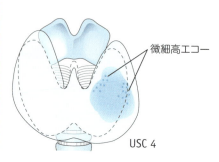

図1 通常型乳頭がん
隈病院の分類ではUSC 4乳頭がんと診断される。超音波医学会の基準に従うと，形状が不整，境界は明瞭粗雑，内部のエコーレベルは低で不均質である。また微細高エコーがみられ，境界部低エコー帯は不整・なしの所見より，悪性と診断される。

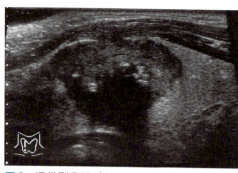

図2 通常型乳頭がん

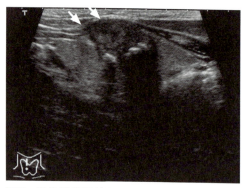 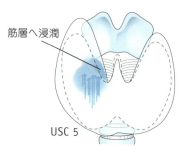

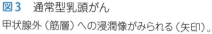

図3 通常型乳頭がん
甲状腺外（筋層）への浸潤像がみられる（矢印）。

- 囊胞形成性乳頭がん[5]は嚢胞内に突起する形状不整な充実部に，微細〜微小多発高エコーと血流シグナルを認めます（図4）。
- びまん性硬化型乳頭がん（☞297頁：8章9）[6]は腫瘤形成を示さず，びまん性（片葉，両葉）に微細多発高エコーを認め，頸部リンパ腫大が多発します（図5）。
- 微小がん（☞263頁：8章4）はがん巣の最大径が10mm以下のもので，その所見は乳頭がんに一致します。近年，宮内，伊藤らの報告[7]では低リスク甲状腺微小乳頭がんの症例に対して手術なしの観察結果は妥当とされ，active surveillance が世界的

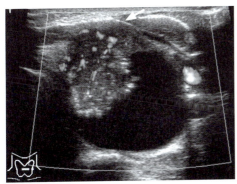
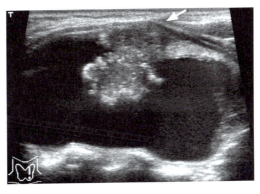

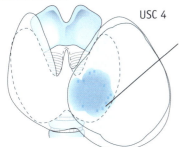

USC 4

囊胞内突起の充実部に
微細多発高エコー

図4　囊胞形成性乳頭がん　カラー口絵 A
囊胞内に突起する充実部に微細多発高エコーと血流シグナルがみられる。充実部の根っこは囊胞外あるいは甲状腺外へ浸潤するため注意して観察する必要がある（矢印）。鑑別診断として囊胞化を伴う腺腫様結節が挙げられる。

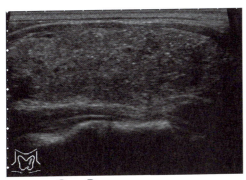
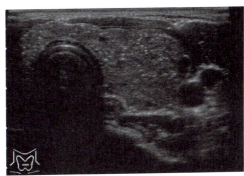

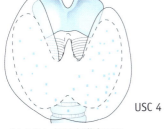

USC 4

びまん性に微細多発高エコー

図5　びまん性硬化型乳頭がん
明らかな腫瘤形成がなく，びまん性に微細多発高エコーがみられる。この疾患は，腫瘤を形成しないため微細多発高エコー部を描出できないと慢性甲状腺炎と誤診する可能性がある。しかし，著明なリンパ節腫大がみられるため診断の助けになる。

に推奨されています。超音波検査においてみるべきことは，低リスク・高リスクの鑑別です。経過観察か手術適応かを決定するために，占拠部位の見きわめとリンパ節腫大の観察が大事です。

- ハニカム型乳頭がん[8]は単なる多発微小囊胞の集簇ではなく頸部リンパ節腫大が必発します。腺腫様結節などにみられる内部スポンジ様の囊胞性腫瘤との鑑別が必要です（図6）。

- 甲状腺乳頭がん亜型（濾胞型，大濾胞型，篩型）は，稀に超音波画像で良性所見を呈することがあり悪性と診断できない場合があります。

リンパ腫（☞285頁：8章7）

- 形状は不整でブロッコリー様，入道雲様の増殖を示します。内部エコーレベルはきわめて低，後方エコーは増強を示します。症例によっては切れ込み像，虫食い像（図7）

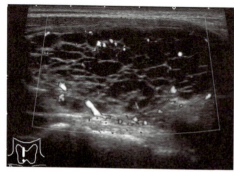
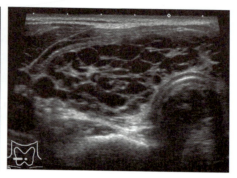

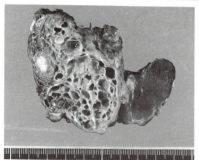

図6　ハニカム型乳頭がん カラー口絵 A
甲状腺右葉に多囊胞性の大きな腫瘤がみられる。これは非常に稀な乳頭がんであり頸部リンパ節の観察が診断の助けとなる。鑑別診断として内部に囊胞を伴う腺腫様結節が挙げられる。

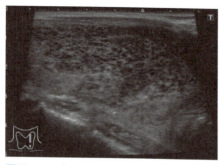
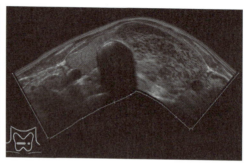

図7　リンパ腫
左葉腫大と形状不整な充実性腫瘤がみられる。内部エコーレベルは低で虫食い像（斑状・網目状）を示し，後方エコーの増強がみられる。このような特殊な所見を示す場合はMALTリンパ腫の可能性がある。鑑別診断は慢性甲状腺炎が挙げられる。

が出現します。

未分化がん（図8）

- 大きな腫瘍で充実性，周辺臓器への浸潤像を認めます。内部粗大高エコー（塊状・卵殻状石灰化）を認める頻度が高いです。全体の把握はCTのほうが優れています。

髄様がん（典型例）

- 典型例では，腫瘍内部の中心寄りに小斑点状の高エコーを認めます。また乳頭がんと濾胞性腫瘍に類似所見を呈する場合もあり，鑑別困難です。

濾胞性腫瘍（濾胞腺腫，濾胞がん：図9）

- 濾胞腺腫と微少浸潤型濾胞がんは，超音波所見の差異は認めないため鑑別困難で

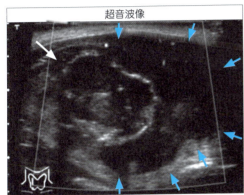
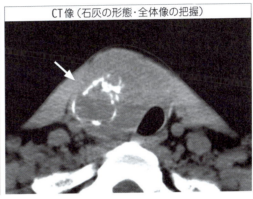

図8 未分化がん カラー口絵 B
右葉に大きな充実性腫瘍がみられる。内部にある先行病変と思われる高エコー（卵殻状，塊状の石灰）の周囲に増大する低エコー域があれば未分化がんの可能性が考えられる（矢印）。未分化がんは腫瘍サイズも大きく，超音波像よりCT像のほうがより石灰の形態や全体像を把握しやすい。

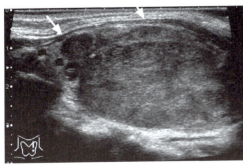
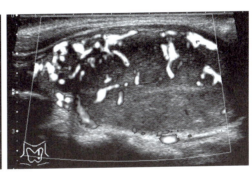

図9 濾胞がん カラー口絵 B
境界明瞭な充実性結節から一部突出する病変（矢印）がみられ，結節内部の血流も豊富である。このような所見がみられる場合は，被膜外浸潤を疑い濾胞がんの可能性が考えられる。病理診断は微少浸潤型濾胞がんであったが，超音波診断では広範浸潤型濾胞がんを疑っていた。

す。広範浸潤型濾胞がんは不整な形状を示すため悪性と診断されやすく，特に超音波で濾胞性腫瘍を疑う腫瘤の場合，主腫瘤から外側に突出した「はみだし像（tumor protrusion）」は，濾胞がんの診断基準とされる腫瘍の被膜外浸潤の可能性があり注意すべき所見です（☞55頁）。

- また，稀ですが「結節内結節（nodule in nodule）」を示す場合は，良性腫瘍の内部から出現した悪性腫瘍（濾胞がん，乳頭がん，低分化がんなど）の可能性があります。そのため穿刺吸引細胞診を別々に行う必要があります[10]（☞55頁）。

- その他，内部エコーは不均質，充実性で嚢胞化は少ない，不整な境界部低エコー帯や乳頭がんにみられるような微細高エコー（石灰化像）も少ない，などが特徴的所見として挙げられます。

- 良悪性の鑑別には，ドプラ法による血流速度解析（PI，RI高値）や組織弾性（エラストグラフィー）が有用な場合があります。

頸部リンパ節の観察（図10）

- 頸部超音波検査において慢性甲状腺炎，Basedow病，亜急性甲状腺炎など腫瘍以外の様々な疾患で腫大した頸部リンパ節がよくみられます。その中で甲状腺がん由来なのか，他の疾患なのか鑑別することは非常に重要です。甲状腺がんの中で約90％を示

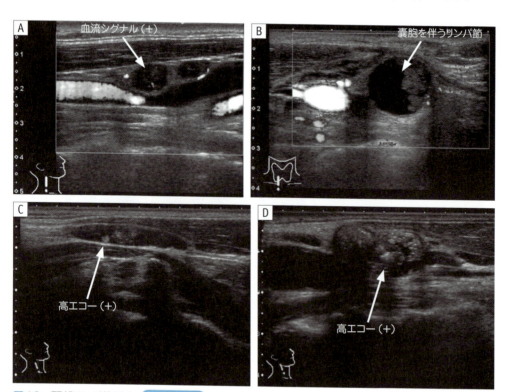

図10　頸部リンパ節腫大 カラー口絵 C

典型的な甲状腺乳頭がんの転移リンパ節の画像を示す（ドプラ法による画像：A，B，超音波画像：C，D）。乳頭がんの頸部リンパ節腫大には原発巣と類似した超音波画像を示すことが多い。通常のリンパ節の所見と比べて，内部のエコーレベルがやや高を示し，血流シグナルを認め，また嚢胞化や微細～粗大高エコー（石灰）を伴う場合が比較的多くみられる。

す乳頭がんは，リンパ行性転移しやすい腫瘍です[11]。特にがんの広がりは術式に大きく影響するため頸部リンパ節の観察は，日常の超音波検査において注意を要します*。

*甲状腺乳頭がんの転移リンパ節は，囊胞形成する場合があります。甲状腺周囲に稀にみられる囊胞性腫瘤として副甲状腺囊胞，リンパ囊胞，気管支囊胞，胸腺囊胞，側頸囊胞などがあり多彩です。鑑別するには穿刺吸引細胞診が必須です。

ファントム腫瘤（胸腺）[12]（図11）

- 頸部・甲状腺の超音波検査において，甲状腺尾側に内部が少し高エコーの腫瘤性病変が観察されることがあります。それは大部分が脂肪組織に置換された胸腺です。臨床医・検査技師は，知識・経験として知っておくことが重要であり，細胞診などのさらなる検査は不要です。

異物肉芽腫（縫合糸肉芽腫）[13]

- 体内に侵入した異物に対して，炎症性腫瘤を形成したものです。甲状腺領域では縫合糸に対して起こることが多いです。甲状腺がん術後の経過観察において超音波検査で新たに発見される縫合糸肉芽腫と再発がんとの鑑別は重要です。両者を鑑別するために穿刺吸引細胞診と穿刺針洗浄液のTg値測定が有用です（☞66頁：視点11）。

穿刺経路再発（☞61頁：視点9）

- 穿刺吸引細胞診の合併症の1つです。甲状腺がんの穿刺経路再発は非常に稀で0.14％と報告されています。穿刺吸引細胞診から再発の診断までの期間は2～131カ月と様々です。組織学的に悪性度が高い腫瘍にみられます。再発部位は皮膚，皮下組織，前頸筋群内，胸鎖乳突筋内と様々です。

咽頭食道憩室

- 一般診療では甲状腺腫瘤として誤認される場合があります。甲状腺腫瘤との鑑別として，超音波検査時に嚥下や飲水をしてもらい食道との連続性を確認することが大事です。不要な穿刺吸引細胞診が避けられます。鑑別診断には咽頭食道透視が有用です。

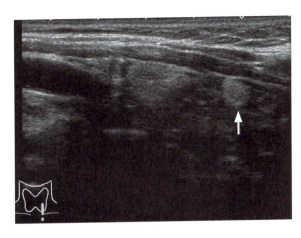

図11 ファントム腫瘤（胸腺）
甲状腺左葉尾側に8mm大の形状整，円形の内部エコーレベルが高い腫瘤がみられる。

■ 診療のポイントはここだ！

➡甲状腺超音波検査で大事なことは，小さな臓器であるがゆえに悪性病変を見逃さない
ことである。甲状腺超音波検査で悪性病変を想定する場合には，周辺臓器（気管，反
回神経，食道，動静脈）との関係を注意して観察する。

➡悪性所見は超音波医学会の基準と**表1**で示されているが，稀に診断基準に属さない悪
性腫瘍，あるいは良性所見を呈する悪性腫瘍が存在することを知っておくことが重要
である。

■ まとめ

▶甲状腺超音波検査で大事なことは，小さな臓器であるがゆえに悪性疾患を見
逃さないことである。

■ 文 献 ■

1) 日本超音波医学会用語・診断基準委員会：甲状腺結節（腫瘤）超音波診断基準（案）.
〔www.jsum.or.jp/committee/diagnostic/pdf/38-1.pdf〕

2) Yokozawa T, et al：Thyroid cancer detected by ultrasound-guided fine-needle aspiration
biopsy. World J Surg. 1996；20(7)：848-53.

3) Haugen BR, et al：2015 American Thyroid Association management guidelines for adult
patients with thyroid nodules and differentiated thyroid cancer：the American Thyroid
Association guidelines task force on thyroid nodules and differentiated thyroid cancer.
Thyroid. 2016；26(1)：1-133.

4) Ota H, et al：Quantitative measurement of thyroid blood flow for differentiation of
painless thyroiditis from Graves' disease. Clin Endocrinol (Oxf). 2007；67(1)：41-5.

5) 小林　薫，他：囊胞内に突起を有する甲状腺乳頭癌―エコーガイド下細胞診による診断. 内分泌外科.
1997；14(4)：285-90.

6) Kobayashi K, et al：A case with diffuse sclerosing variant of papillary carcinoma
of the thyroid：characteristic features on ultrasonography. J Med Ultrason (2001).
2006；33(3)：159-61.

7) Ito Y, et al：Low-risk papillary microcarcinoma of the thyroid：A review of active
surveillance trials. Eur J Surg Oncol. 2018；44(3)：307-15.

8) Kobayashi K, et al：Papillary thyroid carcinoma with honeycomb-like multiple small
cysts：characteristic features on ultrasonography. Eur Thyroid J. 2013；2(4)：270-4.

9) Ota H, et al：Usefulness of ultrasonography for diagnosis of malignant lymphoma of the
thyroid. Thyroid. 2006；16(10)：983-7.

10) Kobayashi K, et al："Nodule in nodule" on thyroid ultrasonography：Possibility of
follicular carcinoma transformed from benign thyroid tumor. Eur Thyroid J.
2017；6(2)：101-7.

11) 大下真紀，他：甲状腺乳頭癌の頸部リンパ節転移―超音波検査による反応性リンパ節との鑑別. 超音
波検技. 2014；39(2)：145-55.

12) Ota H, et al：Phantom nodules detected by ultrasound examination of the neck：The
possibility of ectopic cervical thymic tissue in adults. Ultrasound Int Open.
2018；4(4)：E119-E123.

13) Aga H, et al：Sonographic evaluation of nodules newly detected in the neck after
thyroidectomy：Suture granuloma versus recurrent carcinoma. Ultrasound Int Open.
2018；4(4)：E124-E130.

太田　寿

第2章　甲状腺疾患を鑑別するための各種検査

3 画像検査で何がわかる?

② CT検査

> **結論**から先に
> ▶ 頸部甲状腺CT検査の場合は，頸部伸展位（手術台での患者と同位）での撮影が特に有用である。

1 甲状腺のCT検査——異なる体位で撮影した甲状腺のCT画像の違い

- 図1に甲状腺のCT検査を行う際の2パターンの撮影体位を示します。これら2パターンの撮影体位で行った甲状腺のCT検査所見を比較すると，図2A（図1Aの体位で撮影した場合）では甲状腺が縦隔内に確認できますが，図2B（図1Bの体位，すなわち手術台での患者と同位で撮影した場合）は縦隔内への甲状腺の進展は認めません。
- 頸部伸展位での頸部CT検査により，この症例が手術適応になった場合，胸骨切開をせずに頸部操作で摘出可能であることを術前に確認することができます。

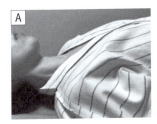 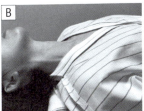

図1 甲状腺のCT検査の撮影体位
A. 自然に寝てもらって撮影する胸部CT・腹部CT等での首の姿勢。
B. 上背部（肩甲骨付近）に枕を入れて首を伸展させて撮影する頸部CTでの首の姿勢（頸部伸展位）。

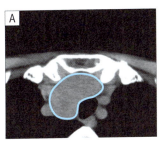 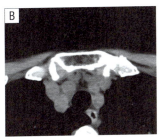

図2 異なる撮影体位での甲状腺のCT画像
A. 図1Aの姿勢で撮影した胸骨柄レベルの画像。
B. 図1Bの姿勢で撮影した胸骨柄レベルの画像。

■ 診療のポイントはここだ！

➡ 頸部伸展位（手術台での患者と同位）で行う頸部CT検査は，伸展していない体位で行う頸部CT検査に比べ，甲状腺の位置や周囲との関係がわかりやすくなるので特に有用である（以下に示すCT画像はすべてこの頸部伸展位での画像である）。

2 甲状腺疾患のCT検査の適応例

- 甲状腺疾患の場合は，まず侵襲性のない超音波検査が行われます。
- CT検査はX線被曝を伴うためルーチンで行う検査ではありません。あくまでも超音波検査だけでは診断が不十分な場合に行う追加検査です。
- CT検査の適応例は下記の①〜⑨の場合などが挙げられます。
  ① 超音波検査で甲状腺体積を推定するのが困難な場合
  ② 粗大石灰化のため超音波検査で内部や背面の構造がわからない場合
  ③ 甲状腺腫が縦隔内に進展している場合（図3）
  ④ 異所性甲状腺を疑う場合（図4）
  ⑤ 甲状腺がんの周辺臓器への浸潤を評価する場合
  ⑥ 甲状腺がんのリンパ節転移を評価する場合（図5）
  ⑦ 甲状腺がんの遠隔転移を評価する場合
  ⑧ 副甲状腺腫の位置同定精査
  ⑨ 鎖骨下動脈起始異常に伴う反回神経走行異常＊がある場合

　　＊右鎖骨下動脈起始異常（aberrant right subclavian artery：ARSCA）に伴う右反回神経走行異常は，発生頻度が約0.5%前後と言われ比較的稀です。CT検査で偶然発見する場合があるので，手術前に判明していれば手術の際，参考になり神経損傷を防ぐことができます。

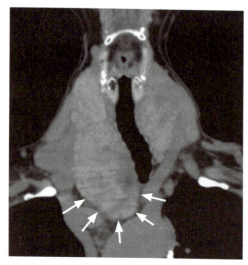
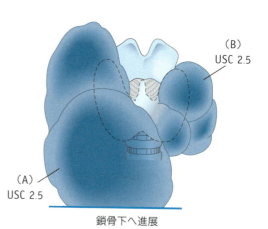

図3　甲状腺腫が縦隔内に進展しているCT画像（冠状断像）
縦隔内に及ぶ巨大な甲状腺腫を認める（矢印）。超音波検査では，鎖骨より尾側は描出困難である。

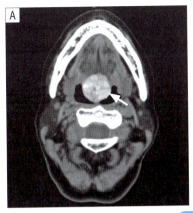
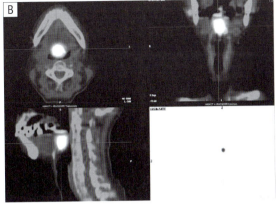

図4 異所性甲状腺を疑うCT画像 カラー口絵 C
A. CT画像から，舌根部に異所性甲状腺を疑う高吸収域の結節（石灰化を伴う）を認める（矢印）。
B. 3方向（横断・冠状断・矢状断）からのアプローチで舌根部の異所性甲状腺であることがわかる（放射性ヨウ素甲状腺シンチグラム）。

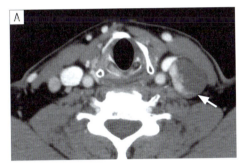
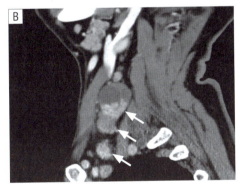
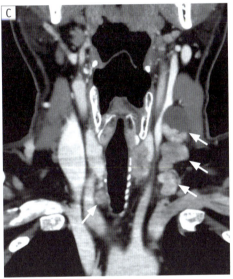

図5 甲状腺がんのリンパ節転移（矢印）を認めるCT画像
中央区域リンパ節・外側区域リンパ節，縦隔リンパ節，傍咽頭リンパ節等の評価をする場合は造影CTが有用である。必要に応じて矢状断像・冠状断像〔多断面再構成 MPR（multi-planar reconstruction）像〕を作成する。外側区域等のリンパ節の位置や周囲との関係がわかる。

まとめ

▶ 超音波検査で行う甲状腺結節などの質的診断を，CT検査で得られた画像により行うことは不可能である。しかし，超音波検査が苦手とする状況下において，CT検査はきわめて有用である。

――肥田博文

第2章　甲状腺疾患を鑑別するための各種検査

3　画像検査で何がわかる？

③　核医学検査

> **結論から先に**
>
> ▶ 甲状腺検査には，主に放射性ヨウ素（Na^{123}I, Na^{131}I）とテクネシウム（^{99m}TcO$_4^-$）の核種が用いられている。
>
> ▶ 放射性ヨウ素や唾液腺の描出されやすい^{99m}TcO$_4^-$を用いて撮像する画像検査（シンチグラフィー検査）では，薬剤の特性上，唾液や消化液が生理的に集積することを考慮し，検査への影響を減らすためにも必ず検査直前に飲水を行う（図1）。

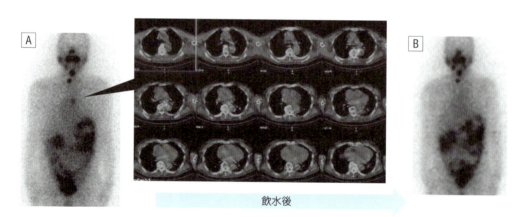

図1　甲状腺分化がん全摘出後〔^{131}I（3.7GBq）投与72時間後〕の全身シンチグラフィー検査所見　カラー口絵 D
planar像（A）から縦隔リンパ節への集積を疑い，SPECT/CT融合画像をみると，食道への集積が判明した。飲水後のplanar像（B）で集積は消失し，唾液や消化液の貯留が原因と判明した。

1　甲状腺摂取率検査

- 放射性ヨウ素の場合はカプセル（7.4MBq）を経口投与し，3時間後または24時間後に10分間の検査を行います（^{131}Iに比べ被曝量の少ない^{123}Iの使用が望ましい）。^{99m}TcO$_4^-$の場合は（185MBq）を静脈注射し，20分後に5分間の検査を行います。
- 甲状腺摂取率検査は甲状腺中毒症において，それがBasedow病と破壊性甲状腺炎（無痛性甲状腺炎・亜急性甲状腺炎）のどちらに起因するものなのか鑑別診断する場合に有用です。
- 両者とも血中の甲状腺ホルモン値は高値を示しますが，甲状腺摂取率はBasedow病で

正常～高値，破壊性甲状腺炎で著しく低値を示します。放射性ヨウ素甲状腺摂取率は通常3時間値よりも24時間値のほうが高値となります（表1）。
- このほか放射性ヨウ素甲状腺摂取率検査は甲状腺機能亢進症のアイソトープ治療における放射性ヨウ素（^{131}I）の投与量の決定にも用いられます。

表1 甲状腺摂取率基準値

核種	20分値	3時間値	24時間値
Na^{123}I　Na^{131}I		5～15%	10～40%
^{99m}TcO$_4^-$	0.5～3%		

2 甲状腺シンチグラフィー検査

- 甲状腺シンチグラフィー検査は摂取率検査と併せて行われ，甲状腺の大きさ・位置・形態を画像化します。甲状腺の正常像は前頸部の中央に左葉と右葉ほぼ対称で均一な集積がみられます（図2）。
- Plummer病は自律機能性甲状腺結節（autonomously functioning thyroid nodule；AFTN）において甲状腺ホルモンが過剰分泌され，甲状腺中毒症をきたすものです。鑑別診断において甲状腺シンチグラフィー検査は欠かせません（図3）。
- ^{99m}TcO$_4^-$は有機化されないため，放射性ヨウ素による甲状腺シンチグラムで示されるような甲状腺機能を反映した集積と一致するとは限りません。また，^{99m}TcO$_4^-$の甲状腺摂取率は放射性ヨウ素と比較すると低いため，甲状腺シンチグラムで唾液腺が

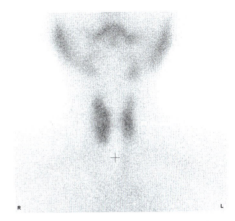

図2 甲状腺摂取率正常範囲内のシンチグラム
^{99m}TcO$_4^-$静注後の20分値は1.0%（+印は胸骨柄上端）。唾液腺（耳下腺・顎下腺）と甲状腺がほぼ同程度に集積している。

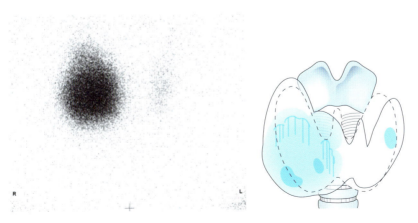

図3 放射性ヨウ素甲状腺シンチグラム（Plummer病）
摂取率は24時間値18.2%（+印は胸骨柄上端）。甲状腺右葉に放射性ヨウ素の強い集積を認め，その集積部は超音波シェーマの結節に一致している。

描出されやすく，唾液腺への顕著な集積は異所性甲状腺の描出には不利で，甲状腺がんの転移の描出も劣る等の欠点があります（検査には^{99m}TcO$_4$$^-$より放射性ヨウ素の使用が望ましい）。

3 甲状腺分化がん全摘出術後の^{131}I全身シンチグラフィー検査

■ 甲状腺分化がん全摘出術後における遠隔転移巣の検索に適応されています。^{131}Iの遠隔転移巣への集積がある場合は，放射性ヨウ素による遠隔転移巣の治療目的も含まれます。また甲状腺全摘出術後の90％以上で甲状腺床に^{131}Iの集積がみられるため，残存甲状腺の有無評価やその組織の除去治療に用いられることもあります。

■ ^{131}Iカプセルを経口投与（500MBq～5.55GBq）し，48時間後または72時間後に検査を行います。^{131}Iの生理的集積には残存甲状腺のほかに鼻腔・唾液腺・胸腺・乳腺や食道・胃・肝臓・胆囊・小腸・大腸・膀胱といった消化器系等があります。

■ 先に述べたような検査直前の飲水のほかにも，検査前日に緩下薬（クエン酸マグネシウム）の投与による生理的集積の除去が必要です。

■ 診療のポイントはここだ！

➡ 放射性ヨウ素を用いた正確な摂取率検査・シンチグラフィー検査には1週間のヨウ素制限が必要である。ただし高齢者のBasedow病が疑われる場合は1週間のヨウ素制限をすると，著しい機能亢進となり不整脈を引き起こすことがあるので，ヨウ素制限期間を数日間にするなどの配慮を要する。

➡ 診断の妨げになる生理的集積画像軽減のため，^{99m}TcO$_4$$^-$シンチグラフィー検査では検査直前の飲水，^{131}I全身シンチグラフィー検査では検査直前の飲水および検査前日の緩下薬（クエン酸マグネシウム）投与が必要である。

■ まとめ

▶ 放射性ヨウ素甲状腺摂取率検査は甲状腺機能を定量的に評価することができる。

▶ ^{99m}TcO$_4$$^-$を用いた甲状腺検査は，ヨウ素制限不要で放射性ヨウ素に比べ被曝量も少なく短時間で患者負担が少ない。

▶ 通常，甲状腺結節の診断に放射性ヨウ素甲状腺シンチグラフィー検査は不要であるが，Plummer病の確定診断には不可欠。

▶ SPECT／CT融合画像はシンチグラフィーのplanar像で重なる部位の局在診断，生理的集積部位と転移巣との鑑別には特に有用である。

―― 柴田文江，肥田博文

第2章　甲状腺疾患を鑑別するための各種検査

4 細胞診で何がわかる?

結論から先に

▶ 多くの甲状腺腫瘍の組織型推定が可能だが，濾胞がんと濾胞腺腫の鑑別はできない。

▶ 採取者の技量が細胞診の診断精度を決定づける。

1 細胞診を行う目的は?

■ 細胞診の診断精度は針生検とほぼ同等であることから，甲状腺結節性病変の診断には，簡便で合併症の少ない細胞診が行われています。

■ 質的診断（良性，悪性）や腫瘍の組織型（乳頭がん，髄様がん，未分化がんなど）の推定はできますが，機能的診断（亢進症，低下症）はできません（表1）。

■ 細胞診の功績の1つは，良性と診断することによって不必要な手術を減少させてきたことです。

表1　甲状腺穿刺吸引細胞診の適応と禁忌

適応	
1	結節性病変，超音波検査上での腫瘤様低エコー部
2	囊胞の排液時に細胞診を併用
3	超音波検査上でびまん性に微細石灰化がある甲状腺
4	抗甲状腺抗体陰性のびまん性甲状腺腫
5	非定型的な炎症性疾患の確認
6	甲状腺切除後に出現した結節
禁忌	
1	甲状腺機能亢進状態の Basedow 病
2	頸部を静止できない患者さん
3	検査協力（インフォームド・コンセント）が得られない患者さん
適応外	
1	明らかな亜急性甲状腺炎・慢性甲状腺炎・良性囊胞
2	5mm以下の結節，10mm以下の超音波上良性の結節，20mm以下の囊胞

4 細胞診で何がわかる?　**53**

2 細胞診はどう行うか？

- 細胞診の診断精度は診断者の能力よりも，採取者の技量によるところが大です。必ず超音波ガイド下で行い（図1），診断に最も役立つ部位から細胞を採取し，適切な操作で塗抹標本を作成することが重要です[1]。
- 操作は，刺入，陰圧，切り取り，陰圧解除，抜去，排出，塗抹，固定の順に行います（図2，表2）[2]。
- 血液の混入を避けるためには，陰圧の時間は3秒以内，陰圧は0.3mL以下にします。
- 血液や囊胞液をそのまま塗抹すると，採取された細胞の観察が難しくなります。血液や囊胞液を採取した場合，プレパラートを斜めにし，下方に流れ落ちた液状成分を拭き取ってから塗抹操作を行います（図3）。

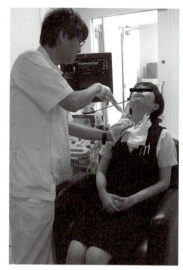

図1 穿刺吸引細胞診外来の様子
穿刺は必ずエコーガイド下で針先を確認しながら行う。

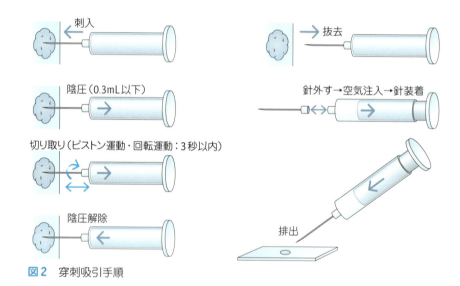

図2 穿刺吸引手順

表2 甲状腺穿刺吸引細胞診の手順

1. 刺入	血管，気管，神経を避け，結節までの距離が最短になるルートを選ぶ
2. 陰圧	針先が目的部位にあることを必ず確認し，陰圧をかける
3. 切り取り	陰圧のまま，針を前後にピストン運動させると同時に回転を加え，組織を切り取る
4. 陰圧解除・抜去	陰圧を解除した後，針を抜く
5. 排出	注射針を注射筒から外し，注射筒に空気を入れてから再び注射針を装着し，検体をプレパラート上に1回で吹き出す
6. 塗抹	検体上にもう1枚のプレパラートを強く押し当て，そのまま上下に離す（合わせ法）
7. 固定	湿固定（95％アルコール，スプレー法，滴下法）を行う 通常塗抹後直ちに固定するが，液状検体の場合は数秒から数十秒後に固定する

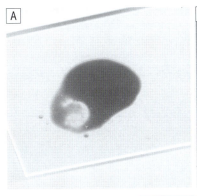
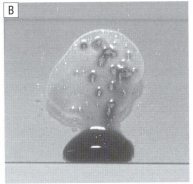

図3 血液性検体の処理 カラー口絵 D
血液を吹き出した場合（A），すばやくプレパラートを立て（B），下方に流れ落ちた血液を拭き取った後に塗抹操作を行う。

■ 穿刺・塗抹のポイントはここだ！

→ 陰圧時間は3秒以内，陰圧は0.3 mL以下にする。
→ プレパラートを強く押し当て，できる限り薄く塗抹する。
→ 血液成分や囊胞液成分はできる限り流し落とす。
→ 液状検体は塗抹後直ちに固定しない。

3 どこを穿刺したらよいか？[2]

充実部を含む囊胞性病変
- 囊胞内充実部を穿刺します。

nodule in nodule, nodule from nodule
- それぞれの部位を穿刺します（図4）。

衛星結節を伴う主結節
- 主結節と衛星結節の両方を穿刺します（図4）。

石灰化結節
- 石灰化の途切れた部位から針を結節内に刺入します。針先を内部に刺入できなかった場合は，必ずその旨を依頼用紙に記載します。

悪性リンパ腫が疑われる
- 結節の中央を穿刺します。辺縁部では橋本病との区別が難しくなります。

未分化がんが疑われる
- 結節の周辺か，ドプラで血流のある部を穿刺します。結節の中央はしばしば壊死に陥っており，正確な診断ができません。

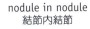
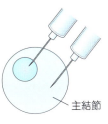
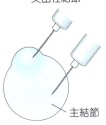
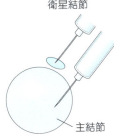

図4 穿刺部位

4 採取物をみて何がわかる？（図5）

透明感のある粘稠な液状物，ゼリー状検体，褐色泥状物
- 腺腫様甲状腺腫もしくは良性嚢胞性病変が考えられます。

糸状の細長い組織塊を含む出血性検体
- 濾胞性腫瘍が考えられます。

透明感のない白色調の固形物
- 腫瘍性病変が考えられます。

無色透明な液状検体
- 副甲状腺嚢胞が考えられますので，穿刺液のPTHを測定します。

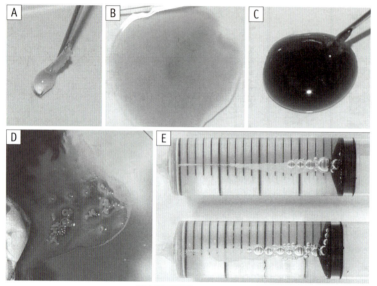

図5　穿刺物の肉眼所見　カラー口絵 D
A：粘稠なコロイド（腺腫様甲状腺腫），B：嚢胞液（良性嚢胞），C：出血を伴った嚢胞液（良性嚢胞もしくは嚢胞形成性乳頭がん），D：血液成分と組織塊（濾胞性腫瘍），E：透明な液（副甲状腺嚢胞）

5 細胞診報告書をどう読む？

- 細胞診断は採取された材料からなされます。つまり，針先が結節にヒットしていない場合があり，「良性の細胞診報告」イコール「その結節が良性」ではありません。
- 「甲状腺癌取扱い規約」では，検体が適正と評価された標本のみ，「嚢胞液」，「良性」，「意義不明」，「濾胞性腫瘍」，「悪性の疑い」，「悪性」に区分され，推定しうる診断名が記されます（表3）[3]。不適正な検体では診断はなされません。
- 濾胞腺腫と濾胞がんとの区別はできませんので，「濾胞性腫瘍」と報告されます。その場合，再検しても結果は同じです。
- 「意義不明」は，再検によってより正確な診断がなされる可能性が高く，再検が推奨

表3 甲状腺細胞診の判定区分と該当する所見および疾患

標本の評価	判定区分	該当する所見および疾患
検体不適正		細胞診断ができない
		標本作製不良, 病変を推定するに足る細胞あるいは成分がない
適正	囊胞液	囊胞液で, コロイドや濾胞上皮細胞を含まない
		良性の囊胞に由来する. 稀に囊胞形成性乳頭がんが含まれることがある
適正	良性	悪性細胞を認めない
		正常甲状腺, 腺腫様甲状腺腫, 甲状腺炎, Basedow病などが含まれる
適正	意義不明	良性・悪性の鑑別が困難, 他の区分に該当しない, 診断に苦慮する
		乳頭がんの可能性がある, 特定が困難な異型細胞が少数, 濾胞性腫瘍と乳頭がんの鑑別が困難, 橋本病とリンパ腫との鑑別が困難, などが含まれる
適正	濾胞性腫瘍	濾胞腺腫, 濾胞がんが推定される, あるいは疑われる
		多くは濾胞腺腫, 濾胞がんである. 好酸性細胞型や異型腺腫を推定する標本も含まれる. 腺腫様甲状腺腫, 濾胞型乳頭がん, 副甲状腺腺腫様甲状腺腫のこともある
適正	悪性の疑い	悪性と思われる細胞が少数または所見が不十分なため, 悪性と断定できない
		種々の悪性腫瘍および硝子化索状腫瘍が含まれるが, その多くは乳頭がんである. 乳頭がんを疑うが濾胞性腫瘍が否定できない標本も含まれる. 良性疾患で含まれる可能性のあるものとしては, 異型腺腫, 腺腫様甲状腺腫, 橋本病などがある
適正	悪性	悪性細胞を認める
		乳頭がん, 低分化がん, 未分化がん, 髄様がん, リンパ腫, 転移がんなどが含まれる

（文献3, 表3より改変）

されます。

■ 検体不適正, 良性, 意義不明, 濾胞性腫瘍, 悪性の疑い, 悪性と報告された場合, 悪性の可能性はそれぞれ, 5～10％, 0～3％, 6～18％, 10～40％, 45～60％, 94～96％とされています[4]。

■ まとめ

▶ 細胞診は甲状腺結節の質的診断に非常に有用だが, その精度は診断医ではなく, 穿刺医の技量に大きく左右される。

■ 文献

1) 廣川満良, 他：穿刺吸引細胞診. 内分泌画像検査・診断マニュアル. 成瀬光栄, 他編. 診断と治療社, 2011, p105-10.
2) Hirokawa M, et al:Thyroid fine-needle aspiration and smearing techniques. VideoEndocrinology. 2018;5(2).
   [http://doi.org/10.1089/ve.2018.0119]
3) 甲状腺癌取扱い規約. 第7版. 甲状腺外科学会, 編. 金原出版, 2015, p56.
4) The Bethesda System for Reporting Thyroid Cytopathology:Definitions, Criteria, and Explanatory Notes. 2nd ed. Ali SZ, et al, ed. Springer, 2018.

――――――――――――――― 廣川満良

第2章　甲状腺疾患を鑑別するための各種検査

ちょっと視点を変えて 8

ベセスダシステムとは

▶ 2007年にメリーランド州ベセスダのNational Cancer Institute（NCI）で提案されたThe Bethesda System for Reporting Thyroid Cytopathologyがベセスダシステムである。

▶ ATAガイドライン（2015年）は，甲状腺細胞診の報告様式は，ベセスダシステムの診断カテゴリーを使って報告することを強く推奨しており，今ではベセスダシステムが細胞診報告の世界基準となっている。

▶ その後，境界悪性腫瘍の疾患概念が採用され，分子生物学的検査が導入されたのを受け，ベセスダシステムは2018年に改訂（第2版）が行われた[1]。

1 ベセスダシステム初版の特徴は？

■ 診断カテゴリーは以下の6つに分類されています。

Ⅰ Nondiagnostic or unsatisfactory（検体不適正）

Ⅱ Benign（良性）

Ⅲ Atypia of undetermined significance or follicular lesion of undetermined significance（AUS/FLUS；意義不明）

Ⅳ Follicular neoplasm or suspicious for a follicular neoplasm（FN/SFN；濾胞性腫瘍）

Ⅴ Suspicion for malignancy（SFM；悪性の疑い）

Ⅵ Malignant（悪性）

■ 悪性の危険度と臨床的対応が記載されています。

■ 標本の不適正が明確に定義されています。

・採取細胞量が少ない：濾胞上皮細胞10個以上の集塊が6個未満

　　　　　　　　　　異型細胞，多数の炎症細胞，多量のコロイドがある場合は除く

・標本作製不良：乾燥，変性，固定不良，末梢血混入，塗抹不良

・嚢胞液のみ

■ 液状化検体標本が採用されています。本邦では，「採取と同時に作製された標本に基づいた診断の結果，再検が必要と判断され，固定保存液に回収した検体から再度標本を作製し，診断を行った場合に限り液状化検体細胞診加算が算定できる」と定義され

ています。

- 免疫染色の有用性が記載されています。本邦では，保険収載されていません。
- 報告見本が掲載されています。

2 ベセスダシステム第2版の主な変更点は？

- 悪性の危険度は2010年以降の論文に基づいて再計算されています（**表1**）[1]。
- Non-invasive follicular thyroid neoplasm with papillary-like nuclear features（NIFTP）の疾患概念が導入されています[2]。
- NIFTPを悪性ではないとすることにより，各カテゴリーにおける悪性の危険度が低下しています[3]。
- 濾胞状配列を示す標本で，核腫大，核形不整，淡明なクロマチンのような乳頭がんを疑う軽度な核所見がみられる場合は濾胞性腫瘍に分類されます。
- SFM，乳頭がんと報告した結節がNIFTPと判明する可能性があります。
- 乳頭がんの診断は，定型的な乳頭がんの特徴（乳頭状配列，砂小粒体，核内細胞質封入体）を有する症例に限定されました。
- AUS/FLUS・FN/SFNの臨床的対応として，分子学的検査が選択肢として導入されています。

3 ベセスダシステム第2版[1]と甲状腺癌取扱い規約[4]との違いは？（**表2**）

- ベセスダシステムでは囊胞液のみは，囊胞形成性乳頭がんの可能性が否定できないとして検体不適正に分類されています。本邦では，そのような症例の悪性の危険度はきわめて低い（当院では0.2%）ことから，検体不適正から独立させて，1つの診断カテゴリーとして扱っています。
- ベセスダシステムでは，乳頭がんを疑う軽度な核所見がみられる濾胞性病変は濾胞性腫瘍に分類していますが，甲状腺癌取扱い規約では意義不明もしくは悪性の疑いに分類されています。
- 本邦では，①細胞診検体での遺伝子検査は日常的には行われていないこと，②腫瘍の頻度や治療方針が異なることから，ベセスダシステム第2版の内容を本邦にそのまま導入することは難しいと考えられています。

4 ベセスダシステム第2版を本邦に導入したら？

- 本邦ではNIFTPの頻度は欧米に比べて極端に低く，悪性の危険度におけるインパクトはほとんどありません。

ちょっと視点を変えて 8 ベセスダシステムとは **59**

表1 ベセスダシステム第2版の診断カテゴリーにおける悪性の危険度と推奨される臨床的対応

	悪性の危険度（%） （NIFTP≠悪性）	悪性の危険度（%） （NIFTP＝悪性）	臨床的対応
Ⅰ　検体不適正 （Nondiagnostic or unsatisfactory）	5〜10	5〜10	超音波ガイド下で再検
Ⅱ　良性（Benign）	0〜3	0〜3	臨床的・超音波検査で経過観察
Ⅲ　意義不明の異型・意義不明の濾胞性病変 （Atypia of undetermined significance or follicular lesion of undetermined significance）	6〜18	〜10〜30	再検，遺伝子検査，葉切除
Ⅳ　濾胞性腫瘍・濾胞性腫瘍の疑い （Follicular neoplasm or suspicious for a follicular neoplasm）	10〜40	25〜40	遺伝子検査，葉切除
Ⅴ　悪性の疑い （Suspicious for malignancy）	45〜60	50〜75	全摘，葉切除
Ⅵ　悪性（Malignant）	94〜96	97〜99	全摘，葉切除

（文献1をもとに作成）

表2 甲状腺癌取扱い規約とベセスダシステムの細胞診判定区分の比較

甲状腺癌取扱い規約（2015）	ベセスダシステム（2018）
1）検体不適正（Unsatisfactory）	Ⅰ　Nondiagnostic or unsatisfactory（ND／UNS） Cyst fluid only
2）囊胞液（Cyst fluid）	
3）良性（Benign）	Ⅱ　Benign
4）意義不明（Undetermined significance）	Ⅲ　Atypia of undetermined significance or follicular lesion of undetermined significance（AUS／FLUS）
5）濾胞性腫瘍（Follicular neoplasm）	Ⅳ　Follicular neoplasm or suspicious for a follicular neoplasm（FN／SFN）
6）悪性の疑い（Suspicious for malignancy）	Ⅴ　Suspicious for malignancy（SFM）
7）悪性（Malignant）	Ⅵ　Malignant

（文献1，4をもとに作成）

■ 欧米ではNIFTPの多くは意義不明，濾胞性腫瘍と報告されていますが，本邦では乳頭がんと診断されることのほうが多いです。したがって，本邦にてNIFTPの疾患概念を導入すれば，細胞診で乳頭がんが推定され，組織では悪性ではないNIFTPと診断される症例が増えますので，細胞診での偽陽性（過剰診断）例が増加することになります。

■ 文　献 ■

1) The Bethesda System for Reporting Thyroid Cytopathology：Definitions, Criteria, and Explanatory Notes, 2nd ed. Ali SZ, et al, ed. Springer, 2018.
2) Higuchi M, et al：Impact of the modification of the diagnostic criteria in the 2017 Bethesda System for Reporting Thyroid Cytopathology：a report of a single institution in Japan. Endocr J. 2018；65(12)：1193-8.
3) Hirokawa M, et al：Noninvasive follicular thyroid neoplasm with papillary-like nuclear features：a single-institutional experience in Japan. Endocr J. 2017；64(12)：1149-55.
4) 甲状腺癌取扱い規約. 第7版. 日本甲状腺外科学会，編. 金原出版, 2015.

—— 樋口観世子

第2章　甲状腺疾患を鑑別するための各種検査

■ ちょっと視点を変えて 9

甲状腺穿刺経路再発とは

▶穿刺吸引細胞診時に，腫瘍細胞がその経路に沿って広がり，増殖することがあり，穿刺吸引細胞診の稀な合併症として知られている。

1 甲状腺穿刺経路再発とは

■甲状腺穿刺吸引細胞診では，稀ではありますが，合併症が生じることがあります（**表1**）[1]（☞ 63頁：視点10）。腫瘍細胞が穿刺経路に沿って広がり，増殖することがあります[2]。

■乳頭がん，濾胞がん，低分化がん，未分化がんなどの悪性腫瘍で発生します。悪性度が高く，Ki-67標識率も高い腫瘍で高頻度にみられます。

■低分化がんを含む乳頭がんの出現頻度は，0.14％と報告されています[3]。

表1　穿刺吸引細胞診の合併症（いずれも頻度はきわめて稀）

出血・血腫（甲状腺結節内，甲状腺周囲組織）
違和感・疼痛・ショック症状
反回神経麻痺・声帯麻痺（一過性）0.036％
急性甲状腺腫大（約1,500例に1例[#]）
気胸（約25,000例で1例[#]）
急性化膿性甲状腺炎
腫瘍の梗塞（特に好酸性細胞型濾胞性腫瘍）
穿刺経路再発（乳頭がんの0.14％）
組織学的変化
　出血・ヘモジデリン沈着
　血管増生，血栓
　血管内皮細胞の乳頭状増殖
　濾胞腺腫・腺腫様結節の偽被膜浸潤
　梗塞，壊死，囊胞性変化

（日本甲状腺学会　編：甲状腺結節取扱い診療ガイドライン2013. 南江堂, 2013, p66より許諾を得て転載）

#：限病院での頻度

2 診断のコツ

■以前に穿刺吸引細胞診が行われた部位に発生します（**図1**）。

■病変は皮下あるいは筋肉内に出現することが多く，単発性のこともあるし，多発性のこともあります。結節の性状は卵円形あるいは不整形で，内部は超音波検査で低エコー

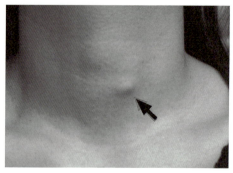

図1 以前に穿刺吸引細胞診が施行された部位に出現した皮下結節（矢印）

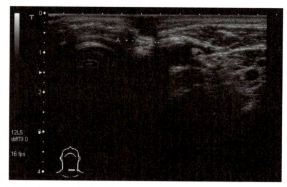

図2 頸部超音波像（Bモード，水平断）
皮下に不整な低エコー性結節がみられる。内部は均質である。

を示します（図2）。
- 細胞診，穿刺針洗浄液のTg測定が有用です。
- リンパ節あるいはリンパ節転移はより深い位置に存在します。縫合糸肉芽腫は内部に高エコー状ドットがみられます[4]。表皮嚢腫との鑑別は非常に難しいです。

3 治療と予後

- 外科的切除が行われます。局所再発を認めません。
- 遠隔転移や予後不良との関連が示唆されています。

■ 文 献

1) 甲状腺結節取扱い診療ガイドライン2013. 日本甲状腺学会，編，南江堂，2013, p66.
2) 廣川満良, 他：高細胞型乳頭癌の穿刺経路再発. 検と技. 2014；42(10)：1002-4.
3) Ito Y, et al：Needle tract implantation of papillary thyroid carcinoma after fine-needle aspiration biopsy. World J Surg. 2005；29(12)：1544-9.
4) Aga H, et al：Sonographic evaluation of nodules newly detected in the neck after thyroidectomy：suture granuloma versus recurrent carcinoma. Ultrasound Int Open. 2018；4(4)：E124-E130.

——— 林　俊哲

第2章　甲状腺疾患を鑑別するための各種検査

ちょっと視点を変えて 10

甲状腺穿刺後の急速腫脹

▶ 頻度は稀だが，甲状腺穿刺後に甲状腺が全体的に急速に腫れ上がってくることがある。

▶ 目の前で起こるとかなりスリリングだが，ほとんどの場合，気道狭窄などはきたさずに自然軽快する。

▶ あまりにも急に腫れ上がってきて，ゾッとすることがあるためか "thyroid thriller"（甲状腺スリラー）と表現している報告もある[1]。

1 甲状腺穿刺後の急速腫脹が起こる頻度は？

■ 発生頻度は，約1,000分の1とされています[2]。甲状腺の細胞診を週に10症例（年間約500例）行う施設であれば，2年間で1度は遭遇する可能性があることになります。

2 甲状腺穿刺後の急速腫脹が起こるタイミングは？

■ 通常，穿刺直後から数時間以内に出現し，数時間から長くても数日以内には改善します。したがって，外来で甲状腺の穿刺を行った場合には，施設により異なりますが，穿刺後30分～1時間は経過をみることが多いと思います。また，実際には，帰宅後に一過性に甲状腺が腫れ，自然軽快している場合もあると思われます。

3 甲状腺穿刺後の急速腫脹の画像所見は？

■ 穿刺後の甲状腺急速腫脹では，超音波画像で "hypoechoic cracks" という特徴的な甲状腺の所見がみられます。これは，腫大した甲状腺の実質全体に "ひび割れ" が入ったようにみえる所見です（図1）。この "ひび割れ" の部分は低エコーで，血流は認めません。

■ この現象は，不思議なことに穿刺部位が甲状腺左葉だけであっても，右葉も含めて甲状腺が全体的にふくれ上がります。

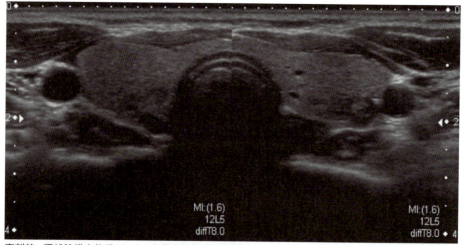
穿刺前。甲状腺推定体積30mL。左葉内結節のみ穿刺。

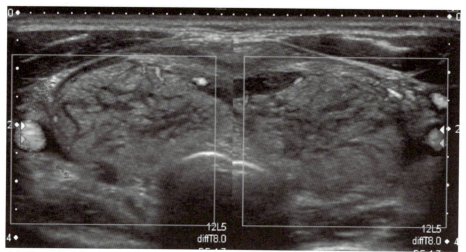
穿刺後。甲状腺推定体積72mL（約2.5倍に膨張）。典型的な"hypoechoic cracks"あり。

図1 甲状腺穿刺前後の急速腫脹の超音波画像所見　カラー口絵 E

4 甲状腺穿刺後の急速腫脹が起こる機序は？

- 症例数も少なく，まとまった報告もないため現在のところ詳細な機序は不明です。
- 前述のように，典型的には，片側のみの穿刺でも，対側も含めて甲状腺全体が腫れ上がるという現象が起こります（ただし，片側のみ腫脹をきたした，という報告もあります）。
- 穿刺時の甲状腺損傷による何らかの内因性物質の放出や，金属製の針・消毒薬・エコーに使用するゼリーなどに対するアレルギー反応が推測されていますが，現在のところ機序は不明です。
- このほか，甲状腺を穿刺していないのに，甲状腺の急速なびまん性腫脹がみられたという興味深い報告もあります[3]。脳梗塞に対してtPAを点滴している最中に，今回の

話題である一過性の甲状腺急速腫脹が出現した，という報告です。この報告の中でも，典型的な"hypoechoic cracks"の超音波画像所見が確認されています。tPAの作用でブラジキニンが産生され，毛細血管の拡張や血管透過性の亢進を引き起こしたのではないかと推測されています。今後，発症機序の手がかりの１つになるかもしれません。

5 甲状腺穿刺後の急速腫脹が起こったときの対応は？

■ 万一，甲状腺の急速腫脹が起こった場合には，呼吸苦やstridorの有無，血圧などのバイタルサインを確認しつつ，超音波検査で甲状腺とその周囲の状態を確認します。

■ 典型的なびまん性の甲状腺腫脹であれば，多くは経過観察のみで対応可能です。しかし，稀に，気道狭窄や気管偏位をきたすような巨大血腫などの出血性病変が生じることもあり，その場合には，血腫除去術や甲状腺全摘術など緊急手術の適応になることもあるようです[4]。

■ 血腫除去術などの緊急手術の適応ではないと判断できた場合は，呼吸苦などの症状や超音波画像所見を経時的に確認していくことになります。

■ 痛みなどの症状がある場合や数時間以内に改善傾向がみられない場合には，冷却やステロイド投与などを行うこともありますが，自然軽快することも多いため，その効果はわかっていません。したがって，実臨床の場では，ケース・バイ・ケースの対応にならざるをえないと思われます。

■ 文献

1) Van den Bruel A, et al：A thyroid thriller：acute transient and symmetric goiter after fine-needle aspiration of a solitary thyroid nodule. Thyroid. 2008；18(1)：81-4.
2) Mizokami T, et al：Acute and transient thyroid swelling following fine-needle aspiration biopsy：its prevalence, clinical features, and ultrasonographic findings. AACE Clin Case Rep. 2018；4(2)：e134-e139.
3) Shi L, et al：Acute diffuse and transient thyroid swelling after intravenous thrombolysis for acute ischemic stroke：A case report. Medicine (Baltimore). 2018；97(36)：e12149.
4) Polyzos SA, et al：Clinical complications following thyroid fine-needle biopsy：a systematic review. Clin Endocrinol (Oxf). 2009；71(2)：157-65.

———— 中武伸元

第2章　甲状腺疾患を鑑別するための各種検査

ちょっと視点を変えて 11

細胞診のついでに

▶ 穿刺吸引細胞診で診断が難しい場合は穿刺物の生化学検査が診断に有用なことがある。

▶ 甲状腺がんのリンパ節転移を疑う場合にはTg，髄様がんを疑う場合にはカルシトニンを測定するなど疾患に対応した検査を行うことで診断の補助となる。

■ 穿刺材料を用いた生化学的検索には，頸部リンパ節に対するTg測定，副甲状腺嚢胞の穿刺液中の副甲状腺ホルモン測定，甲状腺髄様がんに対するカルシトニン測定などがあります。

■ 穿刺吸引細胞診施行時に，細胞診用プレパラートの作成に使用した穿刺針とシリンジを0.5mLの生理食塩水で洗浄し，その洗浄液を測定します。

■ 穿刺材料を用いた生化学的検索で，穿刺物が目的の組織であった場合は著明高値となることが多いのですが，穿刺材料の採取量の違いから一部で低値となることもあります。

■ 最も利用頻度が高いものは甲状腺乳頭がんのリンパ節転移の診断で，Tg測定（エクルーシス®試薬TgⅡ）が有用です。便宜上，細胞診で乳頭がんの所見があるものを悪性，細胞診で良性所見であるものを良性とし，2017年の検査症例を検討したところ，穿刺材料のTg値は2.3ng/mL，感度・特異度ともに87%で，カットオフ値を10ng/mLとすると特異度93%，感度84%となります。

■ 髄様がんの診断やリンパ節転移には穿刺材料のカルシトニン測定（エクルーシス®試薬カルシトニン）が有用で，カットオフ値は21.0pg/mLです。感度・特異度ともに高い検査ですが，前もって甲状腺髄様がんの可能性を疑っている必要があります。ただし，C細胞過形成や，穿刺した腫瘍以外に甲状腺髄様がんを持つ患者では21.0pg/mLよりも高値となることがあります。

■文 献

1) Kihara M, et al:Calcitonin measurement in fine-needle aspirate washout fluid by electrochemiluminescence immunoassay for thyroid tumors. Thyroid Res. 2018;11:15.

――――――― 工藤　工

第3章 甲状腺中毒症の診かた

甲状腺中毒症の鑑別診断
——日常診療で押さえておきたい甲状腺中毒症

結論から先に

▶ 甲状腺中毒症とは，体内に甲状腺ホルモンが増加し，そのことよる症状，つまり動悸，易疲労感，暑がり，体重減少などが出現した状態である。

▶ 検査上はFT$_4$，FT$_3$が高値，そしてTSHは必ず低値のパターンをとる。

▶ TSHが低値とならない場合（SITSHのパターン）については他項（☞**152頁：3章A4**）を参照。

1 どういうときに甲状腺ホルモンが体内に増加するのか？

- 検査上，稀にFT$_4$のみが高値，あるいはFT$_3$のみが高値（T$_3$トキシコーシス）のことがありますが，その場合でもTSHは必ず低値です。

- 甲状腺中毒症の検査パターンをみたとき，その原因は何かとまず考えることが重要です。原因を考えずに，すぐ抗甲状腺薬を投与しがちですが，ここはじっくりと立ち止まることです。

- 甲状腺ホルモンが体内に増加する原因は大きく3つに分けられます。①外因性に増加する場合，②甲状腺が甲状腺ホルモンを過剰に産生する場合，③甲状腺の破壊による場合です。

2 外因によって甲状腺ホルモンが増加する場合

- 誤って混入したウシの甲状腺入りのハンバーガーを食べたときに生じた甲状腺中毒症の話は有名です。文字通り甲状腺中毒です。甲状腺ホルモンが含まれているやせ薬もこの範疇です（☞**181頁：3章B3**）。

- 甲状腺ホルモン薬の過剰投与（医原性）はもちろんですが，自殺目的で一度にまとめて大量に内服した症例なども報告されています。稀に甲状腺機能低下症の患者さんにT$_3$製剤（チロナミン®）で間違った治療をしているケースに出会います。このときは，FT$_3$高値，TSH低値，FT$_4$低値のパターンとなります。

3 甲状腺が甲状腺ホルモンを過剰に産生する場合

- これが甲状腺機能亢進症で，甲状腺の機能が亢進している状態です。その原因は大きく2つに分けられます。

甲状腺ホルモン産生を刺激する物質の増加

- 刺激型のTRAbが増加すると，甲状腺が過剰に甲状腺ホルモンを分泌します。その代表はBasedow病（☞69頁：3章A1）です。胎児甲状腺機能亢進症，新生児の一過性甲状腺機能亢進症（☞209頁：5章1）なども含まれます。
- また，妊娠初期にhCGが著しく増加すると，一時的に甲状腺ホルモンの産生増加をきたすことがあります（☞149頁：3章A3）。また胞状奇胎，絨毛がんなどの絨毛性疾患などでもhCG増加のため，甲状腺中毒症をきたすことがあります。

甲状腺が自律的に甲状腺ホルモンを産生

- 甲状腺内の結節，つまりしこりが甲状腺ホルモンを産生する場合があります（☞139頁：3章A2）。そのほか，稀に甲状腺がんの転移巣，卵巣甲状腺腫などがあります（☞161頁：3章A6）。
- また，甲状腺全体が，自律的に甲状腺ホルモンを産生する場合があります。きわめて稀ですが，非自己免疫性甲状腺機能亢進症と言います（☞157頁：3章A5）。

4 甲状腺の破壊

- 甲状腺が何らかの原因で破壊されて，甲状腺内に貯蔵されていた甲状腺ホルモンが血液中に漏れ出して甲状腺中毒症となる場合があります。無痛性甲状腺炎（☞164頁：3章B1），亜急性甲状腺炎（☞173頁：3章B2），橋本病急性増悪（☞187頁：3章C1），急性化膿性甲状腺炎（☞191頁：3章C2）などです。このときは甲状腺機能亢進症とは言いません。
- 診断の流れを図1に整理してみました。

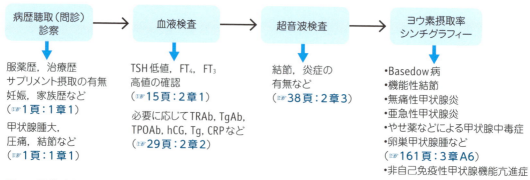

図1　甲状腺中毒症診断の流れ

深田修司

第3章 甲状腺中毒症の診かた　A 甲状腺機能亢進を伴う甲状腺中毒症

1 Basedow病

Basedow病の病因

> **結論から先に**
> ▶ Basedow病は，TSH受容体に対する免疫学的自己寛容（免疫寛容）の破綻によってTSH受容体抗体（TRAb）が生じる疾患で，その病因には遺伝因子が75％，環境因子が25％関与している。

1 免疫システムには自己抗原に対する免疫応答を抑制する免疫寛容の機序がある

- 自己抗原に対する免疫寛容の誘導機序（図1）には，中枢（胸腺内）ですべての自己抗原を提示して自己反応性T細胞にアポトーシスを誘導する機序と，末梢で制御性T細胞が自己反応性T細胞を抑制する機序があり，両者が必要です。

骨髄でのリンパ球産生
- 自己抗原を認識する自己反応性T細胞を含む，あらゆる抗原を認識するリンパ球の産生

中枢性免疫寛容の誘導
- 胸腺における自己反応性T細胞の除去
  AIRE（autoimmune regulator）が胸腺に末梢の組織特異的自己抗原を発現させて，それらを認識する自己反応性T細胞にアポトーシスを誘導して除去
- 胸腺における自己抗原特異的制御性T細胞の誘導

一部の自己反応性Tリンパ球の末梢への逃避

末梢性免疫寛容の誘導
- アナジー（免疫応答不顕性）の誘導
- 自己抗原特異的制御性T細胞による自己反応性T細胞の抑制

図1 自己抗原に対する中枢性および末梢性免疫寛容の誘導

2 TSH受容体に対する免疫寛容の破綻がBasedow病の病因

- 自己免疫疾患は自己抗原に対する免疫寛容の破綻によって生じます。したがって、中枢か末梢でTSH受容体特異的自己反応性T細胞の除去または抑制ができずTSH受容体抗体（TRAb）が生じることがBasedow病の病因と考えられますが、その詳細はいまだ不明です。

3 Basedow病におけるTSH受容体Aサブユニットの高発現とTh17細胞優位

- Basedow病の発症には遺伝因子が75％、環境因子が25％関与しています。
- Basedow病の疾患感受性遺伝子はgenome-wide association study（GWAS）などで多数報告（TSHR, HLA-DPB1, HLA-A, FOXP3, CD25, CTLA4, CD40等）されています。この中で組織特異的なものはTSH受容体遺伝子とHLA遺伝子[1]で、他の遺伝子の多くは組織特異的ではなく他の自己免疫疾患と共通しています（図2）。
- Basedow病に多いTSH受容体遺伝子多型のゲノタイプ（rs179247 GG genotype等）[2]では、TSH受容体抗体（TRAb）の標的であるTSH受容体Aサブユニットを含むTSH受容体の切断転写産物（ST4, ST5）が増加し、完全なTSH受容体（flTSHR）は減少します。また自己免疫性甲状腺疾患（Basedow病と橋本病）ではサイログロブリン（Tg）の遺伝子発現が高い遺伝子多型のゲノタイプの保有者が多いです[3]。
- したがって甲状腺特異的な自己抗原（TSH受容体およびTg）の高発現がBasedow病および自己免疫性甲状腺疾患の病因と考えられますが、Pujol-Borrellらは胸腺で

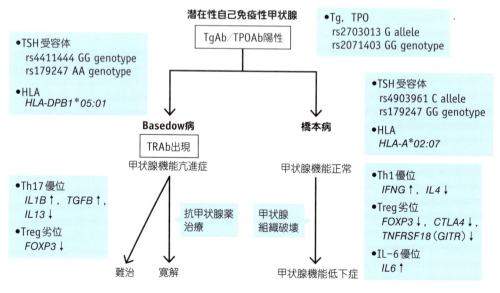

図2　自己免疫性甲状腺疾患の発症・重症度を規定する遺伝因子

のTSH受容体の発現低下が中枢性自己寛容の破綻をきたしBasedow病を発症させるという仮説を提唱しています[4]。一方，組織特異性のない非特異的な疾患関連遺伝子（主に免疫応答調節因子の遺伝子）の多くは重症度に関係しており，Th17細胞が優位になるサイトカイン等の遺伝子多型のゲノタイプを持つ人はBasedow病が難治（重症）になり，Th1細胞が優位になるサイトカイン等の遺伝子多型のゲノタイプを持つ人は橋本病が甲状腺機能低下症（重症）になりやすいです（図2）。また，制御性T（Treg）細胞が劣位になる転写因子等の遺伝子多型のゲノムタイプを持つ人は，Basedow病や橋本病が重症になりやすいです[5]。

■ 環境因子に関しては，出産・流産，感染症，インターフェロン療法や大きなストレスの後にBasedow病や橋本病が発症・増悪しやすいことが知られています。

■ まとめ

▶ Basedow病は，TSH受容体Aサブユニットが多くつくられる遺伝的素因を持つ人が多く，出産等の環境因子が誘因となり発症する。そして，Th17細胞が優位になるような遺伝的素因を持つ人が難治になりやすい。

文献

1) Ueda S, et al：Identification of independent susceptible and protective HLA alleles in Japanese autoimmune thyroid disease and their epistasis. J Clin Endocrinol Metab. 2014；99（2）：E379-83.

2) Fujii A, et al：TSHR gene polymorphisms in the enhancer regions are most strongly associated with the development of Graves' disease, especially intractable disease, and of Hashimoto's disease. Thyroid. 2017；27（1）：111-9.

3) Mizuma T, et al：Association of the polymorphisms in the gene encoding thyroglobulin with the development and prognosis of autoimmune thyroid disease. Autoimmunity. 2017；50（6）：386-92.

4) Pujol-Borrell R, et al：Central tolerance mechanisms to TSHR in Graves' disease：contributions to understand the genetic association. Horm Metab Res. 2018；50（12）：863-70.

5) Inoue N, et al：Association of functional polymorphisms related to the transcriptional level of *FOXP3* with prognosis of autoimmune thyroid diseases. Clin Exp Immunol. 2010；162（3）：402-6.

———————— 岩谷良則

第3章 甲状腺中毒症の診かた

ちょっと視点を変えて 12

EBウイルスとBasedow病

- EBV再活性化に誘導されるTRAb産生がBasedow病の発症・増悪に関与している。
- EBVの再活性化抑制や系統解析などが，Basedow病の発症予防や治療につながる可能性がある。

症例	61歳，女性
現病歴	両葉9cm以上の甲状腺腫にて当院を紹介受診され，甲状腺全摘を受けた。
初診時検査所見 （カッコ内は基準値）	TSH＜0.005μIU/mL（0.27〜4.2），FT₃ 7.63pg/mL（2.6〜5.1），FT₄ 1.27ng/dL（1.0〜1.8），TSAb 434%（120以下），サイロイドテスト陰性（陰性），マイクロゾームテスト102,400倍（陽性）。
病理検査結果	切除組織でEBV encoded small RNA（EBER1）*in situ* hybridizationを行うと，リンパ球浸潤巣に多数のEBV陽性リンパ球を伴っていた（図1A）。

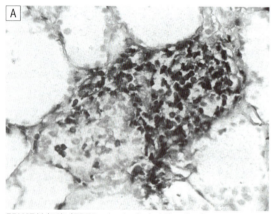

A EBV陽性細胞（EBER1 *in situ* hybridization）
B IgG4陽性形質細胞

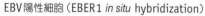

図1 Basedow病患者の甲状腺組織にみられたEBV陽性細胞と同部位にみられたIgG4陽性形質細胞 　カラー口絵 E

1 EBVとその再活性化

- EBウイルス（Epstein-Barr virus；EBV）は普遍的に存在するヒトヘルペスウイルスの1つです[1]。1964年にEpsteinらがBurkittリンパ腫の培養細胞の中から発見した，初めてのヒトがんウイルスとしても知られています。
- EBVは乳幼児期に唾液を介して初感染が起こるとされており，初感染後は終生潜伏

感染するため，ほとんどの成人はウイルスを保有しています．乳幼児期の初感染は不顕性で終わりますが，青年期以降に初感染した人の一部が，顕性の伝染性単核球症を発症することが知られています．
- ヘルペスウイルスは普段はおとなしく潜伏感染していますが，宿主の抵抗力が落ちたときなどに時折，たくさんのウイルスを産生し，これを再活性化と呼んでいます．
- しばしば目にするものとしては口唇ヘルペス，帯状疱疹があります．EBVも同様に，通常は生存に必要な最小限の遺伝子のみを発現させて宿主の免疫を避けていますが，再活性化を起こすとウイルスの遺伝子の複製や構造蛋白の発現が次々に起こり，大量の子孫ウイルスが産生されて宿主細胞は溶解します．

2 EBVが再活性化するとTRAbが産生される

- EBVは主としてBリンパ球に潜伏感染します．B細胞は分化して形質細胞となり抗体産生を行いますので，そのB細胞に潜伏感染しているEBVは抗体産生を刺激することがあります．
- EBV感染B細胞ではその形質細胞への分化とウイルスの再活性化が同時期にみられるという報告がありますが[2]，ヒトの末梢血中にはBasedow病患者でも健常者でも，表面抗原としてTRAbを持ち，EBVに感染した[TRAb(＋) EBV(＋)]リンパ球が存在しています（図2）[3]．このようなリンパ球を含む末梢血単核球に *in vitro* でEBV再活性化刺激を行うことにより，培養上清中にTRAbの産生が確認されました（図2）[4, 5]．
- もちろん，すべてのTRAbがEBV再活性化によって産生されたものではありません．血中には，一般的な骨髄・胚中心を介する抗体産生によって産生されたTRAbも存在しています（図3A）．EBV再活性化に誘導されるTRAbが，実際に甲状腺濾胞上皮細胞に対してどのような作用を及ぼすのか，現在検索を進めています．

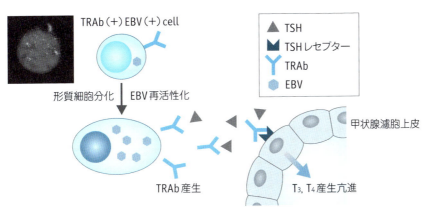

図2 表面抗原としてTRAbを持ちEBVに感染した細胞〔TRAb(＋) EBV(＋) cell〕にEBV再活性化刺激を行うとTRAbが産生される． カラー口絵 F
写真の赤色部分はTRAb，緑色部分はEBER1．

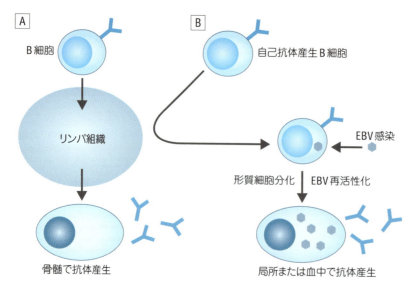

図3 骨髄・胚中心を介する抗体産生によって産生されたTRAb（A）とEBV再活性化によって産生されたTRAb（B）

骨髄で産生されたB細胞は，リンパ組織を経て再び骨髄で抗体産生を行うが，自己抗体産生性のB細胞はリンパ組織に入れない。しかしEBVに感染するとEBV再活性化に誘導される抗体産生によって，浸潤している局所または血中で抗体産生できる。

3 EBV再活性化に誘導される抗体産生

いろいろな抗体がつくられる

- EBV再活性化刺激を行うと，EBVが感染細胞の表面に誘導するLMP1が転写因子のNF-kBを刺激し，細胞に活性化誘導シチジンデアミナーゼ（AID）を発現させます[6]。AIDがクラススイッチを触媒するため，培養上清にはIgM，IgG，IgEのような各アイソタイプの抗体，またIgG4が産生されます[6, 7]。
- 上記の症例では切除組織のEBV陽性リンパ球浸潤のみられる部分に一致して，IgG4陽性形質細胞浸潤がみられました（図1B）。

自己抗体産生細胞がレスキューされる

- 自己抗体産生細胞は，血中に出ないようにまず骨髄で選択を受けます[8]。この選択をすり抜けて末梢に出てきたものがあっても，これらは対応する抗原に出合えずリンパ組織に入れないため，抗体産生できません（図3B）。
- しかしEBV再活性化による抗体産生では，EBVの感染したB細胞はリンパ組織の胚中心を通らずに，血中またはB細胞が浸潤している局所で抗体を産生することができるため，このような自己抗体産生細胞も抗体産生することができます（図3B）[6, 9]。
- EBV再活性化に誘導される抗体産生経路は自己抗体産生細胞をレスキューする経路かもしれません。
- EBV初感染である伝染性単核球症の急性期には潜伏感染細胞と再活性化細胞が混じ

った状態となるのですが，この時期には実際に，種々の自己抗体が血中に観察されることがあり[10, 11]，また伝染性単核球症の罹患後にBasedow病が発症した例も報告されています[12]。

4 治療への応用

■ Basedow病は多因子疾患であり遺伝学的因子，環境因子それぞれの方面で病態解析が進められています。

■ EBVは環境因子の1つと考えられますが，EBVの役割は遺伝的な素因を持った患者さんの病態を修飾するもので，根本的な原因とは言いがたいかもしれません。

■ しかし，ヒトの末梢血中にはBasedow病患者のみならず健常者でもTRAb（＋）EBV（＋）のリンパ球が存在することから[3]，Basedow病発症機序の解明が必要であり，EBVの再活性化抑制薬の開発やEBVの系統解析によるワクチン株決定などが，Basedow病の発症の予防，治療につながる可能性があると考えています。

文献

1) Longnecker RM, et al：Epstein-Barr virus. Fields virology, 6th ed. Knipe DM, et al, ed. Lippincott Williams & Wilkins, 2013, p1898-959.
2) Laichalk LL, et al：Terminal differentiation into plasma cells initiates the replicative cycle of Epstein-Barr virus in vivo. J Virol. 2005；79(2)：1296-307.
3) Nagata K, et al：Presence of Epstein-Barr virus-infected B lymphocytes with thyrotropin receptor antibodies on their surface in Graves' disease patients and in healthy individuals. Autoimmunity. 2014；47(3)：193-200.
4) Nagata K, et al：Reactivation of persistent Epstein-Barr virus (EBV) causes secretion of thyrotropin receptor antibodies (TRAbs) in EBV-infected B lymphocytes with TRAbs on their surface. Autoimmunity. 2015；48(5)：328-35.
5) 長田佳子，他：EBウイルスはバセドウ病の発症や増悪の最終因子となる．臨免疫・アレルギー科. 2016；66(3)：261-6.
6) Nagata K, et al：Epstein-Barr virus lytic reactivation activates B cells polyclonally and induces activation-induced cytidine deaminase expression：a mechanism underlying autoimmunity and its contribution to Graves' disease. Viral Immunol. 2017；30(3)：240-9.
7) Nagata K, et al：Epstein-Barr virus lytic reactivation induces IgG4 production by host B lymphocytes in Graves' disease patients and controls：a subset of Graves' disease is an IgG4-related disease-like condition. Viral Immunol. 2018；31(8)：540-7.
8) Parham P：The immune system. 3rd ed. Garland Science, 2009.
9) 長田佳子，他：EBウイルスと自己免疫性甲状腺疾患—特にバセドウ病の病因へのEBウイルスの関与．臨免疫・アレルギー科. 2016；66(5)：441-6.
10) Sutton RN, et al：The occurrence of autoantibodies in infectious mononucleosis. Clin Exp Immunol. 1974；17(3)：427-36.
11) Nagata K, et al：Production of thyrotropin receptor antibodies in acute phase of infectious mononucleosis due to Epstein-Barr virus primary infection：a case report of a child. Springerplus. 2015；4：456.
12) 宮下和也：伝染性単核球症に伴って発症したバセドウ病の3例. 日甲状腺会誌. 2011；2(1)：45-7.

―――――――――――――――――――――― 長田佳子，林　一彦

第3章　甲状腺中毒症の診かた

ちょっと視点を変えて 13

ストレスとBasedow病は本当に関連しているのか?

1 Basedow病の発症とストレスとの関連

■ Basedow病はストレスとの関連性が長く議論されてきました。1991年, Winsaら[1]は, 新しく診断されたBasedow病患者208例と性比, 生まれた日, 現住所などをマッチさせた372名の健常者を対象にして, 質問紙によるストレスと本症発症の関連について, ケースコントロールスタディの結果を発表しました。

■ 診断を受ける前12カ月間のどの月を比べても, 患者群では健常コントロール群よりもネガティブライフイベントが有意に多く報告され, オッズ比にして6.3倍の差がありました。一方, ポジティブライフイベントについては有意差がなく, この結果は多変量解析でも変わりませんでした。

■ その後, 本研究を皮切りにケースコントロールスタディが多数発表され, 健常者を対象としたすべての後ろ向き研究で本症の発症とストレスとの間に有意な相関が見出されています[2]。ただし, これらの研究では次の4つの問題点が指摘されています。

① ストレスを定義することや個人的なストレッサーを客観的に定量することが困難であるという科学的な問題

② 後ろ向き研究では, 患者が健常者よりもストレスフルなイベントをより多く報告するかもしれないというリコールバイアスの問題

③ Basedow病の発症した正確な時期を特定することが困難なため, ストレスフルなイベントは発症した後に起こったことである可能性がある問題

④ 甲状腺中毒症そのものが不安や情緒的問題などの心理的障害や行動面の変化を引き起こす可能性があるために, ライフイベントは疾患の誘因というよりむしろ結果かもしれないという問題

■ 各研究はこれらの批判にかなりの程度まで応えてはいますが, 自己免疫性甲状腺疾患患者の血縁者を対象とした前向き研究[3]ではストレスの有無で発症率に有意差がないという結果であったため, ストレス発症説にはいまだ議論の余地が残っています。

2 Basedow病の治療経過とストレスとの関連

■ 一方, 本症の治療経過とストレスおよび心理特性との関連についての研究も散見さ

れ，いずれも有意な相関が報告されています。筆者らは，2年以上の抗甲状腺薬治療中Basedow病患者を対象にした研究により，治療後甲状腺機能が正常化してからもなお多くの例で抑うつ，神経症傾向が残存し，再発群では寛解群や健常対照群に比べて日常苛立ち事が有意に多いことを見出しました。その後，抑うつ，神経症傾向と難治化との関連については未治療患者を対象にした4年間の前向き研究でも確かめられました。

■ また，筆者らはエゴグラムによる自我状態，アレキシサイミア（alexithymia：失感情言語症）が治療経過に関連していることも見出しました。以上の研究結果から，少なくともストレスは本症の治療経過には関連していると思われます。

3 ストレスがBasedow病の病態に関連する機序

■ 表1に，これまでの研究で見出されたBasedow病の発症，経過に影響する心理社会的要因を示します[4]。

■ 本症はT$_H$2優位の自己免疫疾患ですが，最近の神経内分泌免疫学の発達によって，ストレスで増加したグルココルチコイドやカテコラミンがT$_H$1からT$_H$2タイプに免疫反応のシフトを生じさせるエビデンスがあることが本症の心身相関を支持しています。しかし，確立した動物モデルがまだないため，今後さらなる研究が望まれます。

表1　Basedow病の発症，経過に影響する心理社会的要因

1. 発症に影響する心理社会的要因		●ライフイベント（例：家族との死別，離婚，倒産，経済的問題など） ●日常苛立ち事（例：人間関係の煩わしさ，毎日時間に追われている，人生に安心できないなど）
2. 経過に影響する心理社会的要因	増悪させる要因	●ライフイベント ●日常苛立ち事 ●抑うつ傾向 ●不安（神経症）傾向 ●過剰適応傾向（エゴグラムのAC尺度：感情を抑圧して周囲の環境に合わせすぎる傾向） ●アレキシサイミア（失感情言語症：自分の感情に気づき，言語化するのが苦手な心理特性） ●摂食障害（肥満恐怖のために抗甲状腺薬服用が困難になる）
	改善させる要因	●合理的判断力（エゴグラムのA尺度：物事を客観的に判断できる能力） ●感情表出力（エゴグラムのFC尺度：喜怒哀楽の感情を素直に表現できる能力）

（文献4より改変）

■ 文　献
1) Winsa B, et al：Stressful life events and Graves' disease. Lancet. 1991；338(8781)：1475-9.
2) Mizokami T, et al：Stress and thyroid autoimmunity. Thyroid. 2004；14(12)：1047-55.
3) Effraimidis G, et al：Involvement of stress in the pathogenesis of autoimmune thyroid disease：a prospective study. Psychoneuroendocrinology. 2012；37(8)：1191-8.
4) 深尾篤嗣, 他：バセドウ病の心身医学的側面. 日本医事新報. 2011；4544：83-7.

深尾篤嗣

第3章 甲状腺中毒症の診かた　A 甲状腺機能亢進を伴う甲状腺中毒症

1 Basedow病

 Basedow病の診断

> **結論から先に**
> ▶「バセドウ病診断ガイドライン」を理解する。

1 臨床所見〔表1「a）臨床所見」参照〕

頻脈，体重減少，手指振戦，発汗増加等の甲状腺中毒症所見

- 甲状腺中毒症状が著しければ，これらは診察時，手首の脈を診るときにたちどころに得られる所見です。脈は頻脈であればすぐわかるし，手指がふるえているようであれば，手首もふるえています。皮膚が湿潤し発汗増加も感じることができます。こういう中毒症状は，Basedow病では数カ月以上継続していることが普通です。

表1 バセドウ病の診断ガイドライン（2013）

a）臨床所見	1. 頻脈，体重減少，手指振戦，発汗増加等の甲状腺中毒症所見
	2. びまん性甲状腺腫大
	3. 眼球突出または特有の眼症状
b）検査所見	1. 遊離T_4，遊離T_3のいずれか一方または両方高値
	2. TSH低値（0.1μIU/mL以下）
	3. 抗TSH受容体抗体（TRAb，TBII）陽性，または刺激抗体（TSAb）陽性
	4. 放射性ヨード（またはテクネシウム）甲状腺摂取率高値，シンチグラフィーでびまん性
1）バセドウ病	a）の1つ以上に加えて，b）の4つを有するもの
2）確からしいバセドウ病	a）の1つ以上に加えて，b）の1, 2, 3を有するもの
3）バセドウ病の疑い	a）の1つ以上に加えて，b）の1と2を有し，遊離T_4，遊離T_3高値が3カ月以上続くもの

【付記】
1. コレステロール低値，アルカリホスファターゼ高値を示すことが多い。
2. 遊離T_4正常で遊離T_3のみが高値の場合が稀にある。
3. 眼症状がありTRAbまたはTSAb陽性であるが，遊離T_4およびTSHが正常の例はeuthyroid Graves' diseaseまたはeuthyroid ophthalmopathyと言われる。
4. 高齢者の場合，臨床症状が乏しく，甲状腺腫が明らかでないことが多いので注意をする。
5. 小児では学力低下，身長促進，落ちつきのなさ等を認める。
6. 遊離T_3（pg/mL）/遊離T_4（ng/dL）比は無痛性甲状腺炎の除外に参考となる。
7. 甲状腺血流測定・尿中ヨウ素の測定が無痛性甲状腺炎との鑑別に有用である。

（http://www.japanthyroid.jp/doctor/guideline/japanese.html#basedouより引用）

- 体重減少は男性，高齢者なら必発と考えられます．体重減少があると，まず悪性腫瘍が疑われ精査されるケースがしばしばみられますが，甲状腺中毒症も忘れてはなりません．女性，特に若年女性では体重減少が目立たず，むしろ増加する場合もあるので注意が必要です．
- 日本人も含めた東洋人男性に多い症状として，周期性四肢麻痺があります．呼吸筋が麻痺することはありませんし，甲状腺機能が正常化すれば，麻痺の発作はなくなります．

びまん性甲状腺腫大
- 視診で明らかな場合もありますが，触診が重要です．男性は甲状腺がやや下に位置するため，また胸鎖乳突筋が発達しているため触診が難しい場合があります．甲状腺超音波検査で，大きさ（体積），結節の有無を確認します（☞1頁：1章1）．

眼球突出または特有の眼症状（☞197頁〜：4章）
- 昔の写真とまったく違う目となり，久しぶりに会った友人に「目はどうしたの？」と聞かれるなど，本人の苦痛は計りしれないものがあります．眼症状に加えて，手や足のばち状指，前脛骨粘液水腫がみられるとEMO（exophthalmos, pretibial myxedema, osteoarthropathy）症候群と言います（図1）．

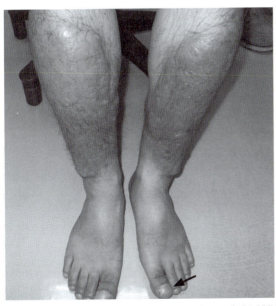

図1 EMO症候群患者の前脛骨粘液水腫およびばち状指（矢印）
カラー口絵 F

2 検査所見 〔表1「b）検査所見」参照〕

FT_4, FT_3のいずれか一方または両方高値

- 通常はFT_4，FT_3両方高値ですが，慢性の消耗性疾患を合併していると low T_3症候群（☞**241頁：視点44**）となり，FT_4のみ高値となることもあるでしょう。Basedow病の発症初期にFT_3のみ高値となることがあるようです。

TSH低値 (0.1μU／mL以下)

- TSHの検査は重要です。Basedow病でTSHが0.1μU/mLなどということはありえません。そのほとんどは測定感度以下です。

抗TSH受容体抗体 (TRAb, TBII) 陽性，または刺激抗体 (TSAb) 陽性

- ここで重要なことは，第何世代のTRAb測定かということを知っておく必要があります（☞**81頁：視点14**）。そしてこの1，2，3には落とし穴があって，何らかのキットへの干渉物質があって，あたかも見かけ上，Basedow病の所見を呈する場合があるということです。（☞**19頁：視点3**）

放射性ヨウ素 (またはテクネシウム) 甲状腺摂取率高値，シンチグラフィーでびまん性

- この検査はきわめて重要です。しかし，「甲状腺摂取率高値」という言葉の意味を，「摂取率の基準値を超えている場合」と誤解している医師が多いようです。
- そうではなくて，ここでの意味は「摂取率が極端に低くない」ということです。したがって，摂取率が基準値内のBasedow病というのはめずらしくありません。ここは勘違いしてもらっては困ります。

3 小児のBasedow病 （表1「付記」参照）

- 小児のBasedow病は発見が遅れることがあります。本人から「動悸がする」，「疲れやすい」とはまず言いません。しかし，だんだんと学校も休みがちになり，成績も急降下します。両親は食欲もあるのに，これはきっと怠けているに違いないと，しかりつけます。こうなれば，もう虐待です。
- やっとBasedow病が疑われて病院を受診すると，とにかく落ちつきがない，診察室で椅子に座らない，やっと座ってもきょろきょろして挙動不審な状態です。小児Basedow病の早期発見に，なんとか成長曲線が役立ってほしいものです（☞**35頁：視点7**）。
- 付記の6，7に関しては，TRAbの測定がはるかに勝ります。そして決定打は摂取率です。

――――― 深田修司

第3章　甲状腺中毒症の診かた

ちょっと視点を変えて 14

M22−TRAb・TSAb陰性の Basedow病はあるのか？

▶ M22−TRAb[1]（以下TRAb）・TSAb（EIA）（以下TSAb）陰性を示した未治療 Basedow病は234例中2例（0.9％）である。

▶ TRAbはBasedow病1,657例中70例（4.2％）が陰性である。

▶ TRAb陰性Basedow病47例中TSAb[2]は45例（95.7％）が陽性，2例（4.3％） が陰性である。

1 TRAb・TSAb陰性Basedow病2例の特徴は？

■ 症例1（**表1**）は56歳，女性。主訴は動悸，息切れ，多汗，全身倦怠感，易疲労感。血液検査で軽度の甲状腺中毒症を認めましたが，TRAb・TSAbいずれも陰性であったので無痛性甲状腺炎と考え経過観察としました。33日後の検査で軽度の甲状腺中毒症は継続し，意外なことにTRAbおよびTSAb値が陽性になっていました。実施した^{99m}Tc摂取率および血管密度高値（＞80％でBasedow病と診断[1]）の結果からBasedow病と診断しました。チアマゾール（MMI）15mg/日を開始し，治療後TRAb・TSAb高値が持続し，両者が陰性化した治療1年1カ月後にMMIを中止しました。その118日後にBasedow病が再発し，TSAb陽性，TRAb陰性でした。KI 50mg/日投与14日後に甲状腺機能は改善しましたが，TRAbおよびTSAbはいずれも陽性です。

表1 初診時TRAb・TSAb陰性のBasedow病の56歳，女性（症例1）

年月日	治療（／日）	Vascularity Index（％）（＜64％）	^{99m}Tc uptake（0.8～1.2％）	FT$_3$（2.00～4.40pg/mL）	FT$_4$（0.80～1.90ng/dL）	TSH（0.45～4.50μIU/mL）	M22−TRAb（≦2.0IU/L）	TSAb（EIA）（≦120％）
2014/6/11	無痛性甲状腺炎疑いで経過観察			7.24	2.72	＜0.01	1.8	118
2014/7/14				6.19	2.26	＜0.01	2.5	157
2014/7/25	MMI 15mg開始	97.5	3.73					
2014/8/9	MMI 15mg			6.22	2.35	＜0.01	3.4	166
2014/8/23	MMI 15mgと10mg隔日投与			3.39	1.27	＜0.01	3.5	141
2015/9/4	中止			2.37	1.15	2.51	0.5	115
2016/1/22	KI 50mg			6.67	2.95	＜0.01	1.4	139
2016/2/6	KI 50mg			2.99	1.07	＜0.01	2.2	160
2016/4/5	KI 50mg			2.68	0.84	0.45	2.9	229

■ 症例2（**表2**，**図1**，**2**）は66歳，女性。主訴は動悸，息切れ，手指振戦，暑がり。血液検査で甲状腺中毒症を認めましたが，TRAb，TSAb，TPOAb，TgAbいずれも陰性です。血管密度および^{99m}Tc摂取率高値からBasedow病と考え，KI 50mg／日で治療開始しましたが，治療中甲状腺機能が悪化しました。そのときのTRAbは陰性でしたが，TSAb値が正常上限を超え陽性を示しました。

表2 初診時TRAb，TSAb陰性で治療中TSAb正常上限を超えたBasedow病の66歳，女性（症例2）

年月日	治療／日	FT₃ (2.00〜4.40pg/mL)	FT₄ (0.80〜1.90ng/dL)	TSH (0.45〜4.50μIU/mL)	M22-TRAb (≦2.0IU/L)	TSAb (EIA) (≦120%)	TPOAb (<52IU/L)	TgAb (<40IU/L)
2018/9/18	KI 15mg開始	14.31	4.49	<0.01	1.3	119	14.7	20.5
2018/10/22	KI 15mg	6.15	1.96	<0.01				
2018/11/9	MMI 15mg ＋KI 50mg	7.67	2.41	<0.01	1.2	**123**		
2019/1/18	MMI 15mg	3.10	1.16	<0.01	1.2	100		

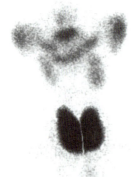

図1 症例2の^{99m}Tcによる甲状腺シンチグラフィー
^{99m}Tc摂取率は3.76％（基準値0.8〜1.2）と異常高値を示した。

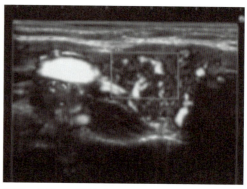

図2 症例2の甲状腺の超音波画像
血管密度は89.3％（基準値<64％）と高値を示した。

2 TRAb・TSAb陰性甲状腺中毒症の鑑別診断は？

無痛性甲状腺炎（☞164頁：3章B1）

■ TRAb・TSAb陰性甲状腺中毒症は無痛性甲状腺炎222例中198例（89.2％）に認められます。無痛性甲状腺炎はパワードプラ法で血管密度正常ないし低値，^{99m}Tc摂取率低値（<0.8％）で診断し，2〜4カ月後に甲状腺機能が自然に正常化することで診断が確定します。

非自己免疫性甲状腺機能亢進症（☞157頁：3章A5）

■ TSH受容体の活性型遺伝子異常による甲状腺機能亢進症です。TRAb・TSAb・TgAb・TPOAbはいずれも陰性を示し，治療後陽性化することはありません。

中毒性結節性甲状腺腫 (Plummer病) (☞ 139頁：3章A2)

- TRAb・TSAb陰性の甲状腺中毒症を示す疾患の1つですが，甲状腺超音波検査で結節を認め，^{99m}Tc摂取率で同部位に一致したhot noduleを同定し，診断が確定します。

euthyroid Graves' diseaseで無痛性甲状腺炎

- 甲状腺眼症を主訴に，TRAb・TSAb陰性甲状腺中毒症を認めた60歳，女性の症例で，主訴は右眼球突出，右眼瞼腫脹，右眼瞼後退，多汗，暑がり。血液検査で甲状腺中毒症，TRAb＜0.3 IU/L，TSAb120％陰性，TgAb，TPOAb陽性を示しました。2カ月後の甲状腺機能は正常化し，4カ月後の甲状腺機能は低下し，Basedow病と紛らわしいのですが，euthyroid Graves' diseaseで無痛性甲状腺炎の診断でした。

◎

- 今回提示した2症例は上記の4疾患のいずれにも該当せず，TRAb・TSAb陰性Basedow病と考えられます。

■ 文献

1) Kamijo K：Study on cutoff value setting for differential diagnosis between Graves' disease and painless thyroiditis using the TRAb (Elecsys TRAb) measurement via the fully automated electrochemiluminescence immunoassay system. Endocr J. 2010;57(10):895-902.
2) 上條桂一：TSAb(EIA)測定の臨床応用. 日甲状腺会誌. 2018;9(2):166-71.

上條桂一

第3章　甲状腺中毒症の診かた

ちょっと視点を変えて 15

摂取率の測定ができなくて 診断に困ったことはあるか?

▶ FT_3，FT_4，TSHと血流測定，TRAbとTgをみることで，摂取率測定なしでほとんどの甲状腺中毒症を鑑別できる。

■ 甲状腺の診療において甲状腺放射性ヨウ素(テクネシウム)摂取率検査が重要であることは言うまでもありません。血清中の甲状腺ホルモンが高値であるとき，甲状腺がホルモン産生を亢進しているのか，甲状腺が破壊されて甲状腺ホルモンが漏出しているのかの鑑別は摂取率検査によって確定できるからです。

■ しかし，摂取率検査ができない環境で診断に悩む症例はそう多くありません。最も重要なのがBasedow病と無痛性甲状腺炎の鑑別ですが，Basedow病ではほとんどの症例でTRAbが陽性になるため，診断に迷うことはあまりありません(第3世代のTRAbは感度，特異度ともにほぼ100%)。

■ 悩ましい症例は数%を占めるTRAb陰性のBasedow病です。幸いにもTRAb陰性のBasedow病は甲状腺中毒症の程度が軽いため，無治療で2～3週間経過をみることができます。経過をみて甲状腺ホルモンが下がってこなければBasedow病と診断してもよいでしょう。

■ FT_3/FT_4比が2.5未満であることや超音波検査で甲状腺内血流量が少ないことは無痛性甲状腺炎を示唆します。無痛性甲状腺炎で甲状腺ホルモンが上昇しかけているときとピークを過ぎたときに血液検査を行うと，どちらも甲状腺ホルモン値が高くなり甲状腺中毒症が持続しているようにみえるので注意が必要です。産後の甲状腺中毒症で授乳している場合は摂取率検査ができませんので，摂取率ができる施設でも我々と同じ条件で診療していることになります。

■ 稀に遭遇する無痛性甲状腺炎で，FT_4値が測定限界7.77ng/dLを超えているような症例では本当にBasedow病ではないのか不安になりますが，そういうときはヨウ化カリウム丸®を投与して経過をみることもあります。無痛性甲状腺炎に効果はありませんが，副作用もないからです。無痛性甲状腺炎であれば回復後に甲状腺機能低下症に陥ります。ヨウ化カリウム丸®は無痛性甲状腺炎後の甲状腺機能低下症を助長するかもしれませんが，もしBasedow病であれば早く症状を改善させることができます。

■ もう1つの破壊性甲状腺炎である亜急性甲状腺炎ではCRP陽性かつ超音波検査で痛みに一致する低エコー像で診断ができるため，まず迷うことはありません。

- 機能性結節は結節がありTRAbが陰性で軽度の甲状腺中毒症が持続するときに疑います。これも急ぐ必要があることはほとんどありませんので，一過性の甲状腺中毒症ではないことを確認した上で他院へシンチグラフィー検査を依頼します。これは摂取率検査（シンチグラフィー検査）がないと診断できません。

————————————————————————————————————— 窪田純久

- 甲状腺専門のクリニックとして，開業以来17年が過ぎました。当院では甲状腺摂取率は測定できないのでPlummer病等を疑う場合は連携医療機関にお願いしています。しかし，Basedow病や無痛性甲状腺炎の鑑別はパワードプラによる血流測定が大変有用で，ほとんど摂取率検査を行うことはありません。

- そのコツについて述べます。現在の超音波機器は大変優秀で非常に感度がよく，微細な血流信号をとらえることができます。まず，パワードプラの感度を，正常甲状腺では血流が検出できないところまで下げることです。この設定を維持して変更しないことが重要です。甲状腺疾患がなく甲状腺機能が正常である人のパワードプラで血流がみえなくなるところまで感度を下げます。超音波機器を更新した場合，条件を数値で同じにしても新しい機器は感度が改善されており同じ条件に設定するのは難しい印象でしたが，上記の方法だと簡単です。以後，設定を変えずに様々な甲状腺疾患でどのようにみえるかを検討していくと，診断に使える手応えを得られると思います。

- 甲状腺ホルモン上昇があり血流が著明に増加していればBasedow病と診断して問題ありません。亜急性甲状腺炎や無痛性甲状腺炎では超音波で炎症部位が低エコーを示し，同部に血流を認めなければ破壊性甲状腺炎と診断しています。

- 内部血流の増加はBasedow病とともに，甲状腺機能低下症で上昇したTSHでの刺激や無痛性甲状腺炎の回復期にもみられます。TSHの甲状腺刺激作用は大変強力でTSHの正常値上限付近でも，反応性のある甲状腺では血流がみられます。

- 血流の増加は何らかの物質によって甲状腺が刺激されたときに起こります。それはBasedow病による抗TSH受容体抗体，甲状腺機能低下症で上昇したTSHや胎盤からのhCGなどの甲状腺刺激作用によって起こります。また，巨大なびまん性甲状腺腫ではその組織の需要を満たすために血流増加がみられます。

- 甲状腺摂取率をルーチンに測定できる専門施設で診療している専門医からすると血流測定は頼りない検査とみられるかもしれません。しかし簡便で，再発する無痛性甲状腺炎でもヨウ素制限の前処置なく，妊娠や授乳時の患者さんにも負担なく何度でも検査できます。

- FT_3，FT_4，TSHと血流測定，さらにTRAbとTgで診断すると摂取率なしでほとんどの甲状腺中毒症を鑑別できます。

————————————————————————————————————— 藤平隆司

■日本甲状腺学会のBasedow病診断ガイドラインでは，確実にBasedow病と診断できるのは，放射性ヨウ素甲状腺摂取率（RAIU）高値，シンチグラフィーでびまん性集積を有するもの，としています。しかし，これら核医学検査が施行可能な施設は限られています。ここでは，RAIU検査で早期に無痛性甲状腺炎と診断しえた症例，RAIU検査が困難でBasedow病の診断が遅れた症例の2症例を提示し，RAIU検査の意義を考えてみます。

症例① 25歳，男性，手指振戦を主訴に来院

甲状腺横径4.2cm，眼症なし，FT_4 3.7ng/dL，FT_3＞30pg/mLと著明な甲状腺中毒症を認めた。FT_3/FT_4比が高く，第2世代TRAb 17%（＜15）と軽度高値でBasedow病が疑われたが，RAIU（3時間）5.2％と低値であり無痛性甲状腺炎と診断し経過観察。2カ月後，甲状腺機能，TRAbともに正常化[1]。

症例② 29歳，女性，出産3カ月後から動悸，手指振戦が出現し来院

甲状腺横径3.8cm，脈拍108回/分，眼症なし，FT_4 2.4ng/dL，FT_3 15.5pg/mL，TSH＜0.005μIU/mLと甲状腺中毒症を認めた。第3世代TRAb 1.2IU/L（＜2.0），TPOAb陰性，TgAb陰性。授乳中でありRAIU検査は施行せず。超音波検査では甲状腺血流量亢進は認めず，出産後甲状腺炎疑いとして経過観察。1カ月後，FT_4 3.2ng/dL，FT_3 20.8pg/mL，自覚症状も悪化していたが，TSAb 102%（＜120）より経過観察。2カ月後，FT_4＞7.77ng/dL，FT_3＞35.5pg/mL，TRAb 12.6IU/Lより，確からしいBasedow病として抗甲状腺薬を開始。

■症例②は当初TRAb，TSAbともに陰性でしたが，FT_3/FT_4比は高くBasedow病と無痛性甲状腺炎の慎重な鑑別のために甲状腺機能，TRAb（もしくはTSAb）の推移を見守る必要がありました。もしRAIU検査が可能であれば，より早期にBasedow病と診断しえたと考えます。文献的には，核医学検査以外にも甲状腺血流定量測定[2]や，上甲状腺動脈血流速度測定[3]も鑑別に有用と報告されています。

■一方，症例①は，RAIU検査が施行されていない場合，Basedow病と誤診される可能性があります。我々は，隈病院で無痛性甲状腺炎と診断された患者640名中，受診前に69名（11%）が無痛性甲状腺炎に対して禁忌である抗甲状腺薬治療を受けていたこと，および抗甲状腺薬治療により無顆粒球症をきたした症例を報告しました[4]。

■このような不必要な治療，それに伴う無顆粒球症等の重篤な副作用を防ぐためには，TRAb（もしくはTSAb）測定に加え，診断に迷う場合は可能ならばRAIU検査を行い，ガイドラインに沿ったBasedow病の診断を行うことが重要です。

文献

1) 有島武志，他：遊離T_3が著明高値を呈した無痛性甲状腺例．日内分泌会誌．2007；83（3）：751.
2) Ota H, et al：Quantitative measurement of thyroid blood flow for differentiation of painless thyroiditis from Graves' disease. Clin Endocrinol(Oxf). 2007;67(1):41-5.
3) Hiraiwa T, et al：Use of color Doppler ultrasonography to measure thyroid blood flow and differentiate Graves' disease from painless thyroiditis. Eur Thyroid J. 2013;2(2):120-6.
4) 有島武志，他：無顆粒球症を発症した無痛性甲状腺炎の教訓的一例．日内分泌会誌．2009；85（1）：362.

有島武志

第3章 甲状腺中毒症の診かた　A 甲状腺機能亢進を伴う甲状腺中毒症

1 Basedow病

③ Basedow病の治療──総論

> **結論から先に**
> ▶ Basedow病の診断が確定されれば，治療は容易と考えてよい。

1 Basedow病の治療について

- Basedow病は，その治療に関してこの半世紀以上ほとんど変化がない誠に稀有な病気です。ここでは各論に移る前に，治療法を簡単に解説したいと思います。詳細は各論をご参照下さい。
- Basedow病の治療は大きく分けて，①抗甲状腺薬，②アイソトープ（RI）療法，③手術の3種類です。

2 Basedow病の抗甲状腺薬による治療

- 抗甲状腺薬は，甲状腺機能を正常化し，そしてその機能を正常に維持すること，さらに抗甲状腺薬を中止しても，甲状腺機能が正常に維持されること，つまり寛解を期待して投与されます。
- 抗甲状腺薬にはMMI（メルカゾール®）とPTU（チウラジール®，プロパジール®）があります。しかし，PTUをBasedow病治療の第一選択として使用することはありません。MMIの催奇形性を防ぐため，妊娠の初期にPTUを短期間使用することがありますが，妊娠が判明しだいMMIの内服を中止すれば，その催奇形性は防ぐことができます。
- 妊娠が判明しだい，MMIの内服を中止するということに理解が得られなければ，PTUを使用せざるをえませんが，筆者は今のところ，挙児希望の方もPTUを使用せずにMMIで治療し，何の問題も起こっていません。授乳中もMMIの量，内服時間帯を工夫すれば，問題なく投与できます。PTUの副作用である，重篤な肝障害，ANCA関連血管炎症候群を何例か経験していますので，どうしてもPTUを処方するのに抵抗があります。したがって，Basedow病治療の抗甲状腺薬の第一選択はMMIでよいと思われます。
- このMMIに無機ヨウ素（ヨウ化カリウム丸®），LT_4（チラーヂン®Sなど）を組み合わ

せて治療をすることがあります。

■ Basedow病治療初期に無機ヨウ素を併用すると，著しい甲状腺ホルモン低下作用があります。しかし効果があったからといって無機ヨウ素を継続的に使用することはありません。最初の数カ月の使用だけで漸減・中止するのが普通です。したがってBasedow病の初期治療は，MMI 15mg（メルカゾール®3錠），分1単独か，MMI 15mgに無機ヨウ素（ヨウ化カリウム丸®1丸）の併用が標準となります。

■ またLT₄をMMIに併用することがあります。MMIを減らすと甲状腺ホルモンが高値に，MMIを増やすと甲状腺ホルモンが低値となり，甲状腺機能が安定しないことがよくあります。こういうときは，甲状腺ホルモンが低値となった際にLT₄を併用すると，甲状腺機能は安定し正常を維持できます。減量の仕方が難しく慣れが必要です。

■ ただ，甲状腺機能が安定して正常に維持できていれば，その治療を継続してもまったく問題はありません。「それでは，いつまで継続するのか？」となりますが，患者さんが内服の継続に抵抗がなければ，気長に5〜10年継続してもよいのです。しかし，その場合は甲状腺腫の増大，TRAbの値に注意を払います。またLT₄の併用で重要なことは，アイソトープ治療後急速に機能低下に陥ることが予測されるときは，MMIにLT₄をあらかじめ併用しておきます。そして甲状腺の体積の推移をみながら，MMIを減量していきます。

3 Basedow病のアイソトープ療法・手術による治療

■ アイソトープ療法も手術も甲状腺機能を正常にすることが目標ではなく，機能低下を目標とします。

■ このことは，治療前に十分患者さんに説明しておく必要があります。その実際については，各論をご参照下さい。

■ 機能低下になれば，LT₄の内服が生涯にわたり必要ですが，Basedow病が再発することはありません。しかし機能が正常であっても，稀にTRAbが強陽性化し，甲状腺眼症を発症することがあり注意が必要です。

■ また妊娠中にもTRAb強陽性が持続するようであれば，胎児の機能異常の可能性がありますので，産科専門医を紹介したほうがよいでしょう（☞ **211頁：5章1**）。

■ まとめ

▶ Basedow病治療の手段は，半世紀以上も変化はなく，診断さえ確定していれば，その治療を習得するのはそれほど難しくない。

―――――――― 深田修司

第3章 甲状腺中毒症の診かた　A 甲状腺機能亢進を伴う甲状腺中毒症

1 Basedow病

 抗甲状腺薬の作用機序
MMIとPTUの抗甲状腺薬の作用と将来の展望

結論から先に

▶ メルカゾール®（methimazole，本項ではMMIと略称）（チアマゾール）はBasedow病の甲状腺ホルモンの産生過剰を抑えるthionamideの薬で，一番多く使われている。

▶ この薬は同じ系列のPTUと同様に甲状腺ホルモン産生に必要なTPOとH_2O_2の反応を抑えるため，甲状腺ホルモンが低下する。

1 MMI，PTUとはどのような薬？

■ これらの薬は約70年前につくられましたが，MMIは今でも世界中で一番使われている錠剤の抗甲状腺薬です。適応は甲状腺内で過剰にホルモンがつくられている疾患で，甲状腺ホルモンの産生を抑える目的で使われます。

診療のポイントはここだ！

➡ この薬を始める前に，血清中の甲状腺ホルモンの上昇により甲状腺内の機能が亢進していることを確かめる！

➡ MMIとPTUの副作用を熟知しておく。

2 MMIとPTUはどのようにして甲状腺ホルモンを抑えるのか？

■ これらの薬は一般にTPOの阻害薬として知られていますが，その根拠がありません。筆者の研究室では，むしろMMIによるTPO mRNAの上昇が見つかっています[1]。これらの薬は還元剤で電子を供給します。この電子の供給は酸化，還元を測定する計器［oxidation-reduction potential（OPR）meter］でわかります。

■ しかしこのメーターの多くは使い物にならず，たとえ信頼できる計器でも細心の注意が必要です。表1に示したのがその結果です。この計器では酸化剤はプラス，還元剤はマイナスになります。MMIとPTUは電子をH_2O_2に供給してH_2OとO_2に変えます。それゆえH_2O_2が低下してTPOとの反応が抑えられ，甲状腺ホルモン産生の低下がみられます。

表1　ORP meterによるMMIとPTUの還元力の測定

	還元力
MMI 1μM	−14.3±−3.1mV (mean±SD)
MMI 5μM	−126.6±−6.3mV
MMI 10μM	−171.9±−8.3mV
PTU 1μM	+2±1.2mV
PTU 5μM	−80±−8.0mV
PTU 10μM	−120±−4.6mV

電子供給剤はマイナスの電子が離れて測定の電極に吸収されるので，ミリボルト (mV) の値がマイナスになる．マイナスの数値が高いと還元力（電子供給力）が強い．この実験はコントロールとしてultra-pure waterをベースラインとし，比較したものである．MMI（メルカゾール®）の還元力がPTUより優れている．

- 特筆すべきことはMMIもPTUも甲状腺内によく取り込まれる薬で，この条件を備えている薬は多くありません．PTUはさらにT_4からT_3への変換を抑えますが，MMIにはその働きがありません．

3 MMIは抗酸化剤でもある

- 今まで，抗酸化の活性を正確に測定する方法がなく抗酸化度はあいまいなものでした．筆者の研究室で開発した抗酸化の活性測定法はリアルタイムに酸化物を壊す過程を記録するので生理的な方法です．その方法で測定した結果を図1に示します．

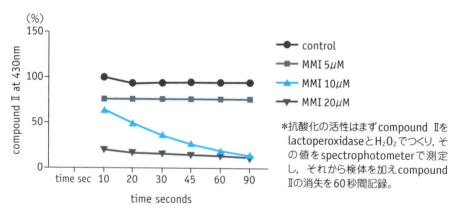

図1　MMIの抗酸化作用
compound Ⅱ（酸化物）がMMIによって減少しているのがみられる．

4 将来の展望

- アンティークな薬で，しかも副作用のあるMMIとPTUに変わる新しい抗甲状腺薬は今後できるのでしょうか？
- 新しい抗甲状腺薬の開発は世界中どこも行っていません．筆者が注目しているのは，中山栄基先生 (PhD)（大自然株式会社），が開発したMagman E®というサプリメン

トです。これは世界で初めての，すべて無機化合物の電子供給による抗酸化剤で自然界の植物を2,000℃で熱したものです。それゆえ，副作用または毒性の原因となる有機物が完全に壊されています。
- 筆者の研究室での結果ではH_2O_2を分解する高度な抗酸化作用が明らかになっており，将来の抗甲状腺薬として応用できる可能性があります。Basedow病への治療としてぜひ応用してみたいものです。
- またBasedow病の血中，眼の組織での酸化過剰(oxidative stress)の軽減にも効果が期待できます。Magman E®の抗酸化度を図2に記しました。
- その他の新しい方法としてはTSH receptorに直接ならびにTSH receptorのシグナルを阻害する小分子が報告されています[2]。Basedow病の根本原理であるthyroid-stimulating antibody (TSAb)によるTSH receptorの活性を抑えるのですから，理論的には最適です。しかし，この小分子を人間に使ったらどのように反応するかがわかっていません。
- 一番の問題点は，この小分子が血中の免疫システムのinnate immune system (natural killer cells)とadaptive immune system (cytotoxic cells)でどのように認識されるかです。そのほか副作用，持続時間，分解の過程等の問題点を明らかにしなくてはなりません。

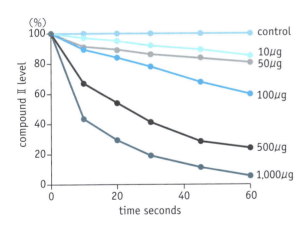

図2 Magmen E® (iAO)による抗酸化作用

■文献
1) Sugawara M, et al：Methimazole and propylthiouracil increase cellular thyroid peroxidase activity and thyroid peroxidase mRNA in cultured porcine thyroid follicles. Thyroid. 1999;9(5):513-8.
2) Latif R, et al：New small molecule agonists to the thyrotropin receptor. Thyroid. 2015;25(1):51-62.

——— 菅原正博

第3章 甲状腺中毒症の診かた　Ａ 甲状腺機能亢進を伴う甲状腺中毒症

1 Basedow病

 抗甲状腺薬の副作用を覚えておこう！

結論から先に
- 抗甲状腺薬は副作用が多いことで有名である。
- 副作用には，皮疹，蕁麻疹などの軽度なものと，無顆粒球症に代表される重大なものがある。

1 抗甲状腺薬について知っておくべき基本的なこと

- 抗甲状腺薬を使う前に，確実に診断がついていることが絶対必要条件です。
- 抗甲状腺薬は，副作用が多いことで有名な薬物です。
- 治療しなければいけないBasedow病患者は，毎日次から次に訪れてきます。
- そもそも副作用がない薬物はありません。副作用がある薬を上手に使っていく術を学ぶ必要があります。

2 抗甲状腺薬を始めるときは副作用の説明を！

- 患者さんにこの薬剤の副作用について説明することが第一歩です。
- これを怠る者は，抗甲状腺薬で治療する資格がないと思って下さい。

副作用にはどのようなものがある？
- 副作用には，発疹，かゆみなどの軽度なものから無顆粒球症に代表される重大なものがあります（表1）。

診療のポイントはここだ！
→ 抗甲状腺薬使用前に副作用についてちゃんと説明すべし。

表1 抗甲状腺薬の副作用の種類と頻度

副作用		頻度
軽度	発疹，かゆみ，蕁麻疹	4〜6%
	軽度肝障害	2〜5%
	発熱，関節痛，筋肉痛	1〜5%
重大	無顆粒球症	0.1〜0.5%
	MPO-ANCA関連血管炎症候群	非常に稀
	重症肝障害	0.1〜0.2%
	多発性関節炎	1〜2%
	インスリン自己免疫症候群，再生不良性貧血，HTLV-1 associated uveitis（HAU）	稀

3 抗甲状腺薬を始めた後は副作用のチェックを！

- さあ，抗甲状腺薬を使いはじめました。副作用のチェックをしましょう。
- 副作用は，服用開始から2〜3カ月以内に起こります（MPO-ANCA関連血管炎症候群は例外）。
- 抗甲状腺薬を開始してから2カ月は，2〜3週間ごとに副作用がみられないかチェックすることが必要です。検査項目は，白血球数，好中球数，肝機能などです。症状なども参考になります。

▌診療のポイントはここだ！

➡ 副作用のチェックは決められた間隔できっちりと。手抜きはダメ！

副作用が出たら？

- では，もし，副作用が出たらどのように対応するのでしょう？
- ちなみに軽度肝障害の目安はAST，ALT 100 U/Lで，それ以下の場合は抗甲状腺薬を継続してもよいです。
- 軽度の副作用では経過をみるか，もう1種類の抗甲状腺薬に変更します。ヨウ化カリウムを使うのもよい方法ですが，使い慣れていないと難渋することがありますので，要注意です。
- ヨウ化カリウムが効かなくなることをエスケープ現象と呼びます。エスケープ現象が起こると甲状腺ホルモンは急激に高くなり，ヨウ化カリウムを中止しなければなりません。
- 重大な副作用については，無顆粒球症は詳しく，MPO-ANCA関連血管炎症候群，重症肝障害は簡単に，患者さんに説明します（いずれも焦点を絞って説明すること）。

無顆粒球症へはどう対応する？

- 抗甲状腺薬による無顆粒球症の早期発見には白血球数ルーチン測定が重要です[1]。
- もっと重要なことは，無顆粒球症についてよく説明し，のどの痛みなどの症状が出たら，すぐ連絡するよう患者さんに伝えておくことです。
- 無顆粒球症の発症パターンには無症状型，移行型（無症状期に発見され，薬物中止後に症状が発現），急激な発症の典型型があります[1]。

診療のポイントはここだ！

➡ のどの痛みなどの症状が出たら，すぐ連絡するよう説明すること。
➡ 好中球数500/μL未満が無顆粒球症，好中球数1,000/μL未満が好中球減少症。どちらも抗甲状腺薬を中止すべし。

- 最近，無顆粒球症が明らかに減ってきました。メルカゾール®（チアマゾール：MMI）30mg/日に比べて無顆粒球症の頻度が有意に低いMMI 15mg/日単回投与が標準になってきたことが大きな要因と考えられます[2]。副作用の観点から，筆者は甲状腺ホルモン高値であってもMMI 15mg/日で治療開始することをお勧めします。
- MMI 15mg/日とヨウ化カリウムを併用すると甲状腺ホルモンを早期に減少させることが報告されました。したがって，MMI 15mg/日でコントロールできない症例は，MMI 15mg/日とヨウ化カリウム併用療法を行うことで，無顆粒球症の頻度を減少させることができるかもしれません。
- G-CSFの効果があるのは好中球数100〜500/μLの軽症無顆粒球症であって，好中球数100/μL未満の重症無顆粒球症には効果がないことがわかりました[3]。軽症無顆粒球症に対するG-CSF 1回投与試験を図1に示します。

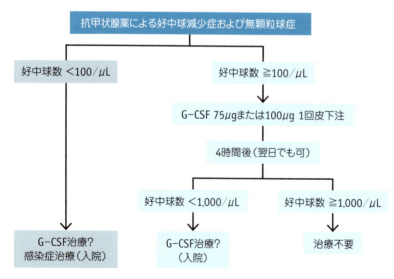

図1 G-CSF 1回投与試験を用いた治療戦略

MPO-ANCA関連血管炎症候群へはどう対応する？

- 抗甲状腺薬によるほかの副作用と異なり，服用開始後1年以上経ってから起こりやすく，特にプロピルチオウラシル（PTU）で起こりやすいため，PTUを1年以上服用している症例では常にこの副作用を念頭に置くべきです。
- 厄介なのは，MMIでも稀に起こることです。

重症肝障害へはどう対応する？

- PTUのほうが重症肝障害を起こしやすいと言われています。即座に抗甲状腺薬を中止し，ヨウ素剤に変更しなければいけません。肝機能が落ちついたら，薬物以外の治療を行うことになります。
- 2009年，PTUによる重症肝障害で死亡した小児例が報告され，小児はもちろん成人でもPTUを第一選択とすべきでないとの見解が出されました。
- 現在，PTUは妊娠初期，MMIで副作用が出たときなど限定された場合にのみ使用されるようになっています。

4 専門医への紹介のタイミング

- 専門医へ紹介すべきタイミングは，①軽度な副作用でも症状が持続するとき，②2種類の抗甲状腺薬で副作用が出たときなどです。
- 重大な副作用の場合は，診断がついた時点，あるいは疑われた時点で専門医に紹介すべきです。

まとめ

- ▶ 抗甲状腺薬を使用する前には，必ず副作用について口頭と文書で具体的に患者さんに説明する。
- ▶ 副作用が出現したら，迅速に対応すること。時機を逸すると生命を脅かす事態になることがある。

文献

1) Tajiri J, et al：Antithyroid drug-induced agranulocytosis. The usefulness of routine white blood cell count monitoring. Arch Intern Med. 1990；150(3)：621-4.
2) Takata K, et al：Methimazole-induced agranulocytosis in patients with Graves'disease is more frequent with an initial dose of 30 mg daily than with 15 mg daily. Thyroid. 2009；19(6)：559-63.
3) Tajiri J, et al：Antithyroid drug-induced agranulocytosis：how has granulocyte colony-stimulating factor changed therapy？ Thyroid. 2005；15(3)：292-7.

田尻淳一

第3章　甲状腺中毒症の診かた

ちょっと視点を変えて 16

HTLV-1関連ぶどう膜炎

▶ Basedow病患者で，眼のかすみや視力低下を生じる原因にHTLV-1関連ぶどう膜炎（HAU）がある。

▶ HAUは高率にBasedow病を合併し，そのHAUの発症にMMIの関与が指摘されている。

1 ヒトT細胞白血病ウイルス1型（HTLV-1）とその関連疾患

■ ヒトT細胞白血病ウイルス1型（human T-cell leukemia virus type 1；HTLV-1）は，以下の3疾患の原因であることが明らかになっています。

①成人T細胞白血病（adult T-cell leukemia；ATL）

②HTLV-1関連脊髄症（HTLV-1 associated myelopathy；HAM）

③HTLV-1関連ぶどう膜炎（HTLV-1 associated uveitis；HAU）

■ HTLV-1キャリアは，わが国では約100万人と推定され，九州（特に南部九州）や南西諸島に高頻度に存在しています。近年，人口の移動により，関東や近畿など大都市圏でのHTLV-1キャリアが増加しています。

2 HTLV-1関連ぶどう膜炎（HAU）

■ HAUはHTLV-1キャリアの約0.1％に認められます。

■ 50～60歳代に発症のピークがあり，女性が男性の約2倍です。

■ 比較的急速な経過で，硝子体混濁による霧視，飛蚊症，および視力低下が出現します。両眼性と片眼性がほぼ同数です。

■ HTLV-1感染T細胞が眼局所に集積し，炎症性サイトカインを過剰に産生することにより炎症を生じると考えられています[1]。

■ HAUは，HLTV-1抗体が陽性であり，他の原因を除外して診断されます。サルコイドーシスは，わが国におけるぶどう膜炎の原因として最も頻度が高く，HAUと類似した眼所見を呈するため，注意が必要です。

■ HAUはステロイドによく反応し，副腎皮質ステロイドの点眼または内服による治療が行われます。視力予後は良好ですが，半数例でHAUが再発します。

3 Basedow病患者とHAUおよびMMIとの関連について

- HTLV-1関連疾患でHAUに特徴的なことは，高率なBasedow病の合併です。HAU患者における慢性甲状腺炎の合併は，一般人口に比して多くありません[2]。

- HAU患者全体の20％，男性では5％，女性では30％にBasedow病を合併しています[1,2]。ほとんどの例でBasedow病がHAUに先行し，MMIで治療を開始して数カ月〜10年以上後（多くは1年以内）に，MMIを内服中にHAUを発症しています。

- PTU内服中にHAUを発症した報告はなく，Basedow病の治療法をMMIからPTUまたはアイソトープ治療に変更した後にHAUの再発を生じた報告もありません。

- **MMI投与中のBasedow病患者にHAUを生じた場合は，MMIから他の治療法への変更を検討する必要があります。**

- Basedow病患者におけるHAUの発症には，甲状腺ホルモンの作用のほかに，MMIそのものの免疫系に及ぼす作用，ならびにMMIによる血中甲状腺ホルモン濃度の低下（代謝の変化）の影響が疑われています。

- Plummer病に対してMMIの投与開始後にHAUを発症した例があり，HAUの発症と甲状腺自己免疫とは関係がないかもしれません[3]。

- MMIによる治療開始後，またはMMI内服中に甲状腺機能亢進症が悪化した後にHAUの発症・再発が高率にみられます[4,5]。このような場合，MMIの開始または増量により多くの例でHAU発症時の甲状腺機能は正常化もしくは改善しています。

- 甲状腺ホルモンによりHTLV-1転写活性が高まることから，甲状腺中毒症によりHTLV-1感染細胞が増加する可能性があります[6]。Basedow病を合併しMMI内服中のHAU患者（MMIにより甲状腺機能は正常）では，Basedow病を合併していないHAU患者より末梢血のHTLV-1感染細胞が増加しています[6]。

文献

1) 望月 學, 他：HTLV-1ぶどう膜炎. 日内会誌. 2017；106(7)：1410-6.
2) Nakao K, et al：Systemic diseases in patients with HTLV-1-associated uveitis. Br J Ophthalmol. 2018；102(3)：373-6.
3) 工藤 工, 他：MMI投与後にぶどう膜炎を発症したPlummer Diseaseの一例. 日内分泌会誌. 2007；83(2)：357.
4) Mizokami T, et al：Human T-lymphotropic virus type I-associated uveitis in patients with Graves' disease treated with methylmercaptoimidazole. J Clin Endocrinol Metab. 1995；80(6)：1904-7.
5) 大江秀美, 他：メチマゾール治療中にブドウ膜炎を発症したHTLV-1抗体陽性患者14例の特徴について. 日内分泌会誌. 2005；81(2)：332.
6) Ono A, et al：Provirus load in patients with human T-cell leukemia virus type 1 uveitis correlates with precedent Graves' disease and disease activities. Jpn J Cancer Res. 1998；89(6)：608-14.

溝上哲也

第3章 甲状腺中毒症の診かた　　A 甲状腺機能亢進を伴う甲状腺中毒症

1 Basedow病

抗甲状腺薬による治療

> **結論から先に**
> - 抗甲状腺薬の第一選択はチアマゾール（MMI）で，初期投与推奨量は15mgである。
> - 無機ヨウ素（KI）を上手に使うと有用なことがある。
> - 治療の選択および減量・中止には，患者さんの病態とともにその生活をよく考える。治療は一般に長期にわたるので，患者さんの理解と協力が欠かせない。

1 MMI15mg単回投与法──推奨される最も一般的な方法

抗甲状腺薬の投与開始にあたって

- 日本でのBasedow病初期治療のほとんどは抗甲状腺薬によって行われます。効果・副作用の両面からMMI 15mg/日で始めるのが原則で，分割は不要です（分1）。
- 過去には30mg/日が一般的でしたが，15mgと比較し初期効果・長期予後に差がないこと，30mgでは無顆粒球症を含め副作用が多いことが確認され，30mgは一般的に使うべき量ではないと考えます。
- プロピルチオウラシル（PTU）は副作用の発生頻度が高く，その出現の仕方も含め，特別な注意が必要です。現在ではPTUの適応は限られた症例となりました。
- MMI治療を開始する前提条件として，定期通院が可能で，発熱などの体調変化時に受診または連絡できることが挙げられます。副作用が放置されると致命的なこともあり，この確認は絶対に必要です（☞92頁：3章A1⑤）。
- もう1つの条件は禁煙です。本症の経過と予後，そして眼症に対して，喫煙による強い悪影響が確認されています。
- 多くの症例で，MMI開始後4～8週ほどでFT_4が正常域になります。しかし治療効果は個人差が大きく，必ずしも治療前成績と並行しない場合があります。副作用のチェックも含め，少なくとも当初2カ月は2週に1度の診察・検査が必要です。
- 機能正常化後は，症状・所見，特に変化の速度をみながらMMIを減量していきます。いかに安定的に調節（減量）できるかが，この治療の一番の要です。その具体的方法は「抗甲状腺薬の上手な減量の仕方」を精読して下さい（☞108頁：視点⑲）。

診療のポイントはここだ！

➡ MMIの副作用への注意とともに，慢性疾患としての特徴，特に自己判断での中断が再発や難治性の原因となることを毎回確認する。

➡ アイソトープ治療（☞ 117頁：3章A1 ⑦ ）・手術（☞ 131頁：3章A1 ⑧ ）の2つのオプションについても，文書を使って説明しておくこと。

Basedow病治療の一例

症例① 29歳，女性

現病歴	Basedow病で21歳から約3年間MMI治療。28歳時妊娠12週で再診，甲状腺機能正常・TRAb陰性で経過観察，39週正常分娩。分娩4カ月後から動悸・易疲労を自覚，6カ月後に倦怠感が強くなり受診※1。
身体所見・検査所見	甲状腺横径5.5cm，眼球突出（＋）。FT4 5.64ng/dL，TRAb18.6IU/L，甲状腺超音波検査で腺内不均一・血流亢進あり・結節なし。
治療開始（表1）	授乳継続を希望されており，KIは使用せず，MMI 15mgを開始※2。家事・育児で大変ではあるが可能な限りの安静を保つよう指示した。
その後の経過	家族の協力も得られ，順調に症状・所見が改善した。MMIは以後漸減，13カ月後TRAb陰性化，15カ月後にMMI隔日5mgまで減量し，25カ月後にMMIを中止し経過観察中である。

ここがポイント

◀ ※1 本症では「熱もなく食欲もある」ため，「頑張りすぎてしまう」人も多く注意が必要。本例も分娩後再発の可能性を承知していたが，症状が強くなるまで我慢していた。

◀ ※2 MMI開始時には，前回治療で副作用がなかった症例でも，当初の定期検査などの必要性は変わらない（「前回問題なかった」と安心しないこと）。なお少量MMI内服下での授乳は可能だが，詳細は209頁（5章1）を参照。

表1 症例1の治療経過

	FT3 (pg/mL)	FT4 (ng/dL)	TSH (μIU/mL)	内服量	症状・経過など
9月3日	18.4	5.64	＜0.01	MMI 15mg	夫へ説明，協力要請
9月17日	12.2	3.80		同	動悸・発汗過多改善傾向
10月1日	6.8	1.96		同	倦怠感ほぼ消失
10月16日	4.0	1.28	＜0.01	同	家事育児に支障なし

参考基準範囲：FT3 2.3〜4.3pg/mL，FT4 0.9〜1.7ng/dL，TSH 0.5〜5.0μIU/mL

2 MMI 15mgとKIの併用療法──ホルモン正常化を急ぐときに有用！

■ 症状や所見が重症で合併症が心配な患者さん，大きなイベントを前に早期正常化が望まれる患者さんなどでは，MMI 15mgとKI 50〜100mgの併用療法が有用です。

■ MMI 30mgよりも正常化が早いことが確認されており，当然ですが30mg使用に伴う副作用のリスク増加はありません。KIは甲状腺ホルモンの合成とともに分泌も抑制し，早期の正常化をもたらします。

A 甲状腺機能亢進を伴う甲状腺中毒症　**1** Basedow病　⑥抗甲状腺薬による治療　**99**

- ただこの方法では，併用薬それぞれの効果が的確に判断しづらいこと，KI長期使用で稀に甲状腺腫の増大をみる例があること，などの問題点もあります。
- この併用法で，いわゆる「エスケープ現象」をみることはほとんどありません。しかし，KIの減量・中止を急ぐと再燃をきたすことがあり，KIはゆっくりと減らします。

■ 診療のポイントはここだ！

➡ 正常化を急ぐときは，MMI増量ではなく，KI併用が確実で安全である。

Basedow病治療の一例

症例② **34歳，女性**

現病歴	2年前から動悸・発汗過多・易疲労を自覚していた。円形脱毛で皮膚科受診時に甲状腺腫を指摘され紹介受診。
身体所見・検査所見	甲状腺横径5.0cm，眼球突出（−），手指振戦（＋），浮腫（−）。FT$_4$＞7.0ng/dL，TRAb 16.2IU/L，甲状腺超音波検査で血流著明亢進。心電図で心房細動がみられ，心拍数130回/分[※1]。
治療開始（表2）	症状が強く心房細動もあり，即日入院。MMI 15mg・KI 100mg・β遮断薬を開始[※2]。2日後に洞調律へ復帰し，その後も症状・所見が順調に改善し12日後に退院した。
その後の経過	早期の機能正常化が得られ，MMIは3週後から10mgと減量，その後KIも漸減し14週後に中止，7カ月後からMMI 5mgとし投与継続中である。

ここがポイント

◀[※1] 本症では肝機能障害・心房細動などの合併が稀ではない。これらは甲状腺ホルモン値と必ずしも並行しないので全身状態の確認が大切である。

◀[※2] 合併症が心配される症例では，安静の上でMMI 15mg＋KI併用療法を選択する。自宅では安静が不可能と判断されたら，短期間の入院も検討する。

表2 症例2の治療経過

	FT$_3$ （pg/mL）	FT$_4$ （ng/dL）	TSH （μIU/mL）	内服量	症状・経過など
8月9日	＞30	＞7.0	＜0.01	MMI 15mg＋KI 100mg	入院安静とした
8月12日	14.9			同	洞調律に復帰，振戦消失
8月21日	3.4	1.50		同	自覚症状ほぼ消失，退院
8月31日	2.9	1.08	＜0.01	MMI 10mg＋KI 100mg	MMI減量，職場復帰

参考基準範囲：FT$_3$ 2.3〜4.3pg/mL，FT$_4$ 0.9〜1.7ng/dL，TSH 0.5〜5.0μIU/mL

3 KI単独治療──いろいろな場面で使える方法！

- 過去にはKI治療は，アイソトープ治療後・手術治療前後などの短期的使用に限られていました。最近このKI単独治療が見直され，使用場面が広がっています。

軽症例での使用

- 軽症例では，KI単独で長期コントロールできるものも多く，寛解に至る例も少なからず経験します。

妊婦での使用

- MMIが使用できない妊娠初期や，PTUで副作用歴のある妊婦でしばしば使用されます（☞**209頁：5章1**）。

合併症のある患者さんでの使用

- Basedow病では，治療前に肝機能障害や白血球減少などがみられ，MMI開始をためらうことがあります。このとき，KI単独で早期の機能改善を行うと，肝機能などが早く正常化し，安心してMMI追加開始ができます。

「とりあえず」使用

- 症状が強いが確定診断に至らないとき（超音波検査やアイソトープ検査がすぐできないなど），旅行などで治療開始後の定期検査が困難なときなど，「とりあえず」使用はとても便利です。KIが投与されていても，MMIの効果が減弱することはありません。

KI治療のコツ（☞105頁：視点⑱）

- KIの効果発現は早いのですが，減量・中止を急ぐと短期間で再燃します。ホルモンが低下してきても急がずゆっくり減らします。機能低下が心配なときはLT$_4$を併用するのも一法です。
- いったん正常化した後にホルモンが再上昇し「エスケープ」と思われても，KIを増量すると改善することがあります。
- 効果が不十分でMMIを追加するときも，KIは中止しないでそのまま併用します。

■ 診療のポイントはここだ！

- ➡ 重症でなく，副作用を避けたいとき，KI単独治療が1つの選択肢になる。
- ➡ 合併症や社会的条件から，「とりあえず」改善をめざすときにも，KI単独投与は便利である。

Basedow病治療の一例

症例③ 53歳, 女性

現病歴	2カ月前から動悸・体重減少があり, 前医でBasedow病の診断. 10日後に海外で子どもの結婚式が予定されているが, 旅行禁止を勧告され当科受診.
身体所見・検査所見	甲状腺横径4.0cm, 眼球突出(−), 浮腫(−). FT_4 3.98ng/dL, TRAb 27.8%(第2世代基準値±10%), ^{99m}Tc摂取率15.6%.
治療開始（**表3**）	結婚式には行ってもらいたい, 重症感はないが早期に正常化させたい, しかし副作用チェック困難. このため, KI単独治療を選択※1. β遮断薬を頓用として処方した.
その後の経過	1カ月後に再燃傾向をみせたが, KI 100mgへの増量で改善※2. その後KI 50mg, 25mg, 隔日25mgと減量し, 治療開始後20カ月後にKI治療を中止した. 中止38カ月後の現在, 機能正常を保っている.

ここがポイント

← **※1** 多くの症例で, KI単独投与でもFT_4正常化可能. 重症例でなければ選択肢の1つになる. 本例のように治療開始後の副作用チェックが困難なときも安心して使える.

← **※2** 経過中にホルモン再上昇がみられても「エスケープ」と即断しない. KI投与量を増やすと, 再び安定することも稀ではない. もし正常化しなければ少量のMMIを追加する.

表3 症例3の治療経過

	FT₃ (pg/mL)	FT₄ (ng/dL)	TSH (μIU/mL)	内服量	症状・経過など
5月19日	13.3	3.98	<0.01	KI 50mg	5/21出発
6月7日	4.5	1.44		同	6/6元気に帰国, 動悸消失
6月21日	5.3	1.90		KI 100mg	再燃疑い, KI増量※2
7月27日	4.0	1.14	<0.01	同	体重46kg(病前に戻る)

参考基準範囲：FT_3 2.3〜4.3pg/mL, FT_4 1.0〜1.8ng/dL, TSH 0.45〜4.90μIU/mL

まとめ

▶ 抗甲状腺薬治療の基本は, MMI 15mg単回投与である.

▶ KIが有用なことがあり, 様々な使用場面がある.

文献

1) Mashio Y, et al：Treatment of hyperthyroidism with a small single daily dose of methimazole：a prospective long-term follow-up study. Endocr J. 1997；44(4)：553-8.
2) 真尾泰生：未治療バセドウ病における抗甲状腺薬と無機ヨードの併用療法 今までの治療と同等の効果で, かつ副作用を防げるか？ Med Pract. 2011；28(11)：2015-9.
3) 百渓尚子, 他：無機ヨード治療の位置づけ. 内分泌糖尿代謝内科. 2011；32(5)：454-61.

―――― 真尾泰生

第3章　甲状腺中毒症の診かた

ちょっと視点を変えて 17

難治性（T$_3$優位型）Basedow病

▶ 難治性（T$_3$優位型）の頻度は全Basedow病患者の12%である。

▶ 抗甲状腺薬を中止すると再発しやすく，難治性である。

▶ 血清中T$_3$（freeT$_3$）濃度の測定はBasedow病診療では必須である。

1 T$_3$優位型Basedow病の重要性が認められるまでの経緯

■ T$_3$優位型Basedow病は英語ではT$_3$-predominant Graves' diseaseと名づけられており，ハリソンとセシルの内科教科書の中に短い記述ですが解説されています。

■ 1983年に筆者は米国内分泌学会年次総会で本疾患について発表しました。その口演のあとの質疑応答でマイクの前に10人を超える列ができ，期待していた以上の反応でうれしい驚きでした。この米国での高評価が日本に逆輸入される形となり，以後世界中に知られました。

■ しばしば混同される病態の1つはT$_3$トキシコーシスです。これは未治療状態の甲状腺において血清中T$_4$正常，血清中T$_3$高値，血清中TSH低値を呈する疾患で，特にPlummer病で頻繁にみられます。

■ それとは異なり，T$_3$優位型Basedow病とは抗甲状腺薬内服治療中のBasedow病患者さんにおいて血清中T$_4$値は正常になっているが血清中T$_3$が高値のまま続く状態を指します。

■ このT$_3$高値の状態を是正する目的で抗甲状腺薬の服用量をアップさせると，T$_3$値は正常化しますが，T$_4$は低値域へ下がりTSHが上昇してしまいます。

■ 1981年に筆者は日本内分泌学会で発表したいと思い，抄録を書きました。しかしT$_3$トキシコーシスと混同されたことも原因で，評価に至らず不採用でした。

■ その後もいろいろな検討を加えて学会発表抄録を書きましたが，リジェクトが3回も続くという憂き目をみました。しかしめげずにT$_3$優位型の患者さんの診療を続けているうち，抗甲状腺薬が中止できない難治性であることに気がつきました。そのことを抄録に書き加えて投稿するとついにアクセプトされました。

■ 東京での学会発表直後，ロビーで紫芝良昌，菅原正博，故山田隆司，故瀧重信の4博士から「興味深い研究だ」と声をかけて頂きました。勇気を得てさらに追究してゆくと新しい知見が数多く得られるようになりました。1989年，日本甲状腺学会七條

- 賞の受賞につながりました。
- T₃優位型Basedow病の英語論文8編はすべてアクセプトされ，リジェクト率はこれまでのところゼロです。

2 T₃優位になる機序

- T₃優位になる機序は2つあり，まず甲状腺内の5'脱ヨウ素酵素活性の異常亢進です。次に甲状腺内ヨウ素代謝回転の異常促進です。その結果T₃がT₄よりも早くつくられるのでT₃優位型になります。
- おおもとの原因として，Basedow病特有の異常甲状腺刺激性抗体の濃度が高く，その刺激によって上記の2つの現象を引き起こしていると推測されます。

3 Basedow病全体の中の位置づけ

- 図1に示すように，TRAbが高値で甲状腺体積が大きいことから本症は重要度が高く位置づけられます。
- もう1つの特徴は自己免疫の純粋度が高いことです。たとえば個々の症例のTRAb値とTSAb値の相関をみると，通常のBasedow病患者では相関係数（r値）が0.413ですが，T₃優位型患者では0.856と良好でした。キメラTSHレセプターを用いた研究で，本症患者血清はTSAb活性が明らかに優位でした。これらの結果から，患者のTRAb抗体は刺激活性の純度が高いことが示唆されます。
- 図1ではいびつなピラミッドの頂上に位置していますが，視点を変えて，Basedow病をりんごに例えると，その芯の部分がT₃優位型Basedow病であるとも考察できます。

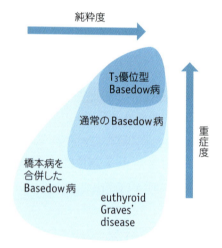

図1 Basedow病全体の中でのT₃優位型Basedow病の位置づけ

文献

1) Takamatsu J, et al : Ratio of serum triiodothyronine to thyroxine and the prognosis of triiodothyronine-predominant Graves' disease. Ann Intern Med. 1984 ; 100(3) : 372-5.
2) 高松順太 : T₃優位型バセドウ病（T₃-predominant Graves' disease）の発見とその後の追究―七條賞受賞講演. ホルモンと臨. 1989 ; 37(秋季増刊号) : 19-30.
3) Takamatsu J, et al : Epithelial hyperplasia and decreased colloid content of thyroid gland in triiodothyronine-predominant Graves' disease. J Clin Endocrinol Metab. 1992 ; 75(4) : 1145-50.

――――高松順太

第3章　甲状腺中毒症の診かた

ちょっと視点を変えて 18

無機ヨウ素の上手な使い方

▶ Basedow病初期治療として抗甲状腺薬と無機ヨウ素の併用は有効性・安全性が高い。

▶ 無機ヨウ素は，妊娠初期の甲状腺中毒症の管理に有用である。

▶ 無機ヨウ素は，抗甲状腺薬による副作用発現時の代替治療として有用である。

1 無機ヨウ素の抗甲状腺作用とは

- 正常甲状腺において無機ヨウ素の単回大量投与により甲状腺ホルモン合成の第1段階であるヨウ素有機化が抑制される現象は，"Wolff-Chaikoff効果"として知られています。

- 正常甲状腺においてWolff-Chaikoff効果が得られる無機ヨウ素量の反復投与によりその効果が解除されてしまう現象は，"エスケープ現象"もしくは"適応現象"として知られています。

- Basedow病患者において無機ヨウ素治療により甲状腺内有機ヨウ素生成量は増加するものの，生成された甲状腺ホルモンの分泌抑制作用を介して血中甲状腺ホルモン低下作用を発揮することが知られています。

- Basedow病治療における無機ヨウ素の"エスケープ現象"とは，無機ヨウ素がいったん効果を発揮した後に無効となる二次無効の状態を意味しています。このBasedow病における"エスケープ現象"のメカニズムは現時点ではわかっていません。

2 Basedow病治療における無機ヨウ素治療の位置づけは？

- 自然界に存在するミネラルの1つである無機ヨウ素は，Basedow病における治療薬として約150年の歴史を有する治療です。しかし，1940年以降の抗甲状腺薬の登場と臨床的に中等度から重度の甲状腺中毒症患者に多く起こるエスケープ現象により，無機ヨウ素を用いた治療は甲状腺摘出術前や甲状腺クリーゼに対する限定的な補助治療としての用途が一般的とされていました。しかし最近，無機ヨウ素の新たな有用性が報告されています。

- Basedow病の初期治療としてチアマゾール(MMI)30mg/日，MMI 15mg/日い

ちょっと視点を変えて 18　無機ヨウ素の上手な使い方　**105**

ずれのMMI単独治療に無機ヨウ素としてヨウ化カリウム（KI）上乗せにより正常化期間の短縮が得られます[1]。また，MMI 30mg/日単独治療に比較してMMI 15mg＋KI 50mg/日では正常化期間の短縮のみならず有害事象（瘙痒・皮疹，無顆粒球症，好中球減少症，その他）も低減を認め，同等の寛解率が得られます[2]。

■ 治療開始後，無機ヨウ素を併用する期間や減量の方法に決まりがないのが現状です。抗甲状腺薬の副作用の懸念や治療効果に鑑みて，治療開始後2カ月頃を目安に減量を考慮してもよいかもしれません。

■ $FT_4 < 7.0$ng/dLのBasedow病に対する治療としてMMI 15mg/日が推奨されていますが，$FT_4 < 2.5$ng/dL程度のBasedow病であれば，KI 50mg/日でも治療可能であることが報告されており，治療の1つの選択肢として考慮してもよいでしょう[3, 4]。

■ 妊娠が判明した場合，初期であれば速やかにKI（10～38mg/日）へ変更することで，様々な理由によりMMIを継続（中央値7.5mg）した場合と比較して，MMI関連胎児障害を低減できることが報告されています（MMI 1.6% vs. KI 0.8%）[5]。

■ MMIからKIへ変更した中で中期以降に再度チオナマイド薬へ変更が必要であった症例は全体の24.6%でした。しかし，妊娠中期以降の無機ヨウ素の継続に関しては，専門医へ紹介したほうが無難でしょう。

■ 妊娠初期にTSH様作用を有する胎盤から分泌されるhCGによる妊娠時一過性甲状腺中毒症に対してKI（10～38mg/日，中央値20mg/日）を用いることで無治療と比較して速やかに甲状腺機能を正常化できます[6]。開始後はhCGの変化に合わせて中期以降には中止を考慮します。

■ 一方で，適正なKI治療量や調整方法，中止基準，さらにエスケープ現象のメカニズムなど解決されていない課題も多い現状です。

3 チオナマイド薬による副作用への対応

■ チオナマイド薬関連の副作用の中で軽度な副作用とされる皮疹（蕁麻疹）や発熱と関節痛，肝機能障害が合併したために，他方のチオナマイド薬へ変更し，その後症状が持続した場合，それが先行薬の影響か，後行薬の新たな副作用か，鑑別に苦慮します。そのような場合は，副作用が少ない無機ヨウ素を一時的に使用すると，症状回復と先行薬の洗い出しに有用です。

■ その際，無機ヨウ素治療の有効性の限界が問題となります。抗甲状腺薬からKIへ変更した24例中，6カ月以上無機ヨウ素単独治療で経過観察とした症例が11例（46%），6カ月以内に甲状腺機能が悪化した13症例（54%）であり，悪化した患者群では変更時の甲状腺ホルモン値が有意に高値でした［FT_3：悪化あり9.3（5.2～11.6）vs. 悪化なし3.7（3.3～4.8）pg/mL，$P = 0.02$，FT_4：悪化あり3.6（1.8～4.5）vs. 悪化なし1.4（1.2～1.9）ng/dL，$P = 0.02$］。

- さらに，悪化した患者13症例の変更時の血清中FT_3値もしくはFT_4値と，変更から悪化までの効果持続時間に負の相関を認めています（図1）[7]。他方のチオナマイド薬への変更，もしくは放射性ヨウ素内用療法や手術などの根治的治療までの時間的猶予を予測する上で参考となります。

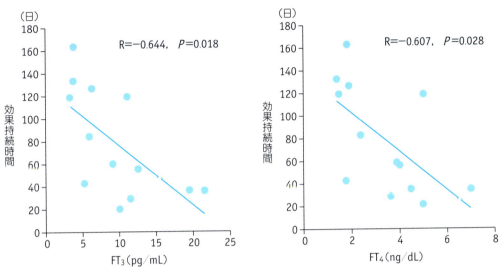

図1 抗甲状腺薬関連副作用によりKIへ変更した後，半年以内に甲状腺機能が悪化した13症例における薬剤変更時血清中FT_3値および血中FT_4値と悪化までの時間の関係

抗甲状腺薬からKIへ変更時のFT_3，FT_4が高値であると，より早期に再燃する可能性を示唆している。

（文献7をもとに作成）

文献

1) Takata K, et al：Benefit of short-term iodide supplementation to antithyroid drug treatment of thyrotoxicosis due to Graves'disease. Clin Endocrinol (Oxf). 2010；72(6)：845-50.
2) Sato S, et al：Comparison of efficacy and adverse effects between methimazole 15mg+inorganic iodine 38mg/day and methimazole 30mg/day as initial therapy for Graves'disease patients with moderate to severe hyperthyroidism. Thyroid. 2015；25(1)：43-50.
3) Uchida T, et al：Therapeutic effectiveness of potassium iodine in drug-naïve patients with Graves'disease：a single-center experience. Endocrine. 2014；47(2)：506-11.
4) 鈴木菜美，他：軽症から中等症バセドウ病に対するMMIおよびKI単独治療効果の比較．日内分泌会誌．2018；94(1)：310.
5) Yoshihara A, et al：Substituting potassium iodide for methimazole as the treatment for Graves'disease during the first trimester may reduce the incidence of congenital anomalies：a retrospective study at a single medical institution in Japan. Thyroid. 2015；25(10)：1155-61.
6) 鈴木菜美，他：妊娠時一過性甲状腺機能亢進症（GTH）に対する無機ヨウ素治療の効果．日内分泌会誌．2017；92(3)：624.
7) Honda A, et al：Relationship between the effectiveness of inorganic iodine and the severity of Graves thyrotoxicosis：A retrospective study. Endocr Pract. 2017；23(12)：1408-13.

― 内田豊義

第**3**章　甲状腺中毒症の診かた

ちょっと視点を変えて 19

抗甲状腺薬の上手な減量の仕方

▶抗甲状腺薬の減量は甲状腺ホルモン値が乱高下しないように行うことが重要であるが，ベテラン医師でも難しいことがある。減量法の原則に則って経験を積むことが肝要である。

1 上手な減量とは

■ Basedow病で抗甲状腺薬による治療は必須ですが，長年Basedow病治療に携わっている専門医であっても，抗甲状腺薬を上手に減量するのは難しいと感じます。薬物の効果が患者によって大きく異なるからです。

■ また「上手な減量法」という定義も人によって違う可能性があります。もしかしたら，副作用も，一時的な甲状腺機能低下症になることも気にせず，大量の抗甲状腺薬を用いて一気に甲状腺機能を下げるのがよい，と考える人もいるかもしれません。

■ 抗甲状腺薬の副作用には用量依存性があり，初期投与量の少ないほうが無顆粒球症の発生頻度は低いことがわかっているので，メルカゾール®［チアマゾール（MMI）］を15mg／日から開始し，甲状腺ホルモンの上下動があまりないようにしながら甲状腺機能ができるだけ速やかに正常になるような減量法を上手な減量法と定義します。ちょうど飛行機がスムーズに着陸するような感じで，甲状腺ホルモン値が高値から正常値になっていくのを理想とします。

■ 最悪なのは，抗甲状腺薬を多く処方した後に甲状腺ホルモンが下がりすぎたのをみて投薬を中止してしまうようなやり方です。これでは甲状腺機能亢進症から甲状腺機能低下症になり，その後また亢進症になってしまいます。まるで乱気流に突っ込んだ飛行機と同じです。

■ また，長期間，甲状腺機能亢進症が続いているような症例では甲状腺ホルモン値を急激に下げると体中の筋肉がつってしまうことがあります。まだ甲状腺機能低下症になっていないのに甲状腺機能低下症になった感覚を訴える人もいるため，ソフトランディングが重要と考えます。

2 減量法の原則

■ 経験的にMMIの効果は甲状腺の大きさとTRAb値とに関連しています。例外もありますが，甲状腺が大きいほど，TRAbが高値であるほど効きにくいと考えてよいと思います。MMIを投与し，実際の甲状腺ホルモン値の降下率をみながら2つの指標（甲状腺の大きさ，TRAb値）を頭に置いてMMIの減量を行います。治療初期にはFT$_4$よりもFT$_3$の動きが大きく降下率をみやすいため，FT$_3$値の降下率を参考にします。

■ 降下率が高ければ早めに減量し，低ければゆっくり減量することが原則になります。最も早く減量が必要なのは「降下率が高く，甲状腺が小さいTRAbが低値の患者」で，反対に「降下率が低く，甲状腺が大きいTRAbが高値の患者」ではMMIの増量が必要になることもあります。

■ 次回受診日に甲状腺機能が下がりすぎていないかどうかの予測を立てることが減量の目安になります。このまま減らさなければ次回は甲状腺機能低下症になりそうという見通しがあるときに減量するのですが，その見通しの根拠になるのがFT$_3$の降下率と甲状腺の大きさ，TRAb値です。

■ 減量する場合は，次回測定日までの間隔も考慮します。次回が2週後か4週後かで減量のタイミングが違ってきます。2週後には低下しなくても4週後には低下している可能性が高くなるため4週後に受診する患者では早めに減量します。

■ 同一月内に甲状腺ホルモンを2回以上測定すると保険で査定されるため注意が必要です。筆者は最初の2カ月間は2週ごとの検査をしていますが，それ以降は4週以上の間隔を空けています。甲状腺ホルモン値の変動がなくなれば3カ月ごとの検査で問題ありません。

3 減量法の実際

■ MMIを15mg/日から開始し，最初の2カ月間は2週ごとに来院すると仮定して実際の減量法を示します。FT$_3$値が正常上限値付近に達するまでは15mg/日を継続します。通常4〜8週でFT$_3$が正常上限値付近に達することが多いと思いますが，2〜4週後でもFT$_3$にほとんど改善がみられなければ20〜30mg/日に増量するかヨウ化カリウムを加えます。FT$_3$が正常上限値付近に達したときにFT$_3$の降下率が高く，甲状腺が小さいときにはMMIを10mg/日へ減量し，降下率が低く甲状腺が大きいときには12.5mg/日（15mgと10mgを交互に内服）へ減量します。

■ その次の受診日はFT$_4$とFT$_3$を測定し，どちらかの値が正常範囲の中央より高い値であればそのまま継続しますが，正常範囲の中央より低い値であればMMIを減量します。甲状腺が小さいときには一気に5mg/日へ，大きいときには2.5mg/日ずつ減量します。3カ月を過ぎる頃から抑制されていたTSHが徐々に測定できるようにな

るので，そうなったらTSHとFT$_4$をみながら両者が正常になるように調節します。理想的には5mg/日まで減量し，TRAbが陰性化したらさらに5mg隔日へ減量し，中止をめざします。

■ 治療初期に増量を要するような症例ではFT$_3$値の降下率が低いので2.5mg/日ずつ減量することになると思われます。

■ 以上，減量法の実際を書いてはみましたが，1つの型にはめ込むのは少し無理があるように思えます。上記の減量法の原則に則って経験を積むことが上達の秘訣です。ベテランでも抗甲状腺薬の減量法は難しいと感じることがあり，すべてうまくいくわけではありません。だからこそ面白いとも言えます。抗甲状腺薬の上手な減量法には専門医としての矜持があると思います。

― 窪田純久

▶ 十分量のMMIを用いて，甲状腺機能を十分抑え込みながら減量していくのがポイント。

1 抗甲状腺薬の一般的な減量方法

■ 大部分のBasedow病患者には，抗甲状腺薬治療としてMMI15mg/日から開始します。高かった甲状腺ホルモンがしだいに低下してくると，MMIを減量していくことになります。このとき，どのようになったら減量してよいか，減量は具体的にどうするか，が問題です。

■ 減量の仕方としては，FT$_4$，FT$_3$，TSHを正常の状態に保ちつつ，MMIを15mgから10mg，10mgから7.5mgないし5mgと徐々に減らしていくやり方（漸減法）が一般的ですが，歴史的にはこのほかに，大量のMMIをあえて長期間使用する方法（大量投与法），MMIに少量のLT$_4$製剤を併用する方法（少量LT$_4$併用法）などがありました。

■ 大量投与法は，MMIには大量使用したときに免疫抑制作用があることが動物実験で証明されていますが，臨床で免疫抑制作用が出るように40〜100mg/日という大量を使用し，同時にLT$_4$製剤を併用して機能低下症を防ぐ方法です。

■ しかし，数多くの大量投与法の試みがなされましたが，どれも長期的に寛解率を高めるというエビデンスは得られず，逆に副作用が有意に増加することが報告され，推奨されなくなりました。一方，少量LT$_4$併用法は，MMIと少量のLT$_4$を併用しMMI中止後もLT$_4$のみ投与を継続すると，Basedow病の再発率が驚くほど低くなるとの報告が1991年に日本から出され，その驚異的な寛解率の高さから国際的に非常に大きな反響を呼んだ方法です。追試の臨床試験がいくつもなされましたが，追認できた

ものはまったくなく，今では完全に否定されています。したがってMMIの減らし方は漸減法でよいとされています。

2 減量法の原則

- 「甲状腺ホルモンが正常になったら減量する」わけですが，大事なことはFT$_4$，FT$_3$だけでなくTSHも含めて正常であることです。

- 治療開始後は月1回程度の割合でFT$_4$，FT$_3$，TSHを測定していきます。TSHは最初数カ月ほどは抑制されていることが多いので，MMIを15mgから10mgに減量するのはFT$_4$，FT$_3$が正常下限くらいまで十分下がってからにします（個人的にはできるだけTSHが1μIU/mL以上になるまで待ちます）。これはBasedow病の勢いが強いときに，減量を急ぐと容易に再燃しやすいからです。

- その後はMMI 10mgから7.5mgに減量し，ついで5mg/日に減らしていくのですが，このときはTSHが正常上限くらいのレベルになっているのを確認して行います。

- TRAbが高く，Basedow病の病勢が強いときにMMIの用量が相対的に少ないと，TSHが抑制され，潜在性機能亢進症に傾きます。もし減量してTSHが1μIU/mL以下に抑制されたら，すぐ元の量に増量します。

3 減量に関する個人的考え方と具体的方法

- 抗甲状腺薬でBasedow病を治すということは，甲状腺機能をコントロールしつつ甲状腺刺激抗体を消失させるということです。したがって抗甲状腺薬（MMI）を用いるにあたっては，甲状腺機能をコントロールするだけでなく，TRAbをスムーズにできるだけ早く低下させ，消失させることを考える必要があります。

- Basedow病が再燃するとTRAbは容易に上昇します。これは，潜在性機能亢進症の状態になるだけでもしばしば生じます。そのため個人的には，MMIを少し過剰気味に使用し，TSHを正常上限〜やや高めになるようにしています。MMIの副作用は使用開始後数カ月にみられることが多く，その後は頻度が著しく下がります。したがって治療開始後半年もすると，副作用の面からMMIの減量を急ぐ必要はあまりありません。むしろ十分甲状腺機能を抑えていくほうが有利です。

- TSHをやや高めになるようにMMIを使用する方法の欠点は，甲状腺腫が大きくなるリスクです。初診時に超音波検査で甲状腺重量を計測し，診療のたびにノギスで甲状腺の横径を測りますが，もし甲状腺腫大が強ければ，場合によってはMMIにLT$_4$を併用するblock and replacement法にします。いずれにしても十分量のMMIで甲状腺機能を十分抑え込むことが大切なポイントと，個人的には考えています。

―――― 中村浩淑

第3章　甲状腺中毒症の診かた

ちょっと視点を変えて 20

寛解の指標は?

▶ Basedow病の寛解の指標については，今のところ完全に満足できるものはないが，現在は簡便性と有用性からTRAbが用いられる。

▶ 確実な寛解の指標がない現在，抗甲状腺薬を中止する際は，急に中止せず，徐々に薬剤を減量し，少ない量でも甲状腺機能が正常に保たれていることを確かめてから中止する。

▶ Basedow病は再発の可能性があるので，薬剤中止後も必ず通院が必要であることを患者さんに説明する。

1 寛解の指標はあるのか?

■ Basedow病の抗甲状腺薬治療では，薬剤をいつどのように中止するかが最も難しいところです。そのためにはBasedow病の活動性を正確に評価し，寛解しているかどうかを判定すること，すなわち寛解の指標が求められます。

■ Basedow病の活動性を評価する検査として，TRHテスト，血清Tg値，T_3/T_4比，T_3抑制試験などが用いられた時期もありましたが，いずれも確実に寛解を予測することは困難でした。

■ TRAbについては高感度の測定法が開発され，簡便性の面からも寛解状態を判断する指標として広く用いられるようになってきています。高感度TRAb陰性のものは，陽性のものよりも寛解率が高くその後の再燃率も低いことが報告されています[1]。

■ ただ，TRAb陰性でも約30%は再発し，TRAb陽性でも約30%は寛解するので確実な寛解の指標とは言えませんが，抗甲状腺薬中止時のTRAbはある程度の目安になると考えられます。今後，より確実な寛解の指標が求められます。

2 薬剤中止のポイントと寛解の指標

■ Basedow病が寛解しているか否かを正確に知る方法はまだみつかっていません。したがって，抗甲状腺薬を中止する際には「少しずつ薬剤を減らしていき，隔日1錠以下（最小維持量）にして6カ月以上甲状腺機能が正常に保たれてから中止について検討する」ことが現実的な方法です[2]。**図1**はこの方法で薬剤を中止したときの治療成

績です[3]。
- 抗甲状腺薬中止時のTRAbが陽性の場合は再発率が約50%と高いので，最小維持量の期間を延長したほうがよいでしょう。TRAbが陰性の場合は寛解している可能性が70%以上あるので，患者さんに中止するかどうかを選択してもらいます（図2）[3]。患者さんが薬剤中止を望まない場合は，投薬を続けることも1つの選択肢です。
- 治療を始めて2年経っても甲状腺機能を正常に維持するのに要する抗甲状腺薬の量が隔日1錠以下にならない場合，薬剤治療を続けるか，手術またはアイソトープ治療に切り替えるかを考えます。この考えのベースになっているのは，治療期間が1.5年を超えても寛解率が高まるというエビデンスがないことでした。しかし，実際には長く治療を続けることによって寛解に入る症例は数多くあります[2]。さらに近年，2年間以上の抗甲状腺薬投与が，長期寛解の独立した予測因子であると報告されています[4]。

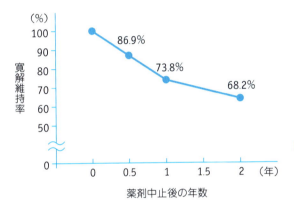

図1 「バセドウ病治療ガイドライン」の「中止の目安」の条件で抗甲状腺薬を中止した107名の当院での治療成績
（文献3をもとに作成）

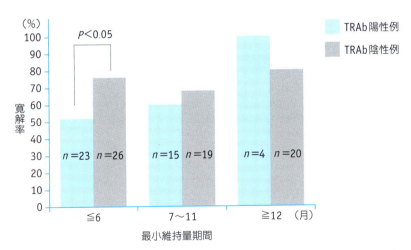

図2 抗甲状腺薬中止前の最小維持量期間と治療中止後2年の寛解率の関係（カイ二乗検定）
TRAb陽性例では最小維持量期間を長くすると寛解率は上がる。
（文献3をもとに作成）

3 薬剤中止後の経過観察のポイント

- Basedow病は再発の可能性があるので，どんなに注意深く薬を中止しても経過観察が必要です。特に最小維持量の期間が6カ月以下の場合，薬剤中止時にTRAbが陽性の症例では再発率が高いので，より注意が必要です（図2）[3]。再発する場合は薬剤を中止してから6カ月以内が多く，その後はしだいに少なくなります（図1）[3]。したがって，薬剤を中止した後も1年間は，少なくとも3カ月に1度の検査が必要です。その後は6カ月に1度とし，2年間再発がなければ1年に1回程度の検査でよいでしょう[5]。患者さんには，発症時と同じような症状が出現したら来院するように言っておかなければなりません。

- 経過観察中に甲状腺ホルモンが上昇したとき，Basedow病の再発だけでなく一過性の甲状腺ホルモンの上昇（無痛性甲状腺炎やBasedow病の一過性増悪）を考えておかなくてはなりません。TRAbが明らかに上昇してくれば再発の可能性が高いのですが，軽い亢進症の場合は一過性のことが多いので，治療をすぐに開始せずに経過をみることが必要です[6]。

- Basedow病の原因は自己免疫なので，免疫反応が強くなるようなことがあると悪化します。したがって，寛解中もストレス，出産，花粉症，インターフェロン治療などの増悪因子に注意する必要があります。

文 献

1) Okamoto Y, et al：TSH receptor antibody measurements and prediction of remission in Graves'disease patients treated with minimum maintenance doses of antithyroid drugs. Endocr J. 2006；53(4)：467–72.
2) 抗甲状腺薬による治療「BCQ6 抗甲状腺薬中止の目安は？」バセドウ病治療ガイドライン2019. 日本甲状腺学会. 編. 南江堂, 2019, p49–50.
3) Konishi T, et al：Drug discontinuation after treatment with minimum maintenance dose of an antithyroid drug in Graves'disease：a retrospective study on effects of treatment duration with minimum maintenance dose on lasting remission. Endocr J. 2011；58(2)：95–100.
4) Anagnostis P, et al：Predictors of long–term remission in patients with Graves'disease：a single center experience. Endocrine. 2013；44(2)：448–53.
5) 抗甲状腺薬による治療「BCQ7 抗甲状腺薬中止後の経過観察の方法は？」. バセドウ病治療ガイドライン2019. 日本甲状腺学会, 編. 南江堂, 2019, p51–2.
6) 甲状腺疾患診療パーフェクトガイド. 改訂第3版. 浜田 昇, 他編著. 診断と治療社, 2014.

—— 小西俊彰

第3章　甲状腺中毒症の診かた

ちょっと視点を変えて 21

Basedow病と心房細動

▶ Basedow病は心房細動を合併しやすいが，その頻度は報告により異なる。合併した心房細動は，甲状腺機能を正常化すると約6割が自然に洞調律化する。

1 Basedow病に合併した心房細動の頻度

■ Basedow病は動悸や頻脈など循環器系の症状を伴うことが多い疾患です。患者さんが動悸症状を訴えても，「甲状腺機能亢進症のせいだから」と心房細動を見逃してしまうことがあります。また，脈拍があまりに速いと洞調律なのか不整脈なのかわからないこともあります。このようなときは簡易に施行できる心電図が教えてくれます。

■ Basedow病での心房細動合併率は本邦では2～20％と報告により大きく異なります。 当院で2005年1月1日から2006年6月30日の初診Basedow病患者さん6,072例（男性1,235例，女性4,837例で男女比は1：4，平均年齢は39.9歳）を検討したところ，男性73例（5.9％），女性78例（1.6％）に心房細動が合併しており，全体では心房細動151例で合併率は2.5％でした。

■ Basedow病での心房細動合併率を年代別でみると20代0.3％，50代4.8％，70代以上8.3％と頻度が増加していきます。心房細動は高齢者で増加する傾向があるため，純粋にBasedow病が原因で起こる心房細動がどのくらいの頻度かは不明です。

2 Basedow病に合併した心房細動の治療

■ Basedow病を診断した際， それに合併した心房細動をみても焦る必要はありません（心不全を合併しているときはちょっと焦らなくてはいけませんが）。なぜならば，Basedow病に合併した心房細動は，甲状腺機能を正常化することで6割程度が自然に洞調律に戻るからです（**図1**）[1]。

■ 甲状腺機能が亢進していると電気的除細動を行っても心房細動に戻りやすいので， β遮断薬やCa拮抗薬とジギタリス製剤を用いて心拍数をコントロール（レート治療）し， 抗甲状腺薬や無機ヨウ素の投与で甲状腺機能が正常化するのを待ちます。また$CHADS_2$[2] スコアなどを考慮し直接経口抗凝固薬（direct oral anticoagulants；DOAC）を開始します。数年前まではワルファリンを中心に使用していましたが甲状

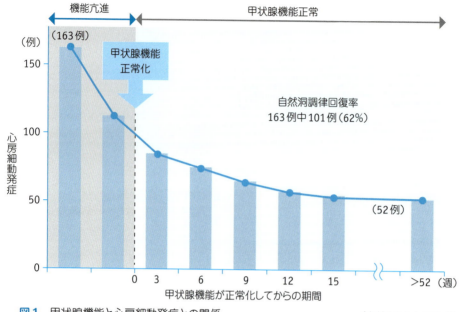

図1 甲状腺機能と心房細動発症との関係　　　　　　　　　　　（文献1をもとに作成）

腺機能亢進症のときは効果が出やすく調節が難しい面がありました。DOACは食事制限なしで（納豆を食べてよい），効果を血液でモニタリングする必要がなく，重大な出血を起こす確率も低いので，甲状腺機能亢進症を誘因とする心房細動の第一選択薬です。

- 2013年の日本循環器学会のJCS joint working groupが出した心房細動のガイドラインで甲状腺機能亢進症に合併した心房細動の治療指針が記載されています[3]。要約すると，"Basedow病に伴った心房細動は，甲状腺機能を正常化することで洞調律が得られる率が高いため，まずはβ遮断薬などで心拍調節に努めるが，甲状腺機能の正常化後の慢性心房細動は除細動の適応（リズム治療）とする"というものです。
- これはほかの原因による慢性心房細動のガイドラインが，除細動してもQOLは改善するが生命予後の改善がないためレート治療を勧めているのに対して，甲状腺機能亢進症に特徴的な治療指針です。
- 甲状腺機能正常化から3～4カ月を過ぎても心房細動が持続している場合は慢性になったことを示すため，除細動を循環器医にお願いします。近年，治療は薬物療法のほか，カテーテルアブレーションの技術が発達し除細動される確率が高くなっています。

■ 文献

1) Nakazawa HK, et al：Management of atrial fibrillation in the post-thyrotoxic state. Am J Med. 1982；72(6)：903-6.
2) Gage BF, et al：Validation of clinical classification schemes for predicting stroke：results from the National Registry of Atrial Fibrillation. JAMA. 2001；285(22)：2864-70.
3) JCS Joint Working Group：Guidelines for Pharmacotherapy of Atrial Fibrillation (JCS 2013). Circ J. 2014；78(8)：1997-2021.

　　　　　　　　　　　　　　　　　　　　　　　　　　　　　　　　　　　國井　葉

第3章 甲状腺中毒症の診かた　A 甲状腺機能亢進を伴う甲状腺中毒症

1 Basedow病

⑦ アイソトープ（RI）による治療

結論から先に
- 抗甲状腺薬を長年使用し続けても，休薬できる見通しが立たないときはアイソトープ治療を行うかどうか検討すべきである。
- Basedow病アイソトープ治療受け入れ可能施設の一覧が公開されている。

1 アイソトープ治療とはどのような治療？

- ヨウ素は甲状腺ホルモン合成に必須の元素であり，経口摂取されたヨウ素のほとんどは甲状腺に取り込まれます。この性質を利用し，ヨウ素の放射性同位元素である ^{131}I をカプセルとして経口投与するのがアイソトープ治療です（☞312頁：9章2 図1）。^{131}I 内用療法とも呼ばれます。
- 経口投与された ^{131}I は甲状腺に集積して甲状腺濾胞細胞を破壊します。その結果甲状腺機能亢進症が是正され，甲状腺腫も著明に縮小します。
- 70年以上の歴史を有する治療であり，アイソトープ治療によって甲状腺がんや全がん死亡数が増加するという報告はなく，安全性は確立しています。
- アイソトープ治療による生殖腺の吸収線量は永久不妊の閾値をはるかに下回り，不妊の原因になることはありません。また，奇形児を出産する確率はアイソトープ治療により0.005％増加すると推算されていますが，通常妊娠の自然奇形発生率と比較して無視できる大きさです[1]。
- 甲状腺組織の放射線感受性は患者さんごとに異なり，それを正確に知ることはできません。治療効果が想定よりも不足すると甲状腺機能亢進症が是正されません。一方，甲状腺機能が正常化して投薬治療が不要になった場合も，長期的には高率に甲状腺機能低下症に移行します。
- はじめから甲状腺機能低下症を目標に十分な量の ^{131}I を投与し，甲状腺ホルモン薬で甲状腺機能低下症をコントロールすることが合理的と考える専門医が増えています。

診療のポイントはここだ！
➡ 甲状腺機能低下症にしてしまって，後は甲状腺ホルモン薬で安定したコントロールを得ればよいと考える専門医が増えている。

2 Basedow病治療における位置づけは？

- 日本を含む世界の多くの国で抗甲状腺薬を未治療Basedow病の第一選択としていますが，米国の内分泌医の6割近くはアイソトープ治療を第一選択としています。

- 外来での^{131}I投与量の上限は500MBq（13.5mCi）です。計算上の必要量がこの量を超える場合も，上限量を投与した後，治療効果を評価して数カ月後に再投与が行えます。したがって，基本的には外来で行える治療法です。

- 甲状腺機能亢進症が軽症で，できるだけ早期かつ確実な甲状腺機能亢進症の是正を要する場合は，アイソトープ治療を第一選択とします。

- 抗甲状腺薬は副作用として肝障害がみられる頻度が高い薬剤であり，重篤な肝疾患を有する場合はアイソトープ治療を第一選択として考慮すべきです。

- 甲状腺腫が大きくTRAbが高いなど抗甲状腺薬での寛解を期待しにくい場合は，抗甲状腺薬治療開始の段階からアイソトープ治療を中期的な治療計画に組み込んで，患者さんにも説明しておくとよいでしょう。

■ 診療のポイントはここだ！

➡ アイソトープ治療は外来で行える治療であり，病状や社会的背景によってはBasedow病治療の第一選択としてもよい。

3 どのようなときにアイソトープ治療の実施を考えるか？

- 抗甲状腺薬が副作用で使用できないとき，抗甲状腺薬で寛解に至らないとき，甲状腺腫を小さくしたいときなどにアイソトープ治療の実施を検討します。

- 抗甲状腺薬を2〜3年間続けた時点で休薬できない場合，特にコントロールが不安定な患者さんやコントロールに多量の抗甲状腺薬を要する場合は，アイソトープ治療の実施を積極的に考えます。

- 妊娠中の女性，妊娠している可能性のある女性，6カ月以内に妊娠予定のある女性，授乳婦への実施は禁忌です。アイソトープ治療実施後6カ月以上経過すれば妊娠しても赤ちゃんに奇形や発がんの危険はなく，子孫への影響もありません。男性も同様に6カ月の避妊期間を設けます[1]。

- 抗甲状腺薬，特にチアマゾール（MMI）服用下での妊娠は奇形のリスクがあります。MMIの減量・中止が困難な女性が妊娠を希望し，プロピルチオウラシルへの変更が副作用のために困難なときはアイソトープ治療あるいは手術を検討します。

- 18歳以下については慎重投与とされていますが，抗甲状腺薬が使用できず，手術が選択できないときなどには実施可能です。

■ 診療のポイントはここだ！

➡十分なコントロールを得られないまま長期間，漫然と抗甲状腺薬投与を続けていない
かどうか省みる。

4 アイソトープ治療の前に確認しておくべき点は？

■悪性またはその可能性のある甲状腺腫瘍を合併しているときは手術を選択すべきです
ので，超音波検査や細胞診による評価が必要です。
■アイソトープ治療は甲状腺眼症悪化のリスクになります[2]。甲状腺眼症の重症度と活
動性の評価，MRIによる眼症の評価も行っておきます（詳細は**197頁〜：4章**を参
照）。最重症や活動性の場合はアイソトープ治療の適否や，眼症悪化予防のためのス
テロイド併用が必要であるかの判断を要しますので，専門医の判断を仰ぐべきです。
■妊娠可能年齢の女性の場合は「妊娠していないこと」を確認します。

■ 診療のポイントはここだ！

➡アイソトープ治療実施前に甲状腺腫瘍の有無の確認，甲状腺眼症の評価，妊娠の可能
性の否定を忘れずに。

5 アイソトープ治療を行いたいが自院に設備がない場合どうすればよいか？

■腫瘍・免疫核医学研究会のホームページ（http://oncology.jsnm.org/iodine/list/
pasedo）に「バセドウ病（アイソトープ治療）受け入れ可能施設一覧」が掲載されてい
ますので，これを参考にして依頼します。
■放射線治療に対する患者さんの抵抗感は依然として強いままです。その不安感を軽減
するための患者さん向けパンフレット「バセドウ病アイソトープ治療Q＆A」が日本
甲状腺学会のホームページ（http://www.japanthyroid.jp/public/img/basedou.
pdf）に掲載されていますので，これを利用するとよいでしょう。
■アイソトープ治療を依頼する場合には，患者さんのこれまでの病状を把握している主
治医として，紹介先に以下の点を伝えておきましょう。

①治療の目標➡甲状腺機能正常化をめざすのか，早期の甲状腺機能低下症をめざすの
かを伝えます。
②病勢➡病勢が強い場合，アイソトープ治療により甲状腺機能亢進症が短期間で悪
化することがあるので，現在の状態を伝えます。
③合併症➡心疾患，糖尿病など甲状腺機能亢進症によって原疾患が悪化する可能性
のある合併症の有無を伝えます。

④甲状腺眼症➡眼症の活動性および重症度を伝えます。
⑤妊娠の予定➡妊娠可能年齢の女性の場合は妊娠予定について伝えます。
⑥ ^{131}I投与後の経過観察➡ ^{131}I投与後6カ月以内は甲状腺機能が大きく変動することがあり，その間は1カ月に1回程度の経過観察を行います。^{131}I投与後の経過観察は紹介元で行うのか，依頼先で行うのか希望を伝えます。

6 アイソトープ治療の方法とスケジュール

- 実際のアイソトープ治療は図1のスケジュールで行われます。ヨウ素制限の期間，抗甲状腺薬中止期間，有効半減期実測の有無などは，施設ごとに多少異なります。
- 投与量を決める方法として，①一律に固定した量の ^{131}I を投与する方法，②甲状腺推定重量，放射性ヨウ素甲状腺摂取率，有効半減期，甲状腺g当たりの目標吸収線量から投与量を算出する方法，③甲状腺重量別に甲状腺g当たりの投与量を決める方法があります。
- 検査用放射性ヨウ素（^{123}Iまたは^{131}I）投与の24時間後に甲状腺摂取率を測定し，ヨウ素制限が適切になされたかを判断します。また，24時間摂取率は上記の②の方法の計算式の変数としても用いられます。
- 上記の②の方法の場合，^{131}Iの有効半減期を算出する必要がありますが，複数日にわたっての摂取率測定が必要であり煩雑なため，有効半減期は実測せずに一律5.5～6日の値で代用することが一般的です。

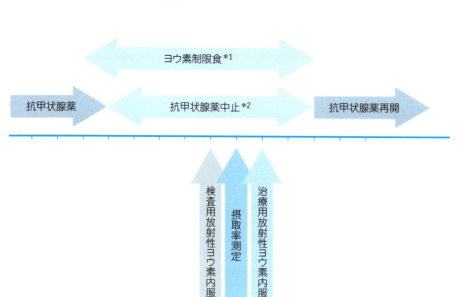

図1　Basedow病のアイソトープ治療のスケジュール
施設によってスケジュールは異なる。
＊1 放射性ヨウ素内服前3～7日，内服後2～4日（内服日含めて）
＊2 放射性ヨウ素内服前2～7日，内服後2～4日（内服日含めて）

- アイソトープ治療後に，投与された^{131}Iにより放射線アラームや紫外線センサー式の火災報知器が空港やトイレ（デパートなど）で誤作動することがある[3]ので，治療証明書を発行しておくとよいでしょう（日本甲状腺学会のホームページhttp://www.japanthyroid.jp/doctor/information/index.html#kukouよりダウンロード）。
- 甲状腺機能が正常化して投薬不要となった場合も，年単位の経過の後に晩発性甲状腺機能低下症に移行する可能性があり，年に1回程度は甲状腺機能検査を行っておく必要があります。

まとめ

▶ アイソトープ治療は確実に甲状腺機能亢進症を是正でき，甲状腺腫も縮小できる優れた治療である。

▶ Basedow病アイソトープ治療受け入れ可能施設に依頼をすることで容易に実施できる。

文献

1) 御前　隆：バセドウ病の^{131}I内用療法と妊娠. 日甲状腺会誌. 2011；2(2)：106-8.
2) 渡邊奈津子：放射性ヨウ素内用療法（RI治療）―Basedow病眼症（GO）患者に対するRI治療の是非. 日甲状腺会誌. 2016；7(2)：87-91.
3) 田尻淳一：バセドウ病の^{131}I内用療法の準備，投与，治療後：治療の実際といくつかの問題点. 日甲状腺会誌. 2011；2(2)：94-8.

———— 岡本泰之

第3章　甲状腺中毒症の診かた

ちょっと視点を変えて 22

小児のアイソトープ治療

> ▶6歳以上の小児Basedow病では，薬物療法と手術のほかに，アイソトープ治療を検討することができるが，長期の安全性に関するエビデンスが十分でないことから，「慎重投与」となっている。

1 小児Basedow病に対するアイソトープ治療の現状

- ■海外では成人と同様にfirst-line therapyに位置づける報告もあり，米国では小児に対するアイソトープ治療も普及していますが，わが国では普及していません。
- ■小児のアイソトープ治療は，発がんリスクや遺伝性障害などの懸念から慎重な適応が求められています。
- ■わが国のガイドライン[1]では，アイソトープ治療は5歳以下「原則禁忌」，6〜18歳以下は「慎重投与」で，他の治療法が選択できないときに検討する，とされています。
- ■米国甲状腺学会（ATA）のガイドライン[2]では，小児Basedow病に対するアイソトープ治療は，5歳未満は避け，5〜10歳は治療に要する^{131}I投与量が10mCi未満の場合に考慮する，とされています。
- ■ヨーロッパ甲状腺学会（ETA）のガイドライン[3]では，小児では手術が根治療法の第一選択で，思春期後ではアイソトープ治療を考慮できる，とされています。

2 小児アイソトープ治療の実際と小児での問題点

- ■小児でも，抗甲状腺薬で重篤な副作用が出現した，または薬物治療に抵抗性で甲状腺機能が改善しない例で，手術が困難（手術リスクの高い合併症など）または手術を拒否する場合に，アイソトープ治療が検討されます。
- ■長期の薬物療法で寛解しない例や，早期の寛解を望む例なども相対的手術適応となります。これらの例でアイソトープ治療を考慮することがあります。
- ■小児には1回の治療で甲状腺機能が低下するように十分量の^{131}Iが投与されます。
- ■**小児期のアイソトープ治療による放射線の影響については，十分な症例数で長期にわたる調査報告がなく，エビデンスに乏しい状態です。**
- ■乳幼児から小児期は，甲状腺被曝による甲状腺がんのリスクが高くなる時期です。し

かし，アイソトープ治療では甲状腺は数十から100Gyを超える高吸収線量となり，残存甲状腺組織および分裂能を有する濾胞細胞が減少するため，^{131}I投与量が増えるほど甲状腺がんのリスクは低くなります。

- 小児は年齢が下がるほど放射線感受性は大きくなり，体格が小さくなるほど甲状腺以外の臓器への吸収線量が増加します。甲状腺以外の臓器では，甲状腺のような高吸収線量とならないため，^{131}I投与量が増加するほど発がんリスクは上昇します。そのことが，上記のガイドラインに反映されています。小児Basedow病に対するアイソトープ治療で甲状腺以外の臓器の悪性腫瘍が増加したという報告はありません[2]。

- 20歳未満（3歳7カ月～19歳9カ月）でBasedow病に対してアイソトープ治療を行った患者116例について，36年後の調査が米国から報告されています。甲状腺がんならびに白血病の発生はなく，大腸がんと乳がんが各1例でした。出生した児の先天奇形と自然流産は増加していませんでした[4]。

3 当院での小児アイソトープ治療経験[5, 6]

- 10～18歳でアイソトープ治療を行ったBasedow病患者111例（男性22例，女性89例）について，治療後12～201カ月（中央値80カ月）の状態を調査しました。

- ^{131}Iは総量3.6～31mCi（中央値13mCi）で，^{131}Iを複数回投与したのは28例でした。

- 甲状腺体積は，アイソトープ治療前15～99mL（中央値35mL）から治療後2.0～13mL（中央値3.0mL）に縮小しました。

- 甲状腺機能は，甲状腺機能低下症（甲状腺ホルモン補充）92%，潜在性甲状腺機能低下症1%，甲状腺機能正常5%，潜在性甲状腺機能亢進症2%でした。

- 甲状腺がん，白血病，およびそれ以外のがんと診断された例はありませんでした。

文献

1) 小児期発症バセドウ病診療のガイドライン2016. 日本小児内分泌学会薬事委員会，日本甲状腺学会小児甲状腺疾患診療委員会，編. 2016.
［http://www.japanthyroid.jp/doctor/img/Basedow_gl2016.pdf］

2) Ross DS, et al：2016 American Thyroid Association guidelines for diagnosis and management of hyperthyroidism and other causes of thyrotoxicosis. Thyroid. 2016；26(10)：1343-421.

3) Kahaly GJ, et al：2018 European Thyroid Association guideline for the management of Graves'hyperthyroidism. Eur Thyroid J. 2018；7(4)：167-86.

4) Read CH Jr, et al：A 36-year retrospective analysis of the efficacy and safety of radioactive iodine in treating young Graves'patients. J Clin Endocrinol Metab. 2004；89(9)：4229-33.

5) 小川尚洋, 他：18歳以下のバセドウ病に対する放射性ヨード治療. 日小児会誌. 2008；112(1)：15-21.

6) Mizokami T, et al：Radioiodine therapy for juvenile Graves'disease：A single institute experience in Japan. Thyroid. 2018；28(suppl 1)：A110.

溝上哲也

第3章　甲状腺中毒症の診かた

ちょっと視点を変えて 23
甲状腺体積の変化率で アイソトープ治療の効果がわかる

▶ アイソトープ治療後は甲状腺機能をみるのが原則であるが，治療後の甲状腺体積を確認してみると役に立つことがある。

1 Basedow病のアイソトープ治療とは？

- Basedow病の治療は薬物，アイソトープ，手術の3つの方法があります。このうちアイソトープ治療は，適応も広く，外来で簡便に行うことができる治療法です。
- 甲状腺はヨウ素を原料にして甲状腺ホルモンをつくります。したがって，放射性ヨウ素（アイソトープ）を服用すると甲状腺がそれを取り込み，その効果で甲状腺が小さくなり甲状腺ホルモンも低くなります。

2 甲状腺を十分に小さくして低下症を目標にする！

- アイソトープ治療で甲状腺が十分に小さくなり，低下症になると再発の心配もなくなり，甲状腺機能も甲状腺ホルモンの補充のみで確実に正常化します。"低下症"と聞くといかにも"病気"のようではありますが，その管理は甲状腺ホルモン薬を補って飲むだけです。
- 甲状腺ホルモン（薬）はもともと体の中にあるものなので，薬のようで"薬でない"，つまり，低下症も病気のようで"病気でない"状態と言えます。言い換えれば，低下症に対する甲状腺ホルモン薬の服用は，毎日食事をとる感覚と似ています。低下症になると，抗甲状腺薬による副作用やBasedow病の再発の心配もなくなり，通院頻度や検査の回数・項目も減らすことができますので，患者さんの負担を大幅に減らすことができます。
- したがって，アイソトープ治療を行う際は，（甲状腺を十分に小さくして）低下症を目標にするほうがよい，と考える専門医が増えています。

3 アイソトープ治療の効果の判断は？

- アイソトープ治療の効果は，通常，甲状腺ホルモンの下がり具合で判断します。とこ

124　第3章　甲状腺中毒症の診かた

ろが，治療後しばらくは抗甲状腺薬を服用したり，甲状腺ホルモン薬を併用したりすることもあり，また，同時に放射性ヨウ素（アイソトープ）も徐々に効いてくるので，実際にどのくらい甲状腺ホルモンが低くなっているのかわかりにくいことがあります。

- そこで，どのくらい甲状腺ホルモンが低くなっているのかを知る手段として，治療後の甲状腺体積の変化が役に立つわけです。

- 実際，アイソトープ治療を受けた若年者Basedow病（12～19歳）の49人を対象に検討したところ，"アイソトープ治療後3カ月の時点で，甲状腺の体積が治療前の半分未満に縮小すると約9割が1年以内に低下症になる"ことがわかりました（図1）。つまり，治療後3カ月の時点で，その患者さんがよくなるのかどうかを十中八九予測できることになります。これは，成人Basedow病169人を対象にした検討でも同様の結果でした。

- アイソトープ治療と手術療法をひとまとめにしてablative therapyと表現されることがあります。"ablative"とは，「（組織などを）切除する・（雪などを）溶かす」という意味ですが，手術であれば，甲状腺を直接肉眼で確認しながら切除し，組織量を減らすことで甲状腺ホルモンを減らすことができます。同様にアイソトープ治療でも，甲状腺の組織量が減らないと甲状腺ホルモンは下がりません。したがって，ablative therapyの効果判定として，アイソトープ治療では，甲状腺体積がどの程度減っているかを確認することが非常に重要となってきます。

- Basedow病のアイソトープ治療の効果判定として，ぜひ超音波検査で甲状腺組織の減り具合を確認してみて下さい。

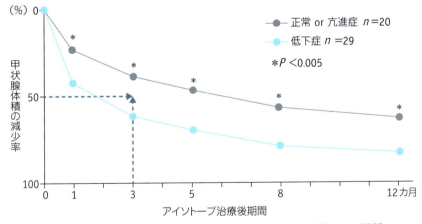

図1　Basedow病アイソトープ治療後1年後の甲状腺機能と重量減少率の関係

■ 文献
1) Nakatake N, et al：Prediction of post-treatment hypothyroidism using changes in thyroid volume after radioactive iodine therapy in adolescent patients with Graves' disease. Int J Pediatr Endocrinol. 2011；2011：14.

中武伸元

第**3**章　甲状腺中毒症の診かた

■ ちょっと**視点**を変えて **24**

ヨウ化カリウム（KI）を前治療に使用したアイソトープ治療

▶ ヨウ化カリウム（KI）を前治療に使用してアイソトープ（RI）治療を施行しても，十分な治療効果が得られる。

▶ RI治療前のKI休薬期間は，高リスク症例では，短め（例：治療3日前より休薬）に設定し，早期の低下症を目標とする症例では，長め（例：治療5日前より休薬）に設定するとよい。

1 KIを前治療に使用してアイソトープ治療を行った場合の悩み・疑問

■ 副作用で抗甲状腺薬が使用できないBasedow病患者にRI治療を行う場合，RI治療前の甲状腺機能亢進症のコントロール（前治療）にKIを使用することがあります。

■ KIを前治療に使用すると，RI治療の効果が減弱することが懸念されます。

■ また，KIを中止すると症例によっては，甲状腺機能亢進症が急激に増悪することがあります。RI治療前にKIの休薬期間を長くすると甲状腺機能亢進症が増悪する危険性，休薬期間を短くすると治療効果が減弱する可能性があり，適切なKI休薬期間については議論の余地があります。

2 KIを前治療に使用してアイソトープ治療すると治療効果が減弱するのか？

■ 当院でKIを前治療に使用してRI治療を施行したBasedow病患者112例を対象に検討しました。

■ 甲状腺重量は中央値27g（9～83），KI投与量は中央値50mg／日（7.1～200），RI治療までのKI服用期間は中央値2.2カ月（0.03～102）です。

■ KI休薬開始日はRI治療2日前が3例，3日前が43例，4日前が5例，5日前が55例，6日前が3例，7日前が3例で，KIはRI治療2日後より再開しました（KI休薬開始日をRI治療3日前に設定した場合，たとえば土曜日を治療日とすると，3日前の水曜日からKIを中止し，水・木・金・土・日曜日の5日間KIを休薬，月曜日からKIを再開）。

■ ^{131}I投与量は全例13mCiで，ヨウ素制限はRI治療2日前から開始しRI治療2日後に解除しました。

■ フォローアップ期間は中央値61カ月（8～77），RI治療回数は1回が104例，2回が

126　第**3**章　甲状腺中毒症の診かた

7例，4回が1例．最終受診時の甲状腺機能は低下症92.9％，潜在性低下症0.9％，正常1.8％，潜在性亢進症3.6％，亢進症0％，不明0.9％でした．
- KIを前治療に使用しても十分な治療効果が得られました．

3 KIの適切な休薬期間は？

- KIをRI治療3日前から休薬した群（KI3D群）とKIをRI治療5日前から休薬した群（KI5D群）で，休薬によるホルモン変動とRI治療の効果を比較しました．
- KI3D群とKI5D群でKI休薬による甲状腺ホルモンの変動に差があるかを検討しました（KI3D群14例，KI5D群19例）．両群間でKI投与量および投与期間，甲状腺重量に差はありませんでした．血中FT_4値は，KI3D群では休薬前と休薬後で差はありませんでしたが，KI5D群では休薬後に有意に上昇しました（図1）．
- 次に，KI3D群とKI5D群で治療効果に差があるかを検討しました．対象は，2回以上RI治療をした症例を除いたKI3D群40例，KI5D群50例です．両群間でKI投与量および投与期間，甲状腺重量には差はありませんでした．RI治療1年後の低下症達成率は，KI3D群76％，KI5D群88％，RI治療3年後の低下症達成率はKI3D群92％，KI5D群100％と，KI5D群のほうが治療効果が高い傾向にありました．
- KI休薬による甲状腺機能亢進症の増悪を避けたい高リスク症例ではKIを3日前から休薬してRI治療したほうが安全と考えられ，より早期の低下症を目標とする症例ではKIを5日前から休薬してRI治療するのがよいと思われます．

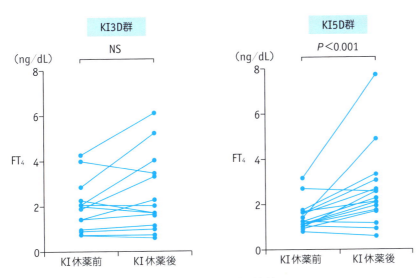

図1　KI休薬期間による甲状腺ホルモンの変動の比較

濱田勝彦

第3章　甲状腺中毒症の診かた

ちょっと視点を変えて 25

TRAbを効果的に減少させるには?

▶ 十分量の^{131}Iでのアイソトープ治療により，治療後のTRAb，TSAbの上昇を抑えることができる可能性がある。

1 アイソトープ治療後に生じる影響

■ Basedow病に対してアイソトープ治療を行う場合，TRAb，TSAbが上昇して，甲状腺眼症を発症・増悪したり，妊娠にも影響を与える[1]ことがあります。

■ 我々の施設の症例において，アイソトープ治療後にTSAbが上昇後に低下する症例とTSAbが上昇せず低下する症例があることがわかりました。そこでTSAbが上昇した群と上昇せず低下していった群の臨床的特徴を比較検討しました。

■ 対象は2011年5月から2013年10月に当院にてアイソトープ治療を施行した症例のうち，初回治療で2年以上経過を追うことが可能であった31例です。男女比は1：30。TSAbが上昇した群をE群，上昇しなかった群をnon-E群としました。2群間で年齢，性別，Basedow病治療期間，甲状腺重量，TSAbに有意差はなく，2群間のBasedow病の病勢は同程度と考えられました。

■ これら2群間において，治療後3カ月，6カ月，12カ月における甲状腺重量，同時期における甲状腺腫縮小率，^{131}I投与量，単位重量当たりの^{131}I投与量，TSAbの推移，甲状腺眼症の発症・増悪の有無，喫煙の有無，アイソトープ治療1年後および2年後の甲状腺機能亢進症の有無について比較検討しました。

■ 甲状腺重量，縮小率，^{131}I投与量などの結果は表1の通りで，12カ月後の甲状腺腫縮小率，単位重量当たりの^{131}I投与量，および6カ月後のTSAbが2群間で有意差を認めました。なお，TRAbに関してはE群で測定上限に到達する症例が多くあり，稀釈測定を行っていない関係で統計処理は行っていませんが，参考に表1にデータを提示しています。

■ また，甲状腺眼症の発症・増悪の有無，喫煙の有無，アイソトープ治療1年後，2年後の甲状腺機能亢進症の有無に関してはいずれも両群間に有意差は認めませんでした。

■ 有意差を認めた項目のうち，甲状腺腫の縮小率はアイソトープ治療12カ月後のnon-E群で有意に高値ですが，これは単位重量当たりの^{131}I投与量がnon-E群で有

表1 E群およびnon-E群（当院症例）の甲状腺重量，甲状腺腫縮小率，^{131}I投与量，単位重量当たりの^{131}I投与量，TSAbの推移の比較

		E群	non-E群	P値
甲状腺重量（g）	治療前	26.9（21.9〜45.9）	35.8（31.6〜40.9）	n.s.
	3カ月	15.4（8.3〜18.9）	13.1（11.5〜17.6）	n.s.
	6カ月	10.7（6.1〜15.9）	8.9（5.7〜13.0）	n.s.
	12カ月	8.7（4.2〜12.5）	7.2（3.7〜8.7）	n.s.
甲状腺腫縮小率（%）	3カ月	57.5（39.1〜69.0）	62.8（56.6〜66.5）	n.s.
	6カ月	65.4（60.6〜78.1）	75.2（67.9〜81.3）	n.s.
	12カ月	71.7（66.3〜82.3）	82.6（77.6〜86.4）	$P<0.05$
^{131}I投与量（mCi）		10.0（6.5〜10.9）	11.9（6.9〜13.0）	n.s.
単位重量当たりの^{131}I投与量（μCi/g）		122.2（94.3〜149.2）	160.7（120.0〜217.3）	$P<0.05$
TSAb（%）	治療前	463（162〜1,887）	1,218（475〜1,933）	n.s.
	3カ月	1,608（309〜3,626）	526（189〜1,125）	n.s.
	6カ月	2,188（793〜3,216）	383（172〜1,174）	$P<0.05$
TRAb*	治療前	13.6（4.7〜40.0）	19.0（10.1〜34.4）	
	3カ月	22.7（9.5〜40.0）	15.7（9.7〜38.1）	
	6カ月	40.0（16.7〜40.0）	12.6（6.4〜27.6）	

データはmedian（25〜75%）。
*TRAbは稀釈測定を行っておらず測定上限が40 IU／Lとなっており，参考値である。
n.s.：有意差なし

意に高値であったことを反映していると言えます。

■ よって，今回の検討におけるTSAbの変動に影響を与えた要因は単位重量当たりの^{131}I投与量と考えられます。

2 アイソトープ治療後のTRAb，TSAbの上昇を抑えるために

■ アイソトープ治療に伴いTRAb，TSAbの上昇がみられるのは，^{131}Iによる甲状腺組織へのダメージで抗原が漏出し，これに反応してTRAb産生が増加するためと考えられています[2]。

■ non-E群ではE群と比較し単位重量当たりの^{131}I投与量が有意に多く，十分量の^{131}Iで速やかに甲状腺組織のアブレーションが行われることで，抗原漏出の期間が短縮され，TSAbの上昇を認めないのではないかと我々は考えています。

■また，アイソトープ治療前にチアマゾールで管理を行うことでTRAbの上昇の程度が減衰する可能性を示唆する報告もあります[3]が，この検討においては両群間で同程度に抗甲状腺薬を使用しており，抗甲状腺薬による影響は今回の検討では否定的と考えています。

■表1のTSAbの推移からもわかるように，アイソトープ治療後にTSAbがピークをつくらないことで結果的に早期のTSAbの低下が期待できますので，**TSAbの上昇を避けたい症例や手術を希望しない若年女性で比較的早期の妊娠を希望する症例など**においては十分量の^{131}Iでアイソトープ治療を行うことが1つの選択肢になってくるのではないかと考えています。

■症例数がまだ少なく，本検討のみで断定的なことは言えませんが，今後症例を蓄積して検討していきたいと考えています。

■■■ 文 献 ■■■

1) Yoshihara A, et al：Incidence of neonatal hyperthyroidism among newborns of Graves' disease patients treated with radioiodine therapy. Thyroid. 2019；29(1)：128-34.
2) Atkinson S, et al：Effect of radioiodine on stimulatory activity of Graves' immunoglobulins. Clin Endocrinol (Oxf). 1982；16(6)：537-43.
3) Andrade VA, et al：Serum thyrotropin-receptor autoantibodies levels after I therapy in Graves' patients：effect of pretreatment with methimazole evaluated by a prospective, randomized study. Eur J Endocrinol. 2004；151(4)：467-74.

—— 橘　正剛

第3章 甲状腺中毒症の診かた　A 甲状腺機能亢進を伴う甲状腺中毒症

1 Basedow病

⑧ 手術による治療

結論から先に

- 甲状腺腫が大きく抗甲状腺薬で治りにくいBasedow病（T_3優位型）の治療に有用である。
- 術後に再発がない超亜全摘や全摘を選択する。

1 手術適応になる症例

- 抗甲状腺薬では治りにくい100g以上の大きな甲状腺腫の例，抗甲状腺薬の副作用があり使用できない例や腫瘍の合併例が主な適応となります。

2 術式について

- Basedow病の手術療法は，以前は術後の甲状腺機能の正常化を目的として残置量を6g前後とする亜全摘術を行ってきました。
- しかし100g以上の大きな甲状腺腫では亜全摘では術後の再発が多く，術後の甲状腺機能が正常でもTRAbが高値を持続するとTRAbが胎盤を通過して胎児の甲状腺を刺激し，流産や死産の原因となることがあります。
- 我々が亜全摘術を行っている頃，既に栗原英夫先生は再発のない術式として残置量2g以下の超亜全摘術を提唱していました[1]。この術式では術後甲状腺機能低下症となりますが，将来妊娠する可能性のある女性には，TRAbの低下も期待できる超亜全摘や全摘はメリットが大きく，今ではこれらの術式を選択しています。TRAbの確実な低下には全摘が望ましいです[2]。

3 術前処置

- 術前の甲状腺機能は正常値であることが理想ですが，T_3優位型では術前の甲状腺機能の正常化が困難なことがあります。ただし，甲状腺機能亢進状態でもβ遮断薬で脈拍が80回/分台に維持できれば術後のクリーゼは隈病院での33年間も含めて経験はありません。また術中・術後もβ遮断薬（オノアクト®）の静脈注射で頻脈のコントロ

ールが可能となり，より安全となってきました。
- 具体的な前処置としては以下を投与します。

　　抗甲状腺薬＋ヨウ化カリウム丸®
　　抗甲状腺薬＋ヨウ化カリウム丸®＋β遮断薬
〈抗甲状腺薬が使用できない場合〉
　　ヨウ化カリウム丸®＋β遮断薬

4 手術のポイント

- 超亜全摘術と，TRAbが高値の大きな甲状腺腫例では全摘術が標準術式です。超亜全摘は右葉を全摘し左葉の一部を残す術式を行っています。Basedow病の手術もいかに合併症なく安全に行うかが最重要課題です。そのためには反回神経や副甲状腺の温存に十分留意します。
- 大きな甲状腺腫は，血流が多く，出血量も多くなり敬遠したくなる手術ですが，左手2，3指を甲状腺上極に挿入，上極を脱転して術野に引き出し（図1），鉗子を使用せず（鉗子でつかむと甲状腺が裂けて止血が困難となることがあります），甲状腺を左手で把持しながら上下甲状腺動静脈の処理を行うと出血もコントロールでき，手術操作もしやすくなります。
- 反回神経と血管との区別がしにくいことがあります。甲状軟骨後方に指を挿入し，索状のものを神経刺激装置であるVARI-STIM®で刺激します。指先に後輪状披裂筋の収縮を触れると反回神経であること，麻痺のないことが確認できます（図2）。
- Basedowの手術で反回神経を確認しない施設も多くありますが，麻痺を避けるためには確認するのが安全です。切除した甲状腺に副甲状腺が付着していれば，細切して胸鎖乳突筋内に移植すると副甲状腺機能は回復します。

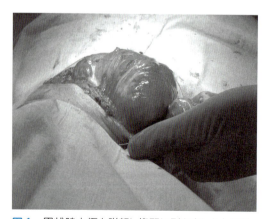

図1 甲状腺上極を脱転し術野に引き出したところ
カラー口絵 F

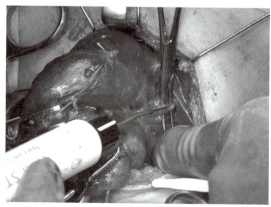

図2 VARI-STIM®で反回神経刺激し，甲状軟骨後方で後輪状披裂筋の収縮を指で触れているところ
カラー口絵 F

まとめ

▶ Basedow病の手術療法は，有用であるが最後の治療手段であり，術後の経過を十分説明して，患者さんの理解の上で術式を選択すべきである。

▶ 手術は熟練した内分泌外科医に任せるべきである。

文 献

1) 栗原英夫：Basedow病の手術―甲状腺超亜全摘術．手術．1997；51(12)：1967-78.
2) Takamura Y, et al：Changes in serum TSH receptor antibody (TRAb) values in patients with Graves' disease after total or subtotal thyroidectomy. Endocr J. 2003；50(5)：595-601.

――― 松塚文夫

第**3**章　甲状腺中毒症の診かた

ちょっと視点を変えて 26

（手術）後出血

▶ 甲状腺・副甲状腺の術後出血は1%の頻度で発生する。特にBasedow病術後の頻度は2倍である。

▶ 術後出血は術後24時間以内に発生する。患者は入院中であるので，迅速に適切な対応をすればまったく問題ないが，判断を誤ると患者は窒息により死に至ることがある[1~4]。

1 甲状腺・副甲状腺術後出血の現状

- 手術後出血は外科治療特有の一般的な合併症です。甲状腺・副甲状腺手術後の後出血の頻度は1%程度の確率で発生しています。
- 熟練した外科医なら後出血を起こさないというわけではありません。有意に多いのはBasedow病の手術後であり，他の2倍となっています[3, 5~7]。

2 後出血の対処方法

- Basedow病手術直後に患者の術後管理を行う看護師や，初期対応にあたる医師には，事前に十分な教育を行う必要があります。発生したときに適切な対処方法がとれること，緊急事態であると認識できることがきわめて重要です。
- Basedow病の手術を行う件数が少ない施設ではマニュアル等を整備し，迅速に統一した対応ができるようにしておくのがよいでしょう。

術後観察と記録

- 術後患者の経時記録用紙にはあらかじめ「創部の状態」も項目として設定しておきます。創部の状態はさらに細かく項目を設定し，創部の腫脹，創部出血，創部ドレーンからの排液状況は，誰が観察してもわかるように統一するとよいでしょう。
- また，創部腫脹がない場合は（−），やや腫脹している場合は（±），腫脹を認める場合は（＋），著明な腫脹がある場合は（＋＋）など，看護師が腫脹を早期に発見できるよう基準を決めておくとよいでしょう。医師への診察依頼のタイミングは創部の腫脹が（±）から（＋）に進行した場合はコールする，とマニュアル等で決めておくとよいでしょう。

134　第**3**章　甲状腺中毒症の診かた

- 観察は手術室から回復室へ帰室した時間を0とし，15分後，30分後，60分後とします。以降は1時間ごととし，おおむね6時間で安静解除となり，患者は離床ができます。
- 患者は離床後も後出血の可能性があるため，創部の状態や呼吸状態は継続して観察を行います。

スタッフ教育のポイント

- 術直後から24時間以内に創部腫脹，呼吸困難等があれば直ちに医師に診察を依頼することが重要です。看護師は「こんなことで当直医に連絡したら怒られるかもしれない」と思うのは間違いです。また看護師から連絡を受けた医師が，後出血かもしれないと考え頸部の状態を確認する必要があります。
- 動脈性の出血であれば窒息する可能性があるため，看護師は担当医が直ちにベッドサイドで開創できるように準備しておきます。具体的には抜糸用のハサミがあればよいでしょう。
- 担当医は躊躇せずベッドサイドで開創します。これで血腫が除去でき気道内圧が減圧すれば呼吸状態は安定し窒息の心配はなくなります。主治医である外科医は落ちついて手術室で止血術にとりかかれます。

禁忌となる医療行為

- 開創せずに，気管内挿管を行うことは禁忌です。頸部は非常に狭いコンパートメントであり閉創後に出血を起こすとみるみる腫れてきます。この急激な気道内圧の上昇により患者は呼吸困難を訴えることが多いため，まずは気管内挿管を行うことを考えるでしょう。一般的には呼吸困難患者には気道確保のため気管内挿管を行うことがセオリーです。しかし甲状腺・副甲状腺術後の後出血の場合は声帯浮腫が進行しており，慣れた医師であっても気管内挿管は困難です。困難であるがゆえ気管内挿管を数回試みている間にも出血が進行し，時間を浪費することになります。結果，気道内圧上昇による気道閉塞で患者は窒息し死に至ってしまいます。
- 難治性であるもの，巨大甲状腺腫を伴うもの，早期挙児希望等のBasedow病治療には手術療法が非常に有効です。しかし術後管理を適切に行わなければ，命に関わる重大な事態になりかねないことを忘れてはいけません。

◎

- 後出血自体は医療事故ではありません。外科手術における一般的な合併症の1つです。Basedow病で外科治療を受ける患者へは手術前に合併症として，後出血による再開創（止血術）が必要となる可能性について十分に説明しておく必要があります。
- 昨今医療事故として報道されているものは，対処方法が適切でなかったため窒息により死亡した事例です。Basedow病の手術が直接の原因で死亡することはありません。
- Basedow病に限らず甲状腺・副甲状腺の手術後の管理として後出血への適切な対応や判断を誤ると，患者は窒息する可能性があることを医療従事者は十分に把握し，自施設の体制が整っていることを確認しておくことが重要です。

■ 文 献 ■

1) 福島光浩：術後出血. 甲状腺・副甲状腺ゴールデンハンドブック，宮内　昭，監. 網野信行，編. 南江堂，2012, p19-20.
2) Chen E, et al：Risk factors target in patients with post-thyroidectomy bleeding. Int J Clin Exp Med. 2014；7(7)：1837-44.
3) Suzuki S, et al：Factors associated with neck hematoma after thyroidectomy：a retrospective analysis using a Japanese inpatient database. Medicine (Baltimore). 2016；95(7)：e2812.
4) Materazzi G, et al：Prevention and management of bleeding in thyroid surgery. Gland Surg. 2017；6(5)：510-5.
5) Burkey SH, et al：Reexploration for symptomatic hematomas after cervical exploration. Surgery. 2001；130(6)：914-20.
6) Leyre P, et al：Does the risk of compressive hematoma after thyroidectomy authorize 1-day surgery? Langenbecks Arch Surg. 2008；393(5)：733-7.
7) Promberger R, et al：Risk factors for postoperative bleeding after thyroid surgery. Br J Surg. 2012；99(3)：373-9.

新田早苗

第3章　甲状腺中毒症の診かた

ちょっと視点を変えて 27

神経モニター

▶ 近年，Basedow病手術でも保険適用が認められた術中神経モニター装置を使用することにより，発声に関与する重要な神経である反回神経および上喉頭神経外枝の確認温存が以前より格段に容易になった。

1 神経モニターとは

■ 甲状腺の手術では，発声に関与する神経である反回神経（下喉頭神経）や上喉頭神経の外枝を損傷する危険があります。

■ 手術で反回神経を損傷するとかすれ声となり，発声持続時間が短くなり，嚥下時に誤嚥しやすくなります。一方，上喉頭神経外枝やその支配筋である輪状甲状筋を損傷すると高い声や強い声が出しにくくなります。

■ こうした神経の損傷をできる限り避けるため，術中「神経モニター」が有用です。神経モニターとは，専用の器械で術中にこれらの神経を電気的に刺激し，その支配筋の収縮を測定することによって，神経を同定することおよび神経の健全性をリアルタイムに確認することです。

■ なお，神経モニターの導入にあたってはその使用方法についてガイドラインがありますので，一読することをお勧めします[1]。

2 反回神経の術中神経モニター

■ 反回神経の電気的刺激によって声帯筋（喉頭内筋群）の収縮を確認し，神経を同定するとともに，神経の健全性も確認します。

■ 方法としては以下①②の二通りがあります。

①全身麻酔時に専用の電極付き気管内挿管チューブを使用して挿管し，術中神経刺激時の声帯筋の筋電図をモニターする方法

②通常気管内挿管チューブを使用して挿管し，術中神経刺激時は，術野において喉頭の背側に術者の示指を挿入しておいて，喉頭内筋群の1つである後輪状披裂筋の収縮を触知する方法（laryngeal twitch methodと呼ばれています）

3 上喉頭神経外枝の術中神経モニター（図1）

- 上喉頭神経外枝の電気的刺激によって輪状甲状筋の収縮を確認します。輪状甲状筋は，喉頭内筋群と違って術野で容易に観察できるため，必ずしも電極付き気管内挿管チューブは必要ありません。
- しかし，上喉頭神経外枝と反回神経はhuman communicating nerveと呼ばれる喉頭内における神経同士の接続があるため，上喉頭神経外枝の神経刺激によっても多くの症例で声帯筋の収縮が認められ，声帯筋の筋電図でもモニターすることが可能です。

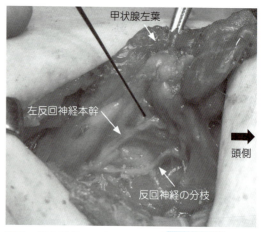

図1　術中神経モニターの様子　カラー口絵 G
露出された左反回神経。

4 Basedow病手術における神経モニターの利点

- Basedow病手術では，甲状腺腫が大きいこと，易出血性であることなどから，反回神経，上喉頭神経外枝を確実に確認温存することが困難な場合があります。
- また近年，妊娠希望のある女性や甲状腺眼症のある症例において，術後のTRAb低下を期待して甲状腺全摘術や超亜全摘術が多く施行されるようになり，術野において両神経を確認温存する必要性が増しています。
- 出血により神経と血管の判別が難しい場合や神経の分岐がある場合に，神経モニターにより反回神経を確認できることは，術者に非常に安心感をもたらすものであり，ひいては術後声帯麻痺のリスクを下げ，患者さんのメリットとなります。
- また，甲状腺腫が大きくなるにつれ，上喉頭神経外枝は甲状腺上極の近傍を走行しやすくなることから，上甲状腺動静脈の処理を行う際に神経モニターを行って神経を確認することで，その温存率も向上することが期待されます。
- 近年，Basedow病手術においても，術中神経モニターが保険適用として認められるようになり，神経モニターを使用してより安全で質の高い手術が施行しやすくなりました。

■ 文献

1) Randolph GW, et al: Electrophysiologic recurrent laryngeal nerve monitoring during thyroid and parathyroid surgery: international standards guideline statement. Laryngoscope. 2011; 121(Suppl 1): S1-16.

舛岡裕雄

| 第3章 甲状腺中毒症の診かた | A 甲状腺機能亢進を伴う甲状腺中毒症 |

2 Plummer病など──機能性結節性病変による甲状腺中毒症

結論から先に

▶ 甲状腺の結節（腺腫や多結節性甲状腺腫の一部の結節）が，TSH受容体機能獲得変異などによりTSHのシグナル伝達機構が常に活性化されて自律性にホルモンを分泌し甲状腺中毒症を呈する。

▶ ヨウ素の充足した日本では比較的稀な疾患だが，放射性ヨウ素または放射性テクネシウムシンチグラフィーを用いて確実に診断し，手術や放射性ヨウ素により適切に治療すれば完治が望める。

1 症例提示

症例 53歳，女性

| **現病歴** | 歩行時の軽い動悸と1年間に2kgの体重減少を認める。 |
| **身体所見・検査所見** | 脈拍80回／分。甲状腺の触診では右葉に直径3cm大の結節を触知し，圧痛はなく可動性は良好。
甲状腺機能検査ではTSH<0.03μIU／mL，FT$_3$ 5.1pg／mL，FT$_4$ 2.3ng／dLと軽い甲状腺中毒症を認め，TRAb，TgAb，TPOAbは陰性であった。
頸部超音波検査では甲状腺右葉に境界明瞭な内部均一性の結節を認める。 |

■ このあと，どのように診断を進め，どう治療するのでしょうか？　ヒントは以下に示したポイントです！

ポイント1　結節性病変

ポイント2　軽い甲状腺中毒症

ポイント3　甲状腺自己抗体陰性

2 Plummer病とAFTN，中毒性腺腫とTMNG

■ 甲状腺ホルモンの産生・分泌は視床下部─下垂体─甲状腺系のネガティブフィードバック機構によって一定になるよう調節されていますが，腫瘍や結節性過形成などの結節性病変がTSH刺激とは独立して自律性にホルモンを産生・分泌し，フィードバック抑制が働かずに過剰になると，ホルモン作用過剰の病態である甲状腺中毒症を呈します。

Plummer病の語源はこれだ！

- 1913年，Plummerは甲状腺中毒症を臨床症状と病理所見から2つに分類し，Basedow病（Graves' disease）とは異なり眼症状がなく，甲状腺腫の病理像が過形成ではない（non-hyperplastic）一群の存在を報告しました[1]。

- のちの報告でnon-hyperplasticとは単結節の腺腫（adenoma）と多結節の腺腫様甲状腺腫（adenomatous goiter）であると述べています。Basedow病が甲状腺腫と中毒症がほぼ同時期に発症するのに対し，Plummer病は中毒症を呈する前に非中毒性甲状腺腫の時期が長いという特徴を有していました。後にこれらの結節がホルモンを自律性に分泌していることが明らかにされました。

用語の使われ方に注意！

- 欧米では単結節のものを中毒性腺腫（toxic adenoma），多結節性のものは中毒性多結節性甲状腺腫（toxic multinodular goiter；TMNG）と呼んでいます。

- Plummer病という病名は近年欧米では使われず，日本では長い間単結節のものに用いられてきた傾向がありますが，最近では本来のTMNGを包括した機能性結節が原因の甲状腺機能亢進症（甲状腺ホルモンの合成亢進を伴った甲状腺中毒症）と理解されています。

- 自律性機能性甲状腺結節（autonomously functioning thyroid nodule；AFTN）は，以前は単結節の中毒性腺腫とほぼ同義で使われていたこともありましたが，最近ではひとつひとつの機能性結節を指して使われるようになっています。

3 臨床的特徴は？

- 結節が小さいうちはTSHの抑制には至らず，単結節の中毒性腺腫では3cmぐらいになって初めて症状を呈してきます。発見時期は通常中年以降となり，60歳以上では結節が大きい傾向です。TMNGも当初は非中毒性の時期が長く続き，やがて自律性を獲得した結節が大きくなって中毒症を呈してきます。このため高齢になって見つかります。

- 中毒症の症状は軽いことが多く，結節性甲状腺腫や多結節性甲状腺腫の精査で甲状腺機能検査をして甲状腺ホルモンの過剰とTSHの抑制で発見されることもしばしばです。特に高齢者では中毒症の症状は少なく，心房細動や食欲低下などが主症状となります。50歳以下のより若年者の機能性腺腫では体重減少や動悸，振戦などの典型的な症状の頻度は高くなります。

- 男女比はほかの甲状腺疾患と同じように女性に多く，およそ1:5～10程度です。

- ホルモンを産生する腫瘍は分化が進んでいて悪性のことはほとんどありません。しかし機能性結節以外の部位にがんを併発していることもあるので，超音波検査では機能性結節部分にばかりに目を奪われて周囲組織のがんを見落とさないようにします。

■ 診療のポイントはここだ！
➡ 甲状腺中毒症は軽い！
➡ 中年以降に発見されることが多い。

4 診断確定はどうする？

- 自律性にホルモンを分泌している結節はナトリウム/ヨウ素共輸送体（Na$^+$/I$^+$ symporter；NIS）によりヨウ素（I）やテクネシウム（Tc）を能動輸送により濾胞細胞に取り込みます。ホルモン過剰となりTSHが抑制された状態では正常組織の取り込みは消失または低下するので（図1），周囲組織との間に取り込みの差ができて^{123}Iまたは^{99m}Tcシンチグラフィーで検出することができます。

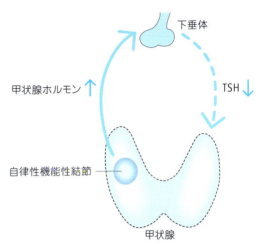

図1　中毒性機能性結節の病態
過剰な甲状腺ホルモンによりTSHは抑制され，周囲正常組織はホルモンをつくらない。

- 図2にシンチグラムを示します。周囲の取り込みが残っていて，それと比較して強く取り込まれているものをhot nodule（図2A），周囲の組織の取り込みがないものをtoxic nodule（図2B）と呼んでいます。TMNGではいくつかの自律性結節に取り込まれ周囲の取り込みはなくなります（図2C）。

- 中毒症が強くない場合，通常の平面（planer）像でびまん性に取り込まれても，SPECTやSPECT/CTで断層撮影を行うと結節への取り込みが明確になる場合があります（図3）。

- 触診や超音波検査で結節性病変があり，TSHの減少している甲状腺中毒症を認めるときにはこれらのシンチグラフィーによって診断を確定します。

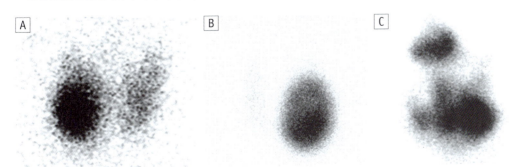

図2　機能性結節の^{123}Iまたは^{99m}Tcシンチグラム
A. 周囲の取り込みが残るhot nodule
B. TSHの抑制されたtoxic nodule
C. toxic multinodular goiter

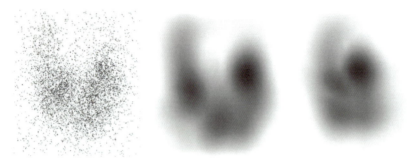

図3　SPECT/CT画像
通常の¹²³Iシンチグラム（左）では，わずかに取り込みの亢進が疑われるが，SPECT/CT（中央：coronal，右：sagittal）でははっきり描出される。

（写真提供：伊藤病院　渡邊奈津子先生）

診療のポイントはここだ！

➡ 診断はシンチグラフィーによって確定する。
➡ したがってシンチグラフィー，できればSPECTができる施設への紹介が必要！

5 頻度は？

- ヨーロッパなどヨウ素欠乏地域に多く，TMNGは高齢者の甲状腺中毒症の原因としてBasedow病に匹敵するほど多いのですが，水道水にヨウ素を入れるなどして補充してからは減ってきています。
- ヨウ素が充足している日本では甲状腺中毒症のおよそ0.5％，甲状腺結節の1％弱[2]と低頻度です。

診療のポイントはここだ！

➡ ヨウ素が充足している日本では稀！

- ところが隈病院で結節性甲状腺腫患者に対して，甲状腺中毒症の有無にかかわらず¹²³Iシンチグラフィーを行ったところ，hot noduleが5.6％[2]あり，このうち甲状腺中毒症となっていたのは15％，全体の0.84％でした。濾胞性の結節が自律性を獲得することはそれほど稀ではなく，ヨウ素が充足していることが関連して甲状腺中毒症になりにくいだけなのかもしれません。

6 治療はどうする？

- 甲状腺中毒症に至っていないものは治療の必要はなく，半年〜1年に1回程度甲状腺機能を検査しフォローすれば十分です。ただ，圧迫症状が強い場合などは非機能性の結節性病変の手術適応にしたがって治療します。

- 中毒症を呈している場合は手術と放射性ヨウ素による治療が一般的に勧められています[3]。もちろん抗甲状腺薬によりホルモン合成を抑制することで中毒症をコントロールすることも可能ですが，やめると元に戻るので治療が長期にわたり若年者には勧められません。

- 単結節のものでは手術による摘出は確実性があります。周囲正常組織の萎縮は術後改善しeuthyroidとなりますが，一部機能低下症に陥る例があります。TMNGの手術は再発を嫌い通常全摘が行われますので，機能低下症は必発です。中毒症が強いときは術前に抗甲状腺薬を用いて機能を抑制します。手術のデメリットとして手術痕以外にも，少ないものの反回神経麻痺などの合併症もあり，選択にあたっては考慮する必要があります。

見直されるアイソトープ治療

- 放射性ヨウ素はTSHが抑制されている場合は正常甲状腺組織には取り込まれないので，アイソトープ治療は理論的に低下症になりにくい治療法です。

- 2011年伊藤病院から手術，放射性ヨウ素（アイソトープ），PEIT（経皮的エタノール注入療法）の3つの治療成績が報告されましたが[4]，10年間に治療を受けた159例の中毒性腺腫と46例のTMNGのうちアイソトープ治療はそれぞれ35例と15例で，中毒症から脱却したのはそれぞれ32例（91%），11例（73%）と，機能正常化が望めます。ただ中毒性腺腫では9例（26%）が機能低下となっています。

- 田尻は1回のアイソトープ治療で機能が正常化しなくても，2回，3回と繰り返せば確実に機能亢進を是正することができると報告しています[5]。やはり中毒症が強いときは治療前に抗甲状腺薬を用いて機能を抑制しますが，TSHの抑制がとれた時点での治療は正常組織にも取り込まれるので機能低下症を招きます[5]。TSHが抑制された状態で行えば機能正常化が期待できます。しかし欧米の報告[6]では年を経るにしたがって機能低下が増加し，10年後にはおよそ半数にもなり，20年後もさらに増加し，特に抗甲状腺抗体陽性の例で顕著でした。そのため治療後に機能が正常となっても長期のフォローが必要です。

- 比較的新しい治療としてPEITも一部で行われています。しかしPEITは繰り返し行う必要があり，合併症も起こりうること，長期的予後も明らかでないなどの理由からイタリアなど一部の国を除いてあまり普及していません。最近PEITに替わって経皮的レーザー治療やラジオ波による治療も同等の効果があると報告されています。

- 表1に各々の治療法の利点と欠点をまとめました。

診療のポイントはここだ！

→ 現時点では，若年者や大きな結節，完治を望むときは手術を，アイソトープ治療では晩発性の機能低下に注意。

表1 治療法の比較

治療法	利点	欠点
手術	●早期に甲状腺中毒症から回復 ●完治が望める ●悪性の見逃しがない	●手術痕が残る ●熟練した手技を要する ●合併症の危険 ●一部に機能低下，全摘では必発
放射性ヨウ素	●TSH抑制下では機能低下になりにくい ●手技が容易で外来で治療可能 ●安価	●設備が必要 ●機能正常化まで時間がかかる ●晩発性の機能低下症の危険 ●長期のフォローが必要
抗甲状腺薬	●手技の必要なく簡便	●完治が望めず，継続が必要 ●副作用の危険

7 自律性の機序は？

■ TSH受容体からのシグナル伝達機構が遺伝子の変化などによって常に活性化されるとTSHの刺激なしでもホルモンを合成・分泌するようになります。多くの自律性結節にみられるのがTSH受容体の機能獲得変異です。変異の頻度の報告は地域や検査方法などの違いにより一定しませんが，60～80％ぐらいとされています（☞**157頁：3章A5**）。

■ TMNGでは複数の機能性結節が別の変異を持つ例も報告されています。

■ TSH受容体はG蛋白質共役型受容体ですが，一部の症例ではG蛋白のα-subunit（Gsα）の機能獲得変異も見つかっています。

■ まとめ

▶ ヨウ素欠乏地域に多く，日本では甲状腺中毒症を呈することは比較的稀。

▶ 甲状腺中毒症を伴う結節性病変で疑い，シンチグラフィーで診断する。

▶ 手術や放射性ヨウ素治療により甲状腺中毒症は確実に改善できる。

■ 文献

1) Plummer HS：The clinical and pathological relationship of simple and exophthalmic goiter. Am J Med Sci. 1913；146(6)：790-5.
2) 隈　寛二, 他：Plummer病, 多結節性甲状腺中毒症. 内科. 1994；74(5)：867-70.
3) Ross DS, et al：2016 American Thyroid Association guidelines for diagnosis and management of hyperthyroidism and other causes of thyrotoxicosis. Thyroid. 2016；26(10)：1343-421.
4) Yano Y, et al：Treatment of autonomously functioning thyroid nodules at a single institution：radioiodine therapy, surgery, and ethanol injection therapy. Ann Nucl Med. 2011；25(10)：749-54.
5) 田尻淳一：機能性甲状腺結節に対する外来での放射性ヨード治療. 核医学. 2006；43(2)：75-83.
6) Bolusani H, et al：Determinants of long-term outcome after radioiodine therapy for solitary autonomous thyroid nodules. Endocr Pract. 2008；14(5)：543-9.

― 谷山松雄

第3章　甲状腺中毒症の診かた

ちょっと視点を変えて 28

uptakeの低い中毒性多結節性甲状腺腫（toxic multinodular goiter；TMNG）

▶ 軽度の甲状腺中毒症を呈する結節性病変に対してシンチグラフィー検査を行うと，uptakeが低くplanar像が不明瞭なことがある。

▶ Tcシンチグラフィーはuptakeが低い傾向があり，放射性ヨウ素シンチグラフィーを行ったほうがよい。核種集積部の見落としを防ぐためSPECT/CT併用を考慮する。

■ 多結節性甲状腺腫の患者が甲状腺中毒症を呈した場合，甲状腺シンチグラフィー検査を行いますが，uptakeが低く，planar像で甲状腺描出が不良であれば，無痛性甲状腺炎など非機能性の病態であると判断します。しかし，実臨床では，そのように診断して経過観察しても，なかなか甲状腺中毒症が改善せず，TRAbやTSAbは何度測定しても陰性のままという症例に遭遇することがあります。このような症例に対し，どのようにアプローチすればよいのでしょうか？

■ Kaharaらは，原因不明の軽度の甲状腺中毒症が長期間持続し，テクネシウム（Tc）や放射性ヨウ素シンチグラフィー検査でuptakeが低値であり，甲状腺描出が不明瞭であったものの，SPECT/CTで結節部に一致して核種集積を認め，手術病理所見も考慮しTMNGと診断した1例を報告しています[1]。

■ 隈病院の検討でも，潜在性甲状腺中毒症を呈し，頸部超音波やSPECT/CT併用シンチグラフィーでTMNGと臨床診断された19例の解析で，放射性ヨウ素シンチグラフィーの摂取率は，3時間値（$n=7$）が中央値6.7％（最小値3.8～最大値12.6％），24時間値（$n=14$）が13.9％（5.7～28.9％）であった一方，Tcシンチグラフィーの摂取率（$n=10$）は0.22％（0.07～0.62％）と相対的に低く，planar像で甲状腺が十分に描出されず，10例中9例で診断に結びつかなかったと報告されています[2]。

■ 以下に，自験例を1例提示します。

> **症例** 46歳，男性

既往歴・内服歴・家族歴に特記すべき事項なし。
X-4年より潜在性甲状腺中毒症を伴う多結節性甲状腺腫を認めていた。TRAbやTSAbは複数回測定したが陰性で，X-1年にTcシンチグラフィーを行ったが摂取率は0.39%と低く，planar像もまったく不明瞭であり，原因不明とされていた。
X年にSPECT/CT併用放射性ヨウ素シンチグラフィーを実施したところ，3時間摂取率は12.6%で，結節部に一致してwarm spotを認め，TMNGと臨床診断した。planar像では不明瞭な核種集積部と結節の位置関係の把握が，SPECT/CTでは容易となった（図1）。

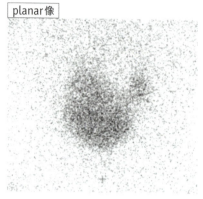

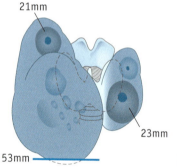

検査施行時：FT₃ 3.62pg/mL
　　　　　　FT₄ 1.55ng/dL
　　　　　　TSH ＜0.003μIU/mL

図1 放射性ヨウ素シンチグラフィー検査結果　カラー口絵 G

- このように，Tcシンチグラフィーはuptakeが低く甲状腺描出が不明瞭になる傾向があるので，検査時間は長いものの，放射性ヨウ素シンチグラフィーを行ったほうがよいと考えられます。その際，SPECT/CTを併用すると，uptakeが低くても核種集積部を見落としにくくなります。
- 長年"原因不明の甲状腺中毒症"として経過観察されている甲状腺結節を有する患者に出会った際は，SPECT/CTを併用した放射性ヨウ素シンチグラフィーを実施し，TMNGの可能性を検討してみて下さい。

■文献
1) Kahara T, et al：Toxic multinodular goiter with low radioactive iodine uptake. Intern Med. 2011；50(16)：1709-14.
2) 川﨑元樹，他：潜在性甲状腺機能亢進症を呈するTMNGの診断における，SPECT併用放射性ヨウ素シンチグラフィーの有用性の検討. 第92回日本内分泌学会学術総会P1-20-1, 2019.

〔川﨑元樹〕

第3章 甲状腺中毒症の診かた

ちょっと視点を変えて 29

Marine-Lenhart症候群とは

▶ 現在認識されているMarine-Lenhart症候群の定義は，1972年にCharkesが提唱したオリジナルの定義とは異なる。

▶ Basedow病とPlummer病（AFTN）の合併をシンチグラフィーで容易に診断できない場合がある。

1 Marine-Lenhart症候群の診断

- Marine-Lenhart症候群とは一般的に「Basedow病とPlummer病，あるいは自律性機能性甲状腺結節（autonomously functioning thyroid nodule；AFTN）の合併」と認識されています。

- TSH抑制下で施行したシンチグラフィーでは，機能性結節に一致した集積像を認め，背景の甲状腺組織はびまん性に集積するものの，機能性結節の集積と比較して相対的に低下した所見を呈します（図1）。

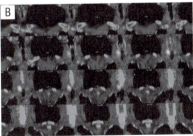
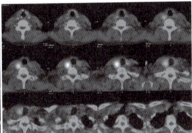

図1 Marine-Lenhart症候群の^{131}Iシンチグラム　カラー口絵 H
Basedow病と右葉の機能性結節を合併。施行時のTSHは0.005μU/mL。
A. planer像
B. SPECT/CT画像

2 Marine-Lenhart症候群の定義──歴史的変遷

- Marine-Lenhart症候群を最初に提唱したのはCharkes（1972）です。Charkesは結節を有するBasedow病に対し，Basedow病活動期に放射性ヨウ素によるシン

チグラフィーを行い，結節の放射性ヨウ素の集積は乏しく，アイソトープ治療後に
TSHが上昇するのに伴い結節にも放射性ヨウ素の集積を認めるようになる，いわゆ
るTSH依存性の機能性結節の合併をMarine-Lenhart症候群と定義づけました[1]。
つまり，現在認識されているMarine-Lenhart症候群の定義とは異なっています。命
名の根拠となったMarineとLenhart（1911）の論文では，Basedow病の甲状腺病
理組織学的分類とヨウ素含有量の検討において，adenomaのヨウ素含有量は結節外
組織と比較して低下していることが見出されており[2]，このことがMarine-Lenhart
症候群の命名の由来となっています[1]。

- この症候群の名前を「Basedow病とPlummer病（AFTN）の合併例」に使用しだし
たのはKonno[3]（1988）やCarnell[4]（1998）です。

3 TSH受容体（*TSHR*）遺伝子，*GNAS*遺伝子の変異は見つかっていない

- Plummer病における*TSHR*変異の検出率は約50%，*GNAS*変異の検出率は約15%と
報告されています[5]。
- Basedow病とPlummer病（AFTN）の合併をMarine-Lenhart症候群とする報告
例のうち，*TSHR*もしくは*GNAS*変異の検索を行ったのは3報ありますが，いずれも
遺伝子変異は検出されていません。

4 Basedow病とPlummer病（AFTN）の合併をシンチグラフィーで診断できる?

- 結節へのアイソトープの集積の程度は様々であり，容易に診断できない場合があります。
- 抗甲状腺薬治療にてTRAb陰性かつ甲状腺機能が正常になったところで，T_3負荷に
よるTSH抑制下でシンチグラフィーを行い，結節にアイソトープの集積を認めれば，
Basedow病とPlummer病（AFTN）の合併と診断できると思われます。もしくは結
節の遺伝子変異が同定できれば，診断は確定できるでしょう。

文 献

1) Charkes ND：Graves' disease with functioning nodules (Marine-Lenhart syndrome). J Nucl Med. 1972；13(12)：885-92.
2) Marine D, et al：Pathological anatomy of exophthalmic goiter. Arch Intern Med. 1911；8(3)：265-316.
3) Konno N, et al：A case of Graves' disease associated with an autonomously functioning thyroid nodule (AFTN) (Marine-Lenhalt syndrome) which spontaneously became a cold nodule. Endocrinol Jpn. 1988；35(5)：753-8.
4) Carnell NE, et al：Thyroid nodules in Graves' disease：classification, characterization, and response to treatment. Thyroid. 1998；8(8)：647-52.
5) Nishihara E, et al：Prevalence of TSH receptor and Gsalpha mutations in 45 autonomously functioning thyroid nodules in Japan. Endocr J. 2009；56(6)：791-8.

淡野宏輔

| 第3章　甲状腺中毒症の診かた | A 甲状腺機能亢進を伴う甲状腺中毒症 |

3 妊娠時一過性甲状腺中毒症

結論から先に

▶ 受胎の直後から胎児の栄養膜合胞体層（胎盤の一部）で産生されるヒト絨毛性ゴナドトロピン（hCG）の甲状腺刺激作用により生じる一過性の甲状腺機能亢進症である。妊娠一過性甲状腺中毒症（gestational transient thyrotoxicosis；GTT）と呼ばれている[1]。

▶ 妊婦の2〜11%にみられ，hCG値が70,000〜80,000IU/L以上になる妊娠初期（6〜14週）に出現しやすい（アジアが欧米よりも頻度が高い）[2]。

▶ hCGによる甲状腺中毒症は多胎妊娠などを除くと，Basedow病よりも軽い。

▶ hCGに関連した妊娠中の甲状腺中毒症は正常妊娠に併発する妊娠一過性甲状腺中毒症が一般的であるが，表1[3]に示したように，重篤で稀な疾患もあることに留意する。

表1　妊娠中の甲状腺機能亢進症の成因

1. 甲状腺疾患	① Basedow病 ② 慢性甲状腺炎（破壊性甲状腺炎を併発） ③ 無痛性甲状腺炎 ④ 亜急性甲状腺炎 ⑤ 自律性機能性結節（Plummer病など）	
2. 非自己免疫性甲状腺中毒症	① 妊娠一過性甲状腺中毒症（hCG高値） ② 多胎妊娠（hCG高値） ③ 絨毛性疾患（hCG高値） ④ 胎盤過形成（hCG高値） ⑤ 黄体過剰反応（hCG高値） ⑥ TSH受容体変異（hCGに過剰に反応するTSH受容体変異による[4]） ⑦ TSH産生下垂体腫瘍（偶発している場合） ⑧ Mirror症候群（胎児水腫のため胎盤が破壊されhCGが放出される）	
3. 医原性	① 過剰なレボチロキシン（LT₄）摂取	A）過剰治療 B）虚偽性
	② 薬物	A）ヨウ素（日本はヨウ素充足地域であるため，ヨウ素による甲状腺機能亢進症は稀） B）アミオダロン（日本では2型が多い） C）リチウム（日本では無痛性甲状腺炎が多いが，Basedow病を呈する例は稀）

（文献3をもとに作成）

1 hCGについて

- hCGは237個のアミノ酸からなる36.7kDaの糖蛋白質であり，LH，FSH，TSHと同一のαサブユニットと独自のβサブユニットからなるヘテロダイマーで，受胎の直後から胎児の栄養膜合胞体層（胎盤の一部）で産生されます。

- hCG–βサブユニットはTSHのβサブユニットと30〜40％の相同性を有し，TSH受容体に結合し，甲状腺を刺激します。hCG–βの血中濃度は悪阻の程度とよく相関すると言われています。

2 臨床症状

- 一般にBasedow病に比べ症状は軽微で，妊婦が通常経験する悪阻に加え，体重減少，手指振戦，発汗，皮膚湿潤，易疲労感などがみられます。つまり，通常の悪阻よりも少し症状が強い場合に本症の存在を考えます。

3 症例提示

- 以下，症例を通じて，妊娠一過性甲状腺中毒症（GTT）を考えてみましょう。

症例 **23歳，女性**

現病歴　これまで甲状腺疾患を指摘されたことはない。妊娠悪阻のため2週間で体重が5kg減少し，全身倦怠感を訴え，妊娠12週に近医産婦人科から当院産婦人科に紹介され入院した。
嘔気，嘔吐，食欲不振，全身倦怠感の訴えに加え，時に動悸を覚えるも，手指振戦，発汗過多，下痢は認めず，補液により症状は改善した。産婦人科での甲状腺機能検査で甲状腺機能亢進症が疑われたため，当科紹介受診。

身体所見・　身長153cm，体重38.8kg，BMI 16.6kg/m²。血圧
検査所見　115/85mmHg，脈拍90回/分・整。小さなびまん性甲状腺腫を触知した※1。

検査所見　TSH 0.01μIU/mL（基準値0.50〜5.00），FT$_4$ 6.72ng/dL（基準値1.00〜1.80），FT$_3$ 10.98pg/mL（基準値2.30〜4.00）と甲状腺機能は亢進していたが，TSH受容体抗体（TRAb）は＜0.30 IU/L（基準値＜2.0）と陰性であった※2。ALPは147 IU/L（基準値115〜359）と基準値内であった。甲状腺超音波カラードプラでは血流増加を認めた※3。血中hCGは134886.0 IU/Lであった。

ここがポイント

←**※1**　GTTではBasedow病に伴う眼症はみられないが，Basedow病を既往に有するGTTの場合はその限りではない。

←**※2**　TRAb陽性はBasedow病にみられるのに対し，GTTではTRAbは陰性である。

←**※3**　妊婦には核医学検査は禁忌であるため，GTTと妊娠にみられるBasedow病の鑑別はそれほど困ることはないが，ごく稀に難しい事例を経験することがある。GTTによる甲状腺中毒症の罹病期間はBasedow病に比べ，短期間であるためALP値は高値になりにくい。甲状腺エコーによる血流ドプラ検査は無痛性甲状腺炎との鑑別に役立つが，GTTとBasedow病の区別は困難である。

150　第**3**章　甲状腺中毒症の診かた

診断	超音波カラードプラで甲状腺の血流増加が認められ，TRAb陰性であり，hCGが高値であったことからGTTと診断した（**表1**）（※4）。
治療経過	hCGによる妊娠一過性甲状腺中毒症と診断した。高値となったhCGが妊娠経過とともに減少すると考え，妊娠悪阻による体重減少はみられたが動悸は軽微であり，発汗過多や下痢はみられなかったことから経過観察とした。悪阻は徐々に消失，甲状腺機能は妊娠14週にはFT$_4$ 1.18ng/dL，FT$_3$ 2.62pg/mLと改善した※5。

← ※4　妊娠中の甲状腺中毒症を大きく分けると，自己免疫性甲状腺疾患であるBasedow病と非自己免疫性甲状腺疾患であるhCGによるGTTがある。GTTはBasedow病と比べると，甲状腺ホルモン値は低く，FT$_3$/FT$_4$比も低く，FT$_3$値が20pg/mL以上の高値となる例は稀である[5]。先にも記載したが，hCGによる甲状腺中毒症は重篤なものも存在するので注意が必要である（**表1**[3]）。なお，家族性GTTの成因としてhCGに対し，過剰に反応するTSH受容体遺伝子異常などが取り沙汰されている[4]。

← ※5　提示した事例は体重減少で受診したが，補液により症状の改善がみられ，甲状腺ホルモン値も著しい値ではなかったため経過観察としたが，症状が著しい場合はヨウ化カリウム丸®あるいはプロピルチオウラシルの短期間の処方も考慮してもよいかもしれない。しかし，チアマゾールは妊娠15週までは奇形を併発するリスクがあるため，使用しない[6]。

■ GTTは本例のように甲状腺ホルモン値は高いものの，Basedow病のような高値例は稀です。小さなびまん性甲状腺腫を認めたが，自己免疫性甲状腺疾患の背景のないGTTでは甲状腺腫は認めない，という報告もあります。一方，妊娠中にわずかながら甲状腺重量が増加するという超音波を用いた研究もみられます。

文献

1) Niebyl JR：Clinical practice. Nausea and vomiting in pregnancy. N Engl J Med. 2010；363(16)：1544-50.

2) Yeo CP, et al：Prevalence of gestational thyrotoxicosis in Asian women evaluated in the 8th to 14th weeks of pregnancy：correlations with total and free beta human chorionic gonadotrophin. Clin Endocrinol (Oxf). 2001；55(3)：391-8.

3) Nguyen CT, et al：Graves' hyperthyroidism in pregnancy：a clinical review. Clin Diabetes Endocrinol. 2018；4：4.

4) Rodien P, et al：Familial gestational hyperthyroidism caused by a mutant thyrotropin receptor hypersensitive to human chorionic gonadotropin. N Engl J Med. 1998；339(25)：1823-6.

5) Yoshihara A, et al：Serum human chorionic gonadotropin levels and thyroid hormone levels in gestational transient thyrotoxicosis：Is the serum hCG level useful for differentiating between active Graves' disease and GTT? Endocr J. 2015；62(6)：557-60.

6) 荒田尚子：Pregnancy Outcomes of Exposure to Methimazole (POEM) Studyからわかったこと. 日甲状腺会誌. 2017；8(1)：7-12.

—— 松林　直

第3章 甲状腺中毒症の診かた A 甲状腺機能亢進を伴う甲状腺中毒症

4 TSH産生下垂体腫瘍（TSHoma）

結論から先に

▶ 中枢性甲状腺中毒症を疑う場合には下垂体MRIを行う。

▶ 通常，家族歴はない。

▶ TRH負荷試験で低反応から正常の反応になる。

1 TSH産生下垂体腫瘍について知っておこう

■ TSHを分泌する下垂体腫瘍で，TSHの過剰分泌から甲状腺機能亢進症の原因となります。多くが1cmを超えるマクロアデノーマですが，約15％にミクロアデノーマがあります[1]。以下，症例を挙げて説明します。

2 症例提示

症例 20歳代，女性

現病歴	2年前から頸部の腫脹を自覚。感冒のため近医を受診した際，甲状腺腫を指摘される。血液検査でTSH 2.56μIU/mL，FT_4 2.44ng/dL，FT_3 5.5pg/mLと不適切TSH分泌症候群（syndrome of inappropriate secretion of TSH；SITSH）を認め当院に紹介となった。自覚症状はない※1。
家族歴	両親に甲状腺機能異常は認めない※2。
検査所見	当院受診時の検査でもSITSHを認め，頸部超音波検査で甲状腺は48gとびまん性腫大を認めた※3。 下垂体MRI造影検査では，下垂体右下方に6mm大の正常下垂体と比較して造影効果の乏しい腫瘍を認める（図1）。TSH以外の下垂体ホルモンには異常所見はない。TRH負荷試験では，基礎値2.1μIU/mL，頂値8.29μIU/mLとTSHの反応が不良である。T_3抑制試験（チロナミン®75μg/日を1週間投与）では，TSH 1.28μIU/mL，FT_4 1.7ng/dL，FT_3 14.2pg/mLとFT_3高値にもかかわらずTSH抑制が認められない※4。
考えられる疾患	TSH産生下垂体腫瘍

ここがポイント

◀※1 TSH産生下垂体腫瘍の患者さんでも自覚症状が少ないことがある。

◀※2 通常，家族歴はない。

◀※3 TSH産生下垂体腫瘍の患者さんでも甲状腺は大きくなる。

◀※4 下垂体腫瘍が大きいときには，TRH負荷試験で稀に下垂体卒中を起こすと言われている。検査の前にまずMRIの確認が必要である。TSH産生下垂体腫瘍はTRH負荷試験で低反応から正常，T_3抑制試験でもTSHが低値となることはない。

152 第3章 甲状腺中毒症の診かた

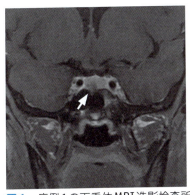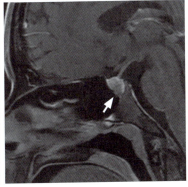

図1 症例1の下垂体MRI造影検査所見
下垂体の右下方に6mm大の正常下垂体と比較して造影効果の乏しい腫瘍を認める。

- 本例では家族歴がなく，MRIで下垂体に腫瘍を認め，TRH負荷試験で低反応であることからTSH産生下垂体腫瘍と考えられました．しかし，甲状腺中毒症の症状がなかったため，T_3抑制試験を行っています．その結果TSHが抑制されず，TSH産生下垂体腫瘍と診断しました．
- 一般に，TSH産生下垂体腫瘍の患者さんは甲状腺機能亢進状態であり，そこにLT_3を投与することでますます症状が悪化します．そのため，明らかな甲状腺中毒症の症状がある患者さんでは行うべきではありません．
- 最終的には下垂体腺腫摘出術を受けた病理所見と，甲状腺機能の改善から診断が確定となります．

診療のポイントはここだ！

⇒ 甲状腺機能亢進症の自覚症状がない場合は甲状腺ホルモン不応症を疑うが，まずは下垂体MRI検査を行い腫瘍の有無を確認する．

⇒ TRH負荷試験で反応が低下していることが決め手となる．甲状腺中毒症の症状がない場合にはT_3抑制試験は有用な手段であるが，明らかな中毒症の症状がある場合には行わないほうがよい．

まとめ

▶ 診断には，MRI検査だけでなく負荷試験などの内分泌的な検査が必要である．

■ 文献

1) Beck-Peccoz P, et al:Thyrotropin-induced thyrotoxicosis. Werner and Ingbar's The Thyroid:A Fundamental and Clinical Text. 9th ed. Braverman LE, et al, ed. Lippincott Williams & Wilkins, 2005, p500-7.

——————————— 工藤 工

第3章　甲状腺中毒症の診かた

■ ちょっと**視点を変えて** 30

TSHomaとPlummer病の合併

▶ 自律性機能性甲状腺結節（autonomously functioning thyroid nodule；AFTN）の診断はTSHが抑制されていることに依存している。

▶ TSHの自律分泌を伴う疾患（TSH産生下垂体腫瘍，一部の先端巨大症）との合併はAFTN診断のピットフォールである。

1 TSH産生下垂体腺腫と甲状腺腫

■ TSH産生下垂体腫瘍（TSHoma）は下垂体腺腫の1～2％を占める比較的稀な機能性腫瘍ですが，近年報告が増えています。診断時の血清TSHの中央値は3.08μIU/mLであり，TSH値が基準値上限を上回るのはTSHomaの30％程度にとどまります[1]。TSHomaの90％では甲状腺腫を認め，しばしば結節性甲状腺腫を合併します。TSHomaに結節性甲状腺腫を合併したものの，TSHoma術前にはAFTNと診断できなかった一例を紹介し，AFTN診断のピットフォールについて考察します。

2 症例提示

症例 **50代，女性，主婦**

現病歴	5年前から頸部腫大と動悸，発汗過多を自覚し，しだいに増悪するため前医受診。
身体所見・検査所見	身長157cm，体重58kg，血圧132／78mmHg，脈拍92回／分・整，体温36.6℃。甲状腺はびまん性に腫大。眼球突出・眼球運動障害・視野障害なし。 甲状腺機能はTSH 0.886μIU／mL，FT_3 6.04 pg／mL，FT_4 2.74 ng／dLと甲状腺中毒症かつSITSHを呈した（再現性あり）。TRAbとTSAbは陰性。TbAgとTPOAbは陽性。 TRβ遺伝子変異：陰性 下垂体MRI：造影T1強調像で造影効果の乏しい5mmの腫瘍性病変あり TRH負荷試験：TSHは無反応 甲状腺エコー：びまん性腫大，甲状腺下極に50mmを超える等エコー結節を認める 甲状腺シンチグラフィー（^{99m}Tc）：集積は正常甲状腺＞結節

■ 上記の検査所見から♯1 TSHoma，♯2結節性甲状腺腫，♯3慢性甲状腺炎と診断しました。治療の経過を図1に示します。術前に甲状腺機能を正常化するためKI 100mg／日内服し，オクトレオチド300μg／日を皮下注射しました（適応外使用）。

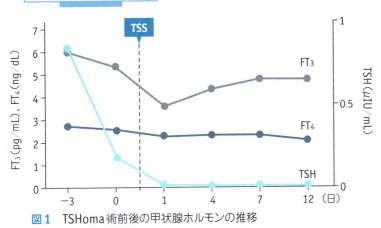

図1 TSHoma術前後の甲状腺ホルモンの推移

オクトレオチドは80％以上のTSHomaでTSH分泌を低下させ甲状腺機能を正常化します。本症例においてもTSHは基準値以下まで低下しましたが，不思議なことにFT₃・FT₄はびくともしませんでした。

- 患者さんと外科，麻酔科とで協議した上でTSHomaの手術〔経蝶形骨洞手術（transsphenoidal surgery ; TSS)〕を予定通りに行う方針となり，無事に腫瘍は全摘されました。摘出された腫瘍は免疫染色でTSH陽性，Pit-1陽性，SSTR2A（ソマトスタチン受容体2）陽性の腺腫であり，TSHomaの確定診断に至りました。

- 術直後からTSHは感度以下まで低下しましたが，FT₃・FT₄は術後1カ月後も高値を維持しました。通常，TSHomaが全摘されるとTSHは速やかに感度以下まで，FT₃，FT₄は基準域下限まで低下するので非典型的です。本症例の非典型的な経過に疑問を抱き，甲状腺の結節がAFTNではないかと考えました。術前後に甲状腺シンチグラフィーを撮像したところ（図2），TSHomaの術後，SPECT/CTで示すよう

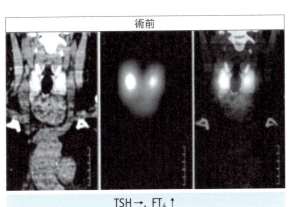
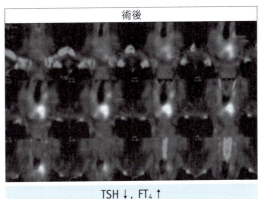

図2 TSHoma術前（左，⁹⁹ᵐTcO₄）・術後（右，¹³¹I）の甲状腺SPECT/CT像　　（写真提供：隈病院 深田修司先生）

カラー口絵 H

に強く集積する部位がTSHの低下に伴って正常甲状腺から結節へと変化しており，この結果をもってAFTNの診断に至りました。

3 なぜTSHoma術前にAFTNの診断が困難であったか

■ TSHoma術前の甲状腺シンチグラムにおいて甲状腺結節はhot noduleには見えず，これではAFTNとは診断できません。AFTNの分泌する甲状腺ホルモンが正常下垂体にネガティブフィードバックをかけていたのでしょうが，TSHomaによるTSH分泌までは抑制できず，正常甲状腺でのヨウ素の取り込みが低下していなかったのでしょう。そのため，典型的なシンチグラムとならなかったのだと考えられます。

■ オクトレオチドの投与によってTSHが抑制されたにもかかわらず甲状腺ホルモンが高値を維持した経過はまさにAFTNの病態そのものです。また，AFTNでは大量ヨウ素の有用性は乏しいとされており，本症例においてKIが無効であったことは典型的な経過であったと言えます。

■ 本症例の経過から，逆説的ではありますがAFTNの診断（データの解釈，シンチグラム）がいかにTSHに依存しているかがよく理解できます。また，一元的に説明できない経過について基本に立ち返り，診断を見直す重要性について教えてくれる味わい深い一例です。

■ 文 献

1) Yamada S, et al: Clinicopathological characteristics and therapeutic outcomes in thyrotropin-secreting pituitary adenomas: a single-center study of 90 cases. J Neurosurg. 2014;121(6):1462-73.

――――― 辰島啓太

| 第3章　甲状腺中毒症の診かた | A 甲状腺機能亢進を伴う甲状腺中毒症 |

5 非自己免疫性甲状腺機能亢進症

結論から先に

▶ 甲状腺機能亢進症の中で，「TRAb陰性のBasedow病」という診断で見すごされている症例の中に，本疾患が埋もれている可能性がある。

▶ ただし，本疾患を疑う成人症例にTSHR遺伝子検査を行っても変異が同定される頻度は5%未満であり，軽症のBasedow病のほうがはるかに頻度は高い。

▶ 本疾患の病態には多様性があるので，個々に適切な治療方針を立てることが大切である。

1 非自己免疫性甲状腺機能亢進症ってどんな病気？

■ Basedow病では甲状腺刺激抗体，妊娠や胞状奇胎ではhCGが，甲状腺のTSH受容体に結合し下流シグナルを過剰に活性化することで，甲状腺機能亢進症を生じます。

■ 一方，1982年に甲状腺刺激抗体は陰性だが，甲状腺機能亢進症が多発している一家系が報告されました[1]。当初，その病因は不明でしたが，1994年にTSH受容体遺伝子に生殖細胞レベルの変異があることが明らかにされ[2]，非自己免疫性甲状腺機能亢進症という1つの疾患概念が定着してきました。

■ このようなリガンド非依存的な(恒常的)活性化をきたすTSH受容体遺伝子変異は，体細胞レベルでは機能性甲状腺結節を生じますが，非自己免疫性甲状腺機能亢進症と共通した変異が多いです(図1)。

■ 成人のTRAb陰性のびまん性甲状腺機能亢進症78例に対する最近の横断的な検討では，本疾患の原因となるTSH受容体遺伝子変異は同定されなかったとの結果が報告されています[3]。一方で，同様な病態の対象者を小児期発症の患者に限定した場合には6%[4]，成人でも家族歴調査や経過フォローの所見を考慮した上で検討すると4.5%程度に変異が同定されます[5]が，いずれにしても非常に少ない頻度です。

■ 非自己免疫性甲状腺機能亢進症は常染色体顕性(優性)の遺伝形式をとります。ただし，軽症例では家族内で甲状腺疾患が認識されないこともありますので，そのような症例をみてみましょう(図2)[6]。

A甲状腺機能亢進を伴う甲状腺中毒症　5 非自己免疫性甲状腺機能亢進症　**157**

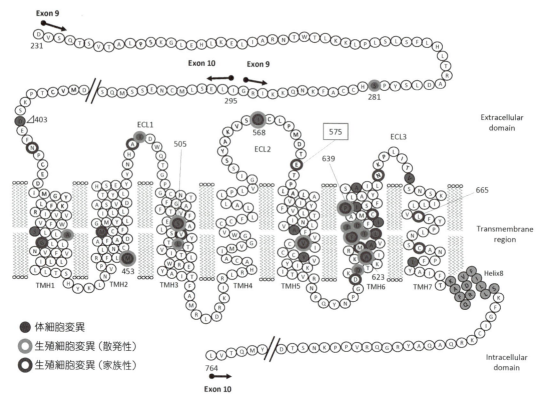

図1 TSH受容体の体細胞変異部位と生殖細胞変異部位　カラー口絵 I

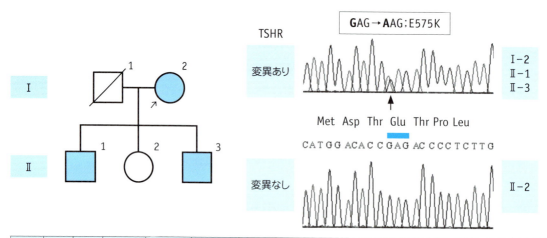

症例	年齢	性別	FT$_4$ (ng/dL)	FT$_3$ (pg/mL)	TSH (μIU/mL)	TRAb (IU/L)	TSAb (%)	TgAb (U/mL)	TPOAb (U/mL)	Tg (ng/mL)	RAIU (%)	甲状腺体積(mL)	甲状腺結節
I-2	61	F	1.19	3.41	0.032	<1.3	112	512	600	132	6.1	40	+
II-1	38	M	1.59	3.13	0.004	<1.3	151	28	16	13.2	10	39	−
II-2	36	F	0.90	NT	0.835	<1.3	NT	15.8	NT	2.5	NT	21	−
II-3	30	M	1.25	2.79	0.006	<1.3	156	10	5.5	95	8.9	36	+

図2 非自己免疫性甲状腺機能亢進症の一家系　カラー口絵 I

NT：未検討，F：女性，M：男性
【基準値】TRAb：<1.9IU/L, TSAb：<180%, TgAb<39.9U/mL, TPOAb<27.9U/mL, Tg<35ng/mL
RAIU：3時間放射性ヨウ素摂取率（基準値 5.6〜15.8％），正常甲状腺体積：5〜20mL

（文献6をもとに作成）

症例

家系図（図2）のⅡ-2は甲状腺機能に異常なく，Ⅰ-2，Ⅱ-1，Ⅱ-3は自覚症状なく潜在性甲状腺機能亢進症が認められた[※1]。
甲状腺機能亢進症を呈した症例のTRAb，TSAbは陰性で，放射性ヨウ素甲状腺摂取率（RAIU）低下やホットな結節は認めない[※2]。甲状腺体積はやや大きめである。
家系内で末梢血のTSH受容体遺伝子解析の結果，甲状腺機能亢進症を呈した症例では，第2細胞外ループにヘテロな変異（E575K）が認められ（図1，2），機能解析の結果から恒常的活性型変異であることがわかった[※3]。

ここがポイント

←[※1] その後10年以上の経過中，無治療でも甲状腺機能は潜在性亢進症レベルで維持されているが，正常化しない。

←[※2] Basedow病や機能性甲状腺結節による甲状腺機能亢進症あるいは破壊性甲状腺中毒症は，検査所見からも考えにくい。

←[※3] すなわち，非自己免疫性甲状腺機能亢進症と確定診断がついた。

2 TSH受容体活性型変異について（図1）

■ 現在まで，TSH受容体変異として，約40のミスセンス変異が報告[7]されていますが，ほとんどは膜貫通領域の細胞膜貫通ヘリックス（TMH）と細胞外ループに認められます。その中で最も頻度が高い部位はTMH6の領域であり，この領域の構造変化が活性化に重要であることを指しています。

■ In silico解析で他のG蛋白質共役型受容体の活性型・非活性型立体構造を基にしたホモロジーモデルを用いて，TSH受容体変異による活性変化が推測できます。

■ 本疾患は，家族性のほかにde novoの散発性の症例も含まれます。散発性では，高い活性を持つ変異が多く，顕性亢進症発見が低年齢であること，不可逆的な合併症が多いことを反映しています[8]。

■ 一方，家族性では活性レベルも散発性より低いことが多く，比較的緩徐な経過をたどります。ただし，同一家系内でも顕性亢進症発見年齢や甲状腺サイズには多様性があります。

3 治療と予後は？

■ 2012年にヨーロッパ甲状腺学会から刊行されたガイドラインでは，抗甲状腺薬での寛解は困難なため，早期に甲状腺全摘術やアイソトープ治療の根治療法施行が推奨されています[7]。

■ ただし，家族性では比較的軽症なことも多く，長期の無機ヨウ素療法でコントロールできる例や，提示症例のように無治療でも中年期以降まで潜在性甲状腺機能亢進症レベルで維持されている症例もあります。

■ 妊娠中の管理は，Basedow病のように刺激抗体の関与がないことを考慮して治療方針を立てる必要があります。

A 甲状腺機能亢進を伴う甲状腺中毒症　**5** 非自己免疫性甲状腺機能亢進症

■ まとめ

▶ 散発性の場合は，先天性甲状腺機能亢進症を呈することが多く，合併症予防のためにも早急に甲状腺機能を正常化する必要がある。

▶ 家族性の場合は，経過をフォローした上での治療方針決定でも予後に大きな影響は与えない。

▶ 一見「TRAb陰性のBasedow病」の症例に当たったら，**表1**の手順で本疾患の診断をつける。

表1 非自己免疫性甲状腺機能亢進症の診断手引き*

1) 持続性の甲状腺機能亢進症	➡程度は潜在性〜顕性まで様々！
2) TRAb, TSAb陰性	➡非常に稀に陽性例がある。TPOAb，TgAbも陽性例あり！
3) 放射性ヨウ素シンチグラフィーにてびまん性取り込み	➡ホットな結節がないことを確認！
4) 甲状腺機能亢進症の家族歴	➡軽症例は気づかないこともあり，甲状腺機能検査にて確認する！
5) TSH受容体活性型生殖細胞変異の存在	➡確定診断に必要！

＊1)〜5) の順番で診断を進めていくのがお勧め！

■ 文 献

1) Thomas JS, et al：Familial hyperthyroidism without evidence of autoimmunity. Acta Endocrinol (Copenh). 1982；100(4)：512-8.
2) Duprez L, et al：Germline mutations in the thyrotropin receptor gene cause non-autoimmune autosomal dominant hyperthyroidism. Nat Genet. 1994；7(3)：396-401.
3) Patel KA, et al：Utility of systematic TSHR gene testing in adults with hyperthyroidism lacking overt autoimmunity and diffuse uptake on thyroid scintigraphy. Clin Endocrinol (Oxf). 2019；90(2)：328-33.
4) Lavard L, et al：Prevalence of germline mutations in the TSH receptor gene as a cause of juvenile thyrotoxicosis. Acta Paediatr. 2004；93(9)：1192-4.
5) Nishihara E, et al：Prevalence of thyrotropin receptor germline mutations and clinical courses in 89 hyperthyroid patients with diffuse goiter and negative anti-thyrotropin receptor antibodies. Thyroid. 2014；24(5)：789-95.
6) Nishihara E, et al：Subclinical nonautoimmune hyperthyroidism in a family segregates with a thyrotropin receptor mutation with weakly increased constitutive activity. Thyroid. 2010；20(11)：1307-14.
7) Paschke R, et al：2012 European thyroid association guidelines for the management of familial and persistent sporadic non-autoimmune hyperthyroidism caused by thyroid-stimulating hormone receptor germline mutations. Eur Thyroid J. 2012；1(3)：142-7.
8) Bircan R, et al：Multiple relapses of hyperthyroidism after thyroid surgeries in a patient with long term follow-up of sporadic non-autoimmune hyperthyroidism. Exp Clin Endocrinol Diabetes. 2008；116(6)：341-6.

—— 西原永潤

第3章　甲状腺中毒症の診かた	A 甲状腺機能亢進を伴う甲状腺中毒症

6 その他の甲状腺機能亢進症 ——卵巣甲状腺腫など

結論から先に

▶ 卵巣甲状腺腫は卵巣の奇形腫で，稀に甲状腺機能亢進症を伴う。

▶ 甲状腺がんの広範な転移も，稀に甲状腺機能亢進症を伴う。

1 卵巣甲状腺腫（struma ovarii）とは

■ 卵巣の奇形腫ではしばしば甲状腺組織がみられ，主に甲状腺組織から構成される奇形腫を卵巣甲状腺腫と呼びます。卵巣甲状腺腫は奇形腫の1～4%を占め，良性と悪性に分類されます。

■ 症状は腹痛，腹部腫瘤，不正出血などですが，症状がみられない場合もあります。

■ 甲状腺疾患の合併がなければ甲状腺腫大はみられず，良性・悪性ともに血清Tgの上昇を認めます。

■ 稀に甲状腺機能亢進症を伴います（5～15%）。甲状腺中毒症が持続する女性で，甲状腺腫大がみられず，放射性ヨウ素シンチグラフィーで甲状腺に取り込みがない場合に疑われます。超音波検査やCT・MRIで卵巣腫瘍を確認し，卵巣腫瘍への放射性ヨウ素の取り込みがあれば卵巣甲状腺腫による甲状腺機能亢進症と診断されます。

■ 治療は卵巣摘出術で，症候性の甲状腺機能亢進症を伴う場合には手術前にβ遮断薬や抗甲状腺薬の投与を行います。

■ 卵巣摘出術後に病理組織で悪性と診断され，転移がみられる場合やハイリスクと判断された場合には，甲状腺全摘後にアイソトープ治療を行います。

■ 悪性でも甲状腺がんと同じで予後は良好なことが多いです。

2 症例提示

症例 60歳代，女性（野口病院・西嶋由衣先生より提供）

現病歴 8年前に甲状腺乳頭がんに対して甲状腺左葉切除術＋中央区域リンパ節郭清施行。以後，経過観察を継続していた。手術前からTSH軽度抑制あり。手術後も甲状腺ホルモン薬は内服していないが，TSH抑制が持続していた。その後，$FT_3 \cdot FT_4$の上昇を認めた。

検査所見 TSH＜0.01μIU/mL，FT_3 5.0pg/mL，FT_4 2.0ng/dLと軽度の甲状腺中毒症の状態。Tg 569.2ng/mLと高値。TgAb・TRAbは陰性。
頸部超音波検査では残存甲状腺の腫大や内部血流の増加は認めず，結節や再発を疑う所見は認めなかった。
CTで骨盤部子宮背側に高吸収を呈する充実性腫瘤を認め，卵巣腫瘍と考えられた（図1A）。肺や骨などに遠隔転移を疑う所見は認めなかった。
放射性ヨウ素シンチグラフィーで，CTで指摘の卵巣腫瘍に一致して集積を認めた（図1B）。

診断 卵巣甲状腺腫による甲状腺機能亢進症

治療経過 婦人科で腹腔鏡下左付属器切除術施行。
病理組織診断は奇形腫。甲状腺組織を認めたが，悪性を疑う所見は認めなかった。
手術後，甲状腺機能・Tgは正常化した。

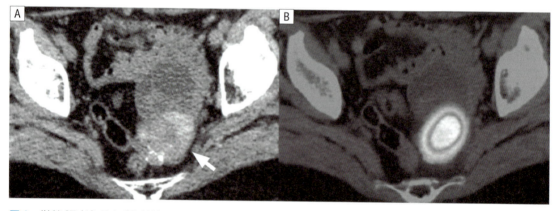

図1 単純CT（A）および放射性ヨウ素シンチグラフィー（SPECT/CT融合画像）（B） カラー口絵 J
骨盤部子宮背側の高吸収を呈する充実性腫瘤（矢印）に一致して集積が認められる。

■ 診療のポイントはここだ！

➡ 甲状腺中毒症が持続する女性で，放射性ヨウ素シンチグラフィーで甲状腺に取り込みがみられない場合は卵巣甲状腺腫による甲状腺機能亢進症の可能性を考える。

3 甲状腺がんの転移による甲状腺機能亢進症

- 稀に甲状腺がんの広範な転移（特に濾胞がんの骨転移）が甲状腺機能亢進症を起こすことがあります。
- 甲状腺中毒症はT_3優位型で，腫瘍組織におけるD1・D2活性の増加が一因です。
- 甲状腺術後にTSH抑制療法でレボチロキシンを投与している場合には過剰投与との鑑別が必要となります。
- 放射性ヨウ素シンチグラフィーでは通常甲状腺部への取り込みはほとんどみられず，転移組織への取り込みがみられます。
- 治療は通常の転移の治療（手術，アイソトープ治療，放射線外照射など）に加えて抗甲状腺薬の投与を行います。
- 広範な転移のある患者にTSH抑制療法を行っている際にも，投与されたレボチロキシンのT_3への変換が増加し，T_3優位型の甲状腺中毒症がみられることがあります。特に一定量のレボチロキシン投与中にFT_4が低下してきた場合には，FT_3を確認する必要があります[1]。

まとめ

▶ 卵巣甲状腺腫や甲状腺がんの広範な転移でも甲状腺機能亢進症を伴う場合がある。

文献

1) Miyauchi A, et al：3,5,3′-Triiodothyronine thyrotoxicosis due to increased conversion of administered levothyroxine in patients with massive metastatic follicular thyroid carcinoma. J Clin Endocrinol Metab. 2008；93(6)：2239-42.

中村友彦

| 第3章　甲状腺中毒症の診かた | B 甲状腺機能亢進を伴わない甲状腺中毒症 |

1 無痛性甲状腺炎

結論から先に

▶ 無痛性甲状腺炎のように自然軽快する疾患もあるため，甲状腺中毒症だからといってむやみに抗甲状腺薬を投与してはならない。

▶ 無痛性甲状腺炎は，多くの場合TRAbやTSAb値が正常であることから診断できるが，診断に迷うときは^{123}Iや^{99m}Tcの摂取率検査により確定診断を行う。

▶ 無痛性甲状腺炎は，多くの場合TRAbやTSAb値が正常であることから診断できるが，^{123}Iや^{99m}Tcの摂取率検査の信頼性が高いので，これらにより確定診断を行う。

▶ 放射性物質を使用する摂取率検査は数日間の断乳を必要とするため，産後甲状腺炎では，1カ月程度の経過観察か，TRAbやTSAbの測定値で判断する。

1 無痛性甲状腺炎とは

■ 何らかの原因で甲状腺濾胞が破壊され，甲状腺内で生成，蓄積されていた甲状腺ホルモンが循環血液中に漏出することにより甲状腺中毒症を引き起こす疾患です。

■ この甲状腺中毒症は一時的なもので，しだいに漏出量が減り甲状腺ホルモン値は約3カ月以内に自然に正常化します。この点がBasedow病などの甲状腺機能亢進症とは異なります。

■ 甲状腺濾胞細胞が修復され正常に働きだすまでは一過性の甲状腺機能低下を示しますが，顕著な低下症を示さないこともあります。その後大部分は正常機能に戻りますが，一部には永続性甲状腺機能低下となる症例もあります（図1）。また，何年かごとに繰り返す症例もあります[1]。

2 無痛性甲状腺炎の誘因

■ 無痛性甲状腺炎の誘因は不明であることがほとんどですが，出産，Cushing症候群やCushing病の手術，GnRHアゴニスト，リチウム，アミオダロンなどの薬剤が知られています。最近では，分子標的薬や免疫チェックポイント阻害薬の副作用として無痛性甲状腺炎が報告されています[1,2]。

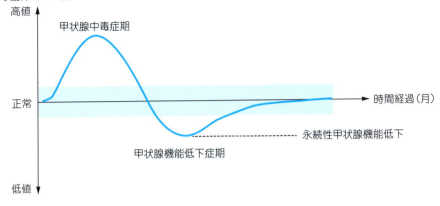

図1 無痛性甲状腺炎の一般的な経過

- また，橋本病の症例に認められることが多いとされていますが，抗甲状腺抗体が正常の症例や，Basedow病の寛解中にも発症することがあります[3]。

3 症例提示

症例 40歳代，女性

現病歴	6年前に微熱の精査で甲状腺ホルモン高値を指摘．TRAbが正常であったため，無痛性甲状腺炎の可能性を考え，1カ月経過観察※1, 2．しかし，1カ月後，甲状腺ホルモン値がさらに高くなり（表1）（※2），123I摂取率/シンチグラフィー検査を施行※3, 4．24時間甲状腺摂取率が45%でびまん性に甲状腺に取り込みが認められ（図2A），Basedow病と診断しメルカゾール®による内服治療を開始．約3年間の内服治療ののち寛解状態となったが，内服治療終了後約2.5年で倦怠感，動悸などの症状が再度出現したため来院．
身体所見・検査所見	甲状腺はびまん性に触知，脈拍90回/分・整，明らかな甲状腺眼症はなし．TRAb正常の甲状腺中毒症（表1）を認め，Basedow病の再発との鑑別をするため，123I摂取率/シンチグラフィー検査を行った．24時間摂取率は1%と低値で，甲状腺部には取り込みは認めず（図2B）※3, 4．
診断	無痛性甲状腺炎と診断※5．
治療経過	動悸などの症状があるため，β遮断薬投与．その後約1カ月で甲状腺ホルモンは正常化し，さらに2カ月後には甲状腺機能は正常に戻った（表1）．

ここがポイント

← ※1 甲状腺中毒症を診たときには，必ずTRAbあるいはTSAbも検査する．

← ※2 TRAb陰性の甲状腺中毒症でもBasedow病の可能性がある．

← ※3 123Iや99mTcの摂取率/シンチグラフィーが診断において最も信頼性が高い検査である[3]．

← ※4 123Iや99mTcの摂取率/シンチグラフィー検査は，TSHが抑制されている時期（甲状腺中毒症期）に行われなければ無意味である[3]．（TSH高値の時期に行うと摂取率は高くなる）．

← ※5 超音波カラードプラにて甲状腺内の血流増加がないことや，尿中ヨウ素が増加することも診断の一助となる[2]．

表1 症例の経過

	基準値	Basedow病		無痛性甲状腺炎		
		初診時	1カ月後	寛解29カ月後	寛解30カ月後	寛解32カ月後
TSH (μIU/mL)	0.2〜4.5	<0.01	<0.01	<0.01	0.02	3.0
FT₄ (ng/dL)	0.8〜1.6	3.13	3.86	3.49	1.15	0.90
FT₃ (pg/mL)	2.2〜4.3	7.4	12.1	7.4	3.1	2.6
TRAb (IU/L)	<2.0	1.9	3.3	<0.8		
TgAb (IU/mL)	≦40	449.8				
TPOAb (IU/mL)	≦28	389.7				
24時間 RAIU (%)	10〜40		45	1		
甲状腺の¹²³I取り込み			びまん性	なし		

青太字は基準値より低値。**黒太字**は基準値より高値。

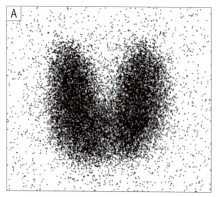
24時間RAIU：45%

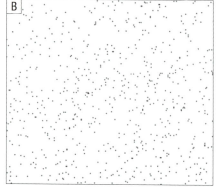
24時間RAIU：1%

図2 甲状腺放射性ヨウ素シンチグラフィー検査

4 無痛性甲状腺炎の治療

- 自然軽快する疾患のため治療が不要なことが多いのですが、自覚症状の程度によって対症療法として投薬治療を行うこともあります。
- 甲状腺中毒症期の症状が強い場合は、β遮断薬など脈拍を抑える薬剤を投与します。
- 甲状腺機能低下症期も症状が強ければ甲状腺ホルモン薬を一時的に投与します。永続性甲状腺機能低下症になった場合は、甲状腺ホルモン薬を継続する必要があります。

5 無痛性甲状腺炎で抗甲状腺薬治療は禁忌

- 抗甲状腺薬により無顆粒球症などの副作用が起こることはよく知られています。そのため、抗甲状腺薬の投与が不要である疾患には投与してはいけません[3]。
- 抗甲状腺薬が必要かどうかは、甲状腺中毒症の鑑別診断が正確にできていることが重

要です。**無痛性甲状腺炎は甲状腺中毒症が自然軽快する疾患であり，抗甲状腺薬は禁忌**です。

6 産後甲状腺炎

- 出産後に起こる無痛性甲状腺炎を産後甲状腺炎と呼びます。産後甲状腺炎は，産後2〜4カ月後の授乳期間に発症します。

- 妊娠中の免疫寛容の状態が出産後に急速にリバウンドすることが発症に関与していると考えられており[4]，出産後約7〜8%の女性に起こると言われています[5,6]。

- 1型糖尿病などの自己免疫疾患を伴う場合は発症頻度が高くなり，また抗TPO抗体が高い人や産後甲状腺炎の既往がある人は起こす確率が高いと考えられています[4,5]。

- 産後に発症した甲状腺中毒症もBasedow病などとの鑑別が重要ですが，放射性物質を使用する摂取率検査は数日間の断乳を必要とするため，この時期に行うことは困難です。このような場合には，1カ月程度の経過観察で判断するか，TRAbやTSAbの測定値で判断します[3]。

- 甲状腺中毒症期で頻脈などの症状が強いときには，授乳中でも内服可能なプロプラノロールなどを投与することもあります。

- 低下症期は一過性で症状がない場合が多いのですが，症状がある場合や永続性低下症になった場合には甲状腺ホルモン薬の投与を行います。

- 産後甲状腺炎後の長期間の経過観察では，5〜10年後に永続性甲状腺機能低下症になる確率が25〜30%であり，抗TPO抗体高値であればその可能性はさらに高まります[6]。

まとめ

▶ 無痛性甲状腺炎は自然軽快する疾患であるため，TRAbやTSAbの測定，あるいは^{123}Iや^{99m}Tc摂取率検査によって，抗甲状腺薬治療を必要とする甲状腺機能亢進症との鑑別が大切である。

文 献

1) 深田修司：無痛性甲状腺炎. 甲状腺疾患診療実践マニュアル. 第4版. 文光堂, 2016.
2) 宮川めぐみ：無痛性甲状腺炎. 別冊日本臨牀 領域別症候群シリーズNo.1 内分泌症候群（第3版）I. 日本臨牀社, 2018, p443.
3) 深田修司：バセドウ病と無痛性甲状腺炎の鑑別が難しい症例をどう取り扱うか. Med Pract. 2014；31(11)：1743-8.
4) Amino N, et al：Postpartum autoimmune thyroid syndrome：a model of aggravation of autoimmune disease. Thyroid. 1999；9(7)：705-13.
5) Stagnaro-Green A：Clinical review 152：Postpartum thyroiditis. J Clin Endocrinol Metab. 2002；87(9)：4042-7.
6) Keely EJ：Postpartum thyroiditis：an autoimmune thyroid disorder which predicts future thyroid health. Obstet Med. 2011；4(1)：7-11.

———— 大江秀美

第3章　甲状腺中毒症の診かた

ちょっと視点を変えて 31

無痛性甲状腺炎の発見

▶ 甲状腺 ^{131}I 摂取率の低い Basedow 病はない。

■ 無痛性甲状腺炎は1977年，Ginsberg らにより painless thyroiditis として報告された甲状腺の病気です[1]。この病気が日常の診療に深く受け入れられ，甲状腺の診療は大きく進歩し，多くの患者さんに福音をもたらしました。

■ しかし，このように単純な症状と特異な検査成績，さらに非常に多発する疾患であるにもかかわらず，無痛性甲状腺炎が1970年代後期まで確認されなかったことは，筆者を含め甲状腺の診療を専門に行っていた世界中の医師たちが真剣に反省すべきことと思います。ある程度の Basedow 病についての知識と経験があれば，甲状腺中毒症状が一過性に治ってしまう，Basedow 病のような甲状腺中毒症を経験していたと思います。

■ 筆者がこの病気に気がついたのは，少しずつ甲状腺の機能検査ができるようになった1970年頃でした。筆者は ^{131}I 摂取率以外にあまり頼れる検査のなかった1960年頃，^{131}I 摂取率の検査を一生懸命行っていました。そしてその結果，^{131}I 摂取率高値（35％または40％以上）が Basedow 病診断の必要条件と考えるようになりました。

■ しかし，その頃 Basedow 病として紹介されてきた患者さんの来院時甲状腺ホルモン値はやや高値でしたが，驚いたことに ^{131}I 摂取率は0％でした。^{131}I 摂取率の低い Basedow 病はないと断定し，経過をみていたところ，何ら治療することもなく寛解しました。

■ しかし，その後も Basedow 病として紹介され，^{131}I 摂取率が低く，治療することなく治った患者さんのことが脳裏から離れず苦慮していたところ，筆者が治療して寛解していた Basedow 病の患者さんが再び甲状腺機能亢進状態で来院しました。血清甲状腺ホルモン値は高値でしたが，^{131}I 摂取率は0.7％と低値で，再検でもやはり0.5％でした。Basedow 病の再燃ではないと診断し，未治療のまま経過をみていたところ，自然に症状は改善し，3週間後には血清甲状腺ホルモン値も正常化しました。

■ 筆者はこの Basedow 病の再発とは異なる，^{131}I 摂取率の低い一過性甲状腺中毒症の自験例を，1974年に "特異な経過を辿った Basedow 病の経験" として日本内分泌学

会東部部会で報告しました[2]。

■ さらにその後も，分娩後にしばしば発症または再燃すると言われているBasedow病の中に同様の一過性甲状腺中毒症のあることを経験し，分娩後3例と人工流産後1例を"分娩後の一過性甲状腺中毒症について"[3]として1976年に第49回日本内分泌総会で報告しました。

■ 当時，東京の伊藤病院院長であった伊藤國彦先生と，この新しい甲状腺中毒症の病名について相談した際，基礎疾患に橋本病があるので"一過性橋本中毒症"の病名も出ました。デグルート先生が既に報告されたHashitoxicosis（甲状腺組織は橋本病のようなBasedow病）があるので一過性甲状腺中毒症がよい，との意見もありました[4]。

■ しかし，1977年，この病気はGinsbergらによりpainless thyroiditisとして報告されてから日本でも無痛性甲状腺炎の名前が広く使われるようになり，新しい甲状腺疾患として病態生理の解明も進み，患者さんは無用な検査や治療を受けることなく適切な診療を受けられるようになりました。

■ 甲状腺には無痛性甲状腺炎のように，未知の病気や究明されなくてはならない問題が目の前にたくさんあります。読者の皆さんも本書を読みながら一緒に考えてみて下さい。

■ 文 献

1) Ginsberg J, et al：Post-partum transient thyrotoxicosis with painless thyroiditis. Lancet. 1977；1(8022)：1125-8.
2) 栗原英夫, 他：特異な経過を辿ったBasedow病の経験. 第22回日本内分泌学会東部部会総会, 1974.
3) 小田正博, 他：分娩後の一過性甲状腺中毒症について. 日内分泌会誌. 1976；52(4)：447.
4) 栗原英夫, 他：分娩後一過性甲状腺中毒症の病態生理. 第25回日本内分泌学会東部部会総会, 1997.

――――栗原英夫

第**3**章　甲状腺中毒症の診かた

ちょっと視点を変えて 32

無痛性甲状腺炎とBasedow病の血流

▶ 甲状腺中毒症患者において，甲状腺超音波検査で血流が豊富であれば
  Basedow病の可能性が高い。

▶ 血流定量評価には，上甲状腺動脈の血流評価による方法や，甲状腺内血流量
  を評価する方法が報告されている。

1 Basedow病と無痛性甲状腺炎の超音波診断

■ 甲状腺超音波検査において，Basedow病ではびまん性甲状腺腫大と甲状腺内部血流
  の増加が認められます。無痛性甲状腺炎では，炎症部位に一致して新たな低エコー域
  を認めることが多く，この部分の血流はほとんど認められません。

■ 甲状腺中毒症の鑑別における超音波血流定量評価には，上甲状腺動脈の血流評価によ
  る方法や，甲状腺内血流量を評価する方法が報告されています。

■ 血流に関して日本甲状腺学会のBasedow病の診断ガイドラインでは，付記に「甲状
  腺血流測定・尿中ヨウ素の測定が無痛性甲状腺炎との鑑別に有用である」と記載され
  ています[1]。

2 上甲状腺動脈の最高血流速度

■ Basedow病では破壊性甲状腺炎（無痛性甲状腺炎など）と比べて上甲状腺動脈の最
  高血流速度が高くなります。

■ 未治療Basedow病と破壊性甲状腺炎の鑑別において，45cm/sをカットオフ値とす
  ると，Basedow病の感度83.7%，特異度92.3%と報告されています[2]。

■ 別の報告では，未治療Basedow病と無痛性甲状腺炎の鑑別において，43cm/sをカ
  ットオフ値とするとBasedow病の感度87%，特異度100%と報告されています[3]。

■ 上甲状腺動脈の最高血流速度はBasedow病と無痛性甲状腺炎の鑑別に有用と考えら
  れますが，その測定は必ずしも容易ではありません。隈病院で未治療の甲状腺中毒症
  患者239例で上甲状腺動脈の最高血流速度を測定したところ，左右両側とも測定で
  きたのは90例（38%）でした。

3 甲状腺内血流量の評価

■ 甲状腺内血流量を定量的に評価する方法として，隈病院ではキャノン独自のカラードプラ法である Advanced Dynamic Flow™（ADF）を用いています。甲状腺部に用手的にROIを描き，ROI内の全ピクセルのうちADFシグナルが存在するピクセルの割合を血流率として評価しています。Basedow病では無痛性甲状腺炎よりも血流率が高値となります[4]。ADFによる血流率の測定は，手技が容易ですが，隈病院独自の画像解析ソフトが必要であり，他の施設では容易に行うことができません。

■ 2014年に登場した Superb Micro-vascular Imaging（SMI）もキャノン独自のカラードプラ法で，ADFよりも高感度・高分解能・高フレームレート，モーションアーチファクトの除去により微細で低流速の血流評価が可能です。ADFと同様の手技で血流率を測定することが可能で，ADFとは異なり画像解析ソフトが標準装備されています。SMIによる血流率の測定は，SMIが搭載された超音波診断装置があればどの施設でも行うことができます。

■ 以下にSMIによる甲状腺内血流量の評価の実際（隈病院式）をまとめました。

・超音波診断装置：Aplio™ 500 Ver6.0（キャノンメディカルシステムズ）
・プローブ：PLT-1005BT
・SMI条件：SMI Freq 7，SMI filter type 1，Frame Rate 4，SMI Gain 43，B Gain 78，SMI DR 21

① Bモードで甲状腺片葉の縦断像を描出（できる限り甲状腺全体を描出）し，C-SMIを起動する。
② ROIのサイズを，できる限り甲状腺全体が入り，かつ流速レンジ1.2cm/sとなるように調整する*。
 * ROIサイズを広げすぎると流速レンジが1.2cm/s未満になってしまうので注意。

③ 画像をフリーズし，血流が多く描出されている画像を選択する。
④ VIを起動，マニュアルで甲状腺部をトレースしVI（血流率）を求める。
⑤ 上記①〜④の操作を甲状腺両葉で行い，平均値を計算する。
⑥ VI（血流率）の平均値が15.25%以上であればBasedow病と診断可能である〔未治療の甲状腺中毒症患者239例（Basedow病211例，破壊性甲状腺炎28例）の検討結果より。感度61.6%，特異度100%〕（図1）。

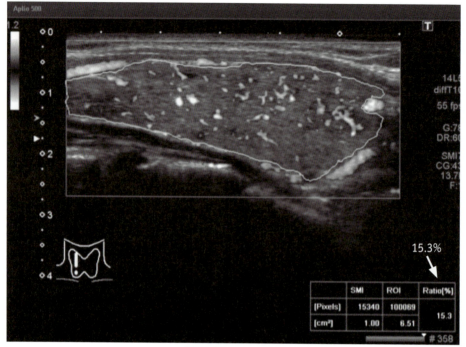

図1　Basedow病患者のSMI画像 カラー口絵 J
この画像のVI（血流率）は15.3%でありBasedow病の可能性が高い。対側葉のVI（血流率）も求めて，平均値を計算する。

■ 文献

1) 甲状腺疾患診断ガイドライン2013. 日本甲状腺学会, 編. 2013.
   [http://japanthyroid.jp/doctor/guideline/japanese.html]
2) Uchida T, et al：Superior thyroid artery mean peak systolic velocity for the diagnosis of thyrotoxicosis in Japanese patients. Endocr J. 2010；57(5)：439-43.
3) Hiraiwa T, et al：Use of color doppler ultrasonography to measure thyroid blood flow and differentiate Graves' disease from painless thyroiditis. Eur Thyroid J. 2013；2(2)：120-6.
4) Ota H, et al：Quantitative measurement of thyroid blood flow for differentiation of painless thyroiditis from Graves' disease. Clin Endocrinol (Oxf). 2007；67(1)：41-5.

〔中村友彦〕

| 第3章　甲状腺中毒症の診かた | B 甲状腺機能亢進を伴わない甲状腺中毒症 |

2 亜急性甲状腺炎

結論から先に

▶ 消耗感のある不明熱患者をみたときは，亜急性甲状腺炎を常に念頭に置くこと。

▶ 丁寧な甲状腺の触診で有痛性結節を確認する。

▶ 痛みのない場合も稀にあり（最近増えている），その場合は超音波検査が役に立つ。

1 亜急性甲状腺炎の特徴

■ ほとんどは急性の経過をとります。成人女性に多く（男女比1：7），年齢のピークは40歳代です。

■ 内服薬［NSAIDsやプレドニゾロン（PSL）］で確実に症状が改善し，多くは数カ月以内に治癒し，甲状腺機能異常を残すことはほとんどありません。再発は稀で2％以内と言われています[1]。

■ 季節変動（6月が多い）や，年度により流行がみられること，ウイルス抗体価の上昇などから，病因はウイルス感染と言われているものの確証はなく，これまでに罹患した甲状腺から分離されたのはムンプスウイルスと同定不能な細胞変性作用を持つウイルスのみです。発症後のウイルス抗体の上昇はムンプス，エコー，EBV（Epstein-Barr virus），インフルエンザなどで確認されています[2]。

■ 最初に記述したのはMygind[3]で，18例の症例報告を行っています。亜急性甲状腺炎にはsubacute thyroiditis以外に別名が多いのが特徴で，de Quervain's thyroiditis, giant cell thyroiditis, pseudogranulomatous thyroiditisなどがあります。

2 診断のステップ

■ 亜急性甲状腺炎は，一般内科外来の初期診断で意外なほど見過ごされたり，誤診されたりしています。

■ 最も重要な症状である甲状腺の疼痛が弱く，倦怠感と発熱のみの場合，原因不明熱（FUO）として無用の検査がなされるだけでなく，治療の開始が遅れて，患者に苦痛を強いることになります。外耳への放散痛が強いために，耳鼻科を受診することが多

B甲状腺機能亢進を伴わない甲状腺中毒症　2 亜急性甲状腺炎　**173**

く，時には歯の痛みと勘違いして歯科を受診することもあります。
- 亜急性甲状腺炎ではないかと疑いさえすれば，甲状腺の触診で圧痛に気づくのですが，丁寧に触診しないとわかりにくい圧痛もあります。
- まず甲状腺の峡部に指を気管に軽く押しつけるように触診し，引き続き右葉と左葉を気管の前面から側面にかけてやはり押しつけるように触診すると，疼痛性の結節をみつけることができます。軽く触れただけで大変痛がることもあります。耳痛，歯痛を訴えるだけの場合も，甲状腺の触診ははずせません。
- 痛みがあっても超音波検査で特徴的な低エコー域が出現していないこともあるので，身体所見はきわめて重要です（図1）。
- 鑑別すべき甲状腺疾患には，橋本病の急性増悪，結節内出血，未分化がん，悪性リンパ腫，急性化膿性甲状腺炎などがあります。橋本病の急性増悪は亜急性甲状腺炎よりはるかに頻度は低いですが，甲状腺自己抗体が持続的に強陽性で，時に副腎皮質ステロイドの離脱が困難になることがあるので注意を要します。急性化膿性甲状腺炎は小児に多い疾患ですが，成人にも認められます。甲状腺内あるいは周囲の化膿性疾患で，疼痛部を穿刺して膿を証明すれば容易に診断できます。

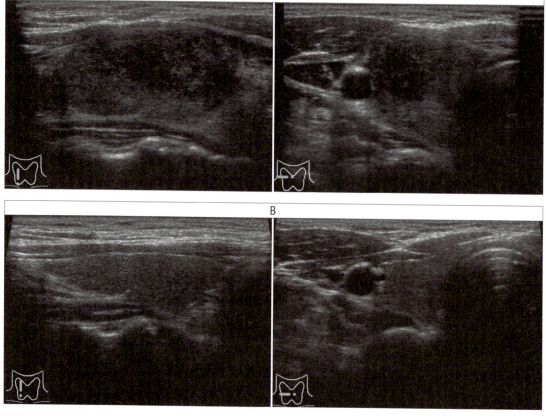

図1 亜急性甲状腺炎（42歳，女性）症例の超音波検査所見
A. 初診時。右葉の圧痛部に低エコー域を認める。
B. 6カ月後。低エコー域は消失し，甲状腺のサイズも正常化している。

■ 亜急性甲状腺炎の特徴を**表1**にまとめます。

表1 亜急性甲状腺炎の特徴

症状	● 頸部または甲状腺の痛み（しばしば強い）と甲状腺腫 ● 痛みが移動する（クリーピング） ● 頭や首を動かすと痛みが誘発され，顎，耳，後頭部に放散する ● 発熱 ● 嚥下困難 ● ウイルス感染前駆症状（筋肉痛，微熱）
徴候	● 圧痛のある弾性甲状腺で，硬く辺縁不鮮明な結節を触れる。稀に無痛性の結節のことがある ● 圧痛の持続は平均2カ月 ● 皮膚の発赤がみられることもあるが，リンパ節腫大は稀 ● 急速に全身症状が悪化することもある
検査	● 血沈亢進・CRP陽性 ● 甲状腺ホルモン高値（50%にみられ，FT_4に比しFT_3が低いのがBasedow病との違い）で，まず増加，その後低下に転じたあと正常に復帰することが多く，亢進および低下症状がよほど強くない限り治療をせずに様子をみる ● Tgの上昇（長期間上昇が続くことあり） ● 放射性ヨウ素摂取率（24時間）5%以下 ● 甲状腺自己抗体は陰性（一過性に陽性になることはある） ● 超音波検査で特徴的な低エコー像

■ 診療のポイントはここだ！

➡ 高熱と強い全身倦怠感を訴える患者さんの甲状腺触診は非常に重要。頸部リンパ節だけでなく，甲状腺もじっくり触診しよう。

3 臨床経過と治療

■ 甲状腺ホルモン過剰症状は50%の患者さんにみられます。甲状腺濾胞細胞の破壊により，甲状腺ホルモンが血中に流出するためです（破壊性甲状腺中毒症）。

■ 動悸や手指振戦にはβ遮断薬が有効です。症状が軽い場合はNSAIDsによる治療も選択肢の1つですが，そもそも亜急性甲状腺炎はself limitingな疾病であり，治療の第一の目的は自然治癒に至る期間における苦痛からの解放であると考えれば，PSLの使用をあえて控えるべきではないとも言えます。

■ 長きにわたりPSLの初期投与量は40mg/日前後とされていました。一方，Kubotaら[4]は多数症例による研究で，初期投与量15mg/日，2週ごと5mg減量のプロトコールで，プレドニン®の投与終了をendpointとした場合に，80%が8週間以内に疼痛が消失し，CRPが陰性化したと報告しています。プレドニン®は疼痛に対してきわめて有用で，開始後3日以内に痛みが寛解しますが，減量の過程で再燃が起こることが多く，数週間の投与期間が必要となることを説明しておくことは重要です。

■ やがて甲状腺内の甲状腺ホルモンが枯渇する時期になると機能低下状態に移行しますが多くは一過性であり，補充は必ずしも必要ではありません。最終的に永久的な甲状腺ホルモン薬補充が必要になる例は稀ですが，こむらがえりが頻回に生じる，浮腫が

B 甲状腺機能亢進を伴わない甲状腺中毒症 **2** 亜急性甲状腺炎

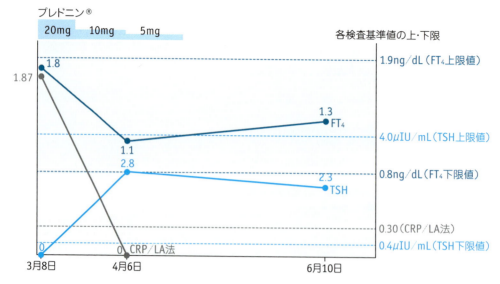

図2 亜急性甲状腺炎の治療経過

強い，体重の増加などが継続してみられる場合は少量の甲状腺ホルモン薬補充を開始すべきです。

■図2は亜急性甲状腺炎の治療経過ですが，この症例は初診時既に破壊性甲状腺中毒症となっており，副腎皮質ステロイド治療に伴い，TSHの正常化とCRPの陰性化がみられます。なお，この図には示していませんが，増加していた白血球やTgの低下もみられます。

診療のポイントはここだ！

→ NSAIDsの効果がはっきりしない場合にはPSLを開始する。少量（15mg）のPSLでも十分な効果が期待できるとの報告もある。

まとめ

▶ 頸部触診は非常に重要。頸部リンパ節だけでなく甲状腺もじっくり触診する。

▶ 漫然とNSAIDsを使わず，必要と思えば直ちにPSLを開始する。

文献

1) Iitaka M, et al : Incidence of subacute thyroiditis recurrences after a prolonged latency : 24-year survey. J Clin Endocrinol Metab. 1996 ; 81(2) : 466-9.
2) Volpé R, et al : Circulating viral and thyroid antibodies in subacute thyroiditis. J Clin Endocrinol Metab. 1967 ; 27(9) : 1275-84.
3) Mygind H : Thyroiditis akuta simplex. J Laryngol. 1895 ; 9 : 181-93.
4) Kubota S, et al : Initial treatment with 15mg of prednisolone daily is sufficient for most patients with subacute thyroiditis in Japan. Thyroid. 2013 ; 23(3) : 269-72.

〈赤須文人〉

第3章　甲状腺中毒症の診かた

ちょっと視点を変えて 33
亜急性甲状腺炎でのTgAb, TPOAb出現をどう考えるか？

▶ 亜急性甲状腺炎で抗甲状腺自己抗体が陽性になるのは，甲状腺の破壊による感作で自己抗体産生が誘導されるためと考えられている。

1 抗甲状腺自己抗体の測定もしてみては？

■「亜急性甲状腺炎の病因はウイルス感染である」と断定された教科書をいまだによく目にします。しかし実際の臨床で，亜急性甲状腺炎患者間で感染した症例に出会ったことはなく，のどの痛みも甲状腺の痛みと区別がつきにくく，根拠となるものは季節性やいろいろなウイルスの抗体価変動の論文くらいでしょうか。ウイルス感染でステロイドが著効するのも疑問です。

■ そうすると，甲状腺によく起こる自己免疫異常も考えられますが，もっぱらそちらの出番は無痛性甲状腺炎であって，亜急性甲状腺炎が話題にのぼることは滅多にありません。甲状腺疾患一般の初診時の検査では，抗甲状腺自己抗体（TgAb，TPOAb）を測定することが多いと思います。亜急性甲状腺炎の初診時に，これら抗甲状腺自己抗体は必ず陰性になっているでしょうか？　もし陽性だったら，すべて橋本病の急性増悪と診断すべきなのでしょうか？

■ 日本甲状腺学会の亜急性甲状腺炎診断ガイドラインをみると，「抗甲状腺自己抗体は高感度法で測定すると未治療時から陽性になることもある」と付記に明示されており，「陽性でも亜急性甲状腺炎を否定できない」ことはお墨付きということになります。

2 TgAb, TPOAbの陽性率と経時変化

■ さて当院で，橋本病の既往がなく通常の亜急性甲状腺炎の経過を辿った症例に対して，初診時の抗甲状腺自己抗体を確認すると，実に半数近くはTgAbあるいはTPOAbが陽性でした[1]。

■ しかし，橋本病患者と比較すると抗体価は低く，さらに大部分は経時的に抗体価は低下あるいは陰性化していきます。また，TgAbとTPOAbの陽性頻度を比較すると，どの高感度免疫測定キットを用いてもTgAb陽性のほうが多いこともわかってきました。橋本病の場合もTPOAbよりTgAbのほうが高い頻度で検出されていますが[2]，

亜急性甲状腺炎で同定されるTgAbは，橋本病のTgAbと必ずしも同じものではないようです。たとえば，亜急性甲状腺炎と橋本病患者のTgAb抗原認識部位を比較すると，認識部位のパターンに違いが認められます[3]。

3 甲状腺機能変化との関連性は？

■一般に，亜急性甲状腺炎初期の甲状腺中毒症から一過性に甲状腺機能低下に移行する症例は，30〜50％の頻度で認められます[4, 5]。

■そこで，亜急性甲状腺炎後に甲状腺機能が低下症の経過を辿った症例と機能正常症例の抗甲状腺自己抗体の推移を比較しました。その結果，機能正常と低下の群で初診時の抗甲状腺自己抗体陽性頻度に有意な差は認めませんでした。

■一方で，初診時にTgAb陽性でもその後に陰転化する一過性TgAb症例は，機能正常群のほうが高い頻度です。つまり，初診時にTgAb陽性だからといって，それが経過中に甲状腺機能低下症進展に強く関与することはなさそうです。

■亜急性甲状腺炎で抗甲状腺自己抗体が陽性になるのは，甲状腺の破壊による感作で自己抗体産生が誘導されるためと考えられています。亜急性甲状腺炎発症時の超音波所見で認められる炎症性低エコーは数カ月後には消失していきますが，この時期に抗甲状腺自己抗体の抗体価も通常は減少あるいは陰転化します。一過性の甲状腺組織破壊から正常組織に復元する能力が備わっているのが亜急性甲状腺炎の特徴であり，慢性炎症やがんと大きく異なる点です[6]。

■興味深いことに，超音波検査で亜急性甲状腺炎後に甲状腺萎縮の度合いが大きい症例ほど，一過性あるいは永続性の甲状腺機能低下症が高頻度に認められます。これら抗甲状腺自己抗体や超音波所見の変化は，亜急性甲状腺炎による濾胞の破壊から正常甲状腺組織に復元しているかどうかを間接的に教えてくれているようです。

■ 文献

1) Nishihara E, et al：Moderate frequency of anti-thyroglobulin antibodies in the early phase of subacute thyroiditis. Eur Thyroid J. DOI：10.1159/000501033.
2) Nishihara E, et al：Comparison of thyroglobulin and thyroid peroxidase antibodies measured by five different kits in autoimmune thyroid diseases. Endocr J. 2017；64(10)：955-61.
3) Latrofa F, et al：Thyroglobulin autoantibodies of patients with subacute thyroiditis are restricted to a major B cell epitope. J Endocrinol Invest. 2012；35(8)：712-4.
4) Lio S, et al：Transitory subclinical and permanent hypothyroidism in the course of subacute thyroiditis (de Quervain). Acta Endocrinol (Copenh). 1984；106(1)：67-70.
5) Fatourechi V, et al：Clinical features and outcome of subacute thyroiditis in an incidence cohort：Olmsted County, Minnesota, study. J Clin Endocrinol Metab. 2003；88(5)：2100-5.
6) Nishihara E, et al：Papillary carcinoma obscured by complication with subacute thyroiditis：sequential ultrasonographic and histopathological findings in five cases. Thyroid. 2008；18(11)：1221-5.

—— 西原永潤

第3章 甲状腺中毒症の診かた

ちょっと視点を変えて 34

おたふくかぜ（ムンプス，流行性耳下腺炎）と亜急性甲状腺炎

▶ おたふくかぜは，亜急性甲状腺炎の主因の1つである。

1 おたふくかぜってどんな病気？

- Aさん（30歳代，女性）は同居の姪（5歳）がおたふくかぜにかかってから2週間後に耳下腺が腫れ，その3日後に前頸部の腫れと痛み，発熱，頻脈，手のふるえも出現し受診しました（図1）。甲状腺は硬く腫れ，超音波検査で虫食い状の低エコー領域と血流低下がみられました。白血球数正常，CRPは比較的軽度の上昇で，ESRは著しく促進し，甲状腺中毒症を認め，自己抗体陰性，ムンプスIgM抗体高値でした。おたふくかぜに伴う亜急性甲状腺炎と診断し，副腎皮質ステロイド（プレドニゾロン）の内服治療を行いました。

- おたふくかぜはムンプスウイルスの感染症で，3〜7歳に好発し，親世代の20〜40歳代にも多くみられます。主に飛沫感染で広がり，潜伏期間は約2週間，唾液腺（耳下腺・顎下腺・舌下腺）の腫れと痛みが2日以上続き，しばしば発熱を伴います。典型的には両側が腫れますが，約3割は片側だけが腫れます。

- 合併症として，約1割で無菌性髄膜炎，約0.2%で脳炎，約0.2%で難治性感音性難聴，稀に膵炎，思春期以降は男性の約3割で精巣炎，女性の約3割で乳腺炎，約1割で卵巣炎を発症することなどが知られています。

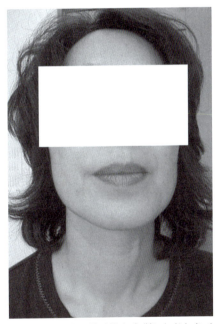

図1 亜急性甲状腺炎を合併したおたふくかぜ

- 強い感染力を持っていますが，不顕性感染が約3割あり，また合併症だけが現れる例もあります。いずれも免疫はできますが，唾液腺が腫れる病気は種々あり（表1），診断確定には，ワクチン未接種者ではムンプスIgM抗体価測定が有用です。遺伝子検出はRT-PCR法やRT-LAMP法がありますが，研究室レベルです。

- 予防にはワクチンが有効で，諸外国（121カ国）では麻疹・風疹・おたふくかぜ混合

（MMR）ワクチンの2回の定期接種により，これらの感染症が激減しました。わが国では，おたふくかぜ単独のワクチンがあるものの任意接種で接種率が低く，例年初夏に流行して年間推計約100万人が発症し，約4年ごとに大流行します。

表1　おたふくかぜ以外の唾液腺腫脹をきたす疾患

①	ウイルス性耳下腺炎（コクサッキー，インフルエンザ，パラインフルエンザ，サイトメガロ等）
②	化膿性耳下腺炎（黄色ブドウ球菌，A群β溶血性レンサ球菌等）
③	反復性耳下腺炎
④	Sjögren症候群
⑤	唾石
⑥	白血病，腫瘍
⑦	Mikulicz病
⑧	サルコイドーシス等
⑨	薬剤性

2 おたふくかぜから亜急性甲状腺炎を発症？

■ 亜急性甲状腺炎とおたふくかぜの関連は，1950年代から報告がありますが，おたふくかぜによる亜急性甲状腺炎の発症についてはこれまで不明でした。

■ 我々は，ムンプスによる亜急性甲状腺炎を，2001〜2018年の18年間に毎年約3例（合計53例，内訳は成人女性42例，高校生女子1例，中学生女子1例，小学生女子1例，成人男性8例）を経験しました。

■ 我々の研究により，思春期以後のおたふくかぜの約25％で亜急性甲状腺炎が発症することが明らかになりました。おたふくかぜ発症から7日後まで（平均3日）の時期に，亜急性甲状腺炎の発症がみられます。亜急性甲状腺炎の発症数は，おたふくかぜと並行して推移することが観察されています。

■ 米国では，MMRワクチン導入後，亜急性甲状腺炎の患者数は，おたふくかぜと並行して減少しました。

■ 最近わが国でも，おたふくかぜワクチンの部分的公費助成が一部自治体で始まり，接種率の向上が期待されています。将来おたふくかぜの流行が阻止されれば，亜急性甲状腺炎の発生も低下する可能性があります。

■ おたふくかぜは，亜急性甲状腺炎の主因の1つと言えるでしょう。

■ 日常診療にあたる際は，おたふくかぜと亜急性甲状腺炎の関連を念頭に置き，患者さんを見つけて下さい。

■ 文 献

1）宮下和也：亜急性甲状腺炎とウイルス感染. ホルモンと臨. 2009；57(8)：713−20.

宮下和也

| 第3章　甲状腺中毒症の診かた | B 甲状腺機能亢進を伴わない甲状腺中毒症 |

3 外因性甲状腺中毒症

結論から先に

▶ 甲状腺中毒症は，内因性だけでなく外因性の原因で起こることがある。

▶ 外因性甲状腺中毒症は，原因となる摂取物を特定し，それに甲状腺ホルモン
が含まれていることを証明することで診断する。

▶ 特定できない場合は，内因性甲状腺中毒症を徹底的に除外する。

1 外因性甲状腺中毒症とは

■ 外因性甲状腺中毒症とは，甲状腺ホルモンを大量に摂取することにより起こる甲状腺
中毒症です。

■ 甲状腺ホルモン薬の過量摂取，甲状腺ホルモンが含まれるやせ薬の摂取，甲状腺組織
が含まれた食肉の摂取などが原因となります。

■ 摂取していることを患者から聞き出すことができれば診断は容易ですが，意図的に摂
取しそれを隠す場合や意図せず摂取している場合には診断に苦慮します。

■ ここでは，甲状腺ホルモンを摂取していることが非常に強く疑われた甲状腺中毒症の
症例を提示します。

2 症例提示

症例 30歳代，女性

| 現病歴 | 9カ月前からの断続的に続く原因不明の甲状腺中毒症を精査するため受診。動悸や体重減少などの症状があるため，受診した病院にてTRAb, TSAb正常, Tc摂取率0.1%のため無痛性甲状腺炎と診断されたが，中毒症が継続するためKIとβ遮断薬を投与されていた。 |
| 身体所見・検査所見 | 甲状腺触知せず，脈拍78回／分・整，甲状腺眼症なし。初診時の検査では甲状腺中毒症を認め，各種抗体はすべて正常，血清Tg値も正常。1週間後に^{131}I全身シンチグラフィーを行ったが，24時間甲状腺摂取率は2%，骨盤腔内など他部位への異常集積は認めず。そのときの血液検査では，甲状腺ホルモン値は正常化しており，ヒト絨毛性ゴナドトロピン（hCG）は感度以下，尿中ヨウ素は低値でヨウ素制限も十分にできていた（表1）。 |

B 甲状腺機能亢進を伴わない甲状腺中毒症　3 外因性甲状腺中毒症　**181**

診断と経過 図1の甲状腺中毒症の鑑別フローチャートから考えると，TRAb/TSAb正常の甲状腺中毒症であり，放射性ヨウ素の甲状腺摂取率は低く，全身シンチグラフィー検査でも骨盤腔などに異常集積はなかった（図2）。尿中ヨウ素の結果より摂取率が低値となる大量ヨウ素摂取は考えにくく，大量のhCGに起因する甲状腺中毒症は否定的であった。

破壊性甲状腺炎との鑑別では，血清Tgが正常であることや約1週間で甲状腺ホルモン値が正常化したという通常内因性の甲状腺中毒症ではありえない甲状腺ホルモン値の変動より，甲状腺ホルモン薬の過量摂取による外因性甲状腺中毒症が強く疑われた※1。

やせ薬などの外因性甲状腺中毒症の原因となる薬剤の摂取について質問したが，患者は否認した。

甲状腺ホルモン値は正常化しており，投薬なしで経過観察とした※2。

3カ月後の来院時には再び甲状腺中毒症を示していたが，血清Tgは正常であった（表1）。再度の聴取でも疑わしい薬剤や食物の摂取は否定し，虚偽性障害が強く疑われたが，β遮断薬のみの投与で経過観察とした※3〜5。

ここがポイント

◆※1 本例のように外因性に甲状腺ホルモンの摂取を頑なに認めない場合は確定診断が困難であるが，内因性甲状腺中毒症を起こす疾患を徹底的に除外することにより限りなく確定診断に近づけることは可能である。

◆※2 外因性甲状腺中毒症が強く疑われる場合には，抗甲状腺薬の治療やアイソトープ治療，手術は不要。

◆※3 インターネットを通して甲状腺ホルモン薬を購入することは容易となっており，本例のようなケースは意外に存在すると思われる。

◆※4 内分泌科医としてすべきことは，外因性の可能性が高いと判断して無用な治療の回避である。

◆※5 精神科医との連携も考慮する必要がある。

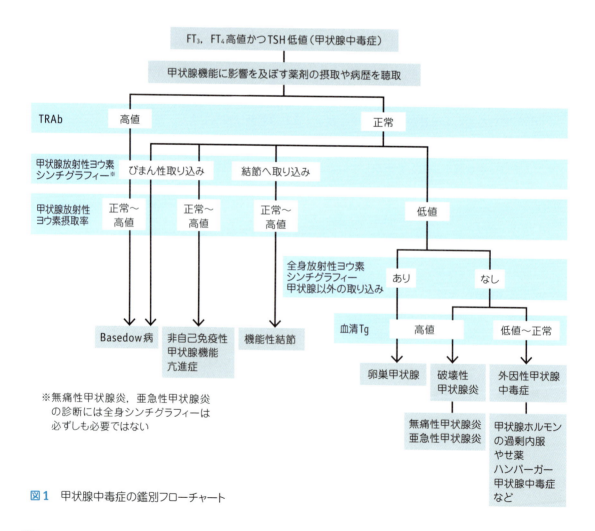

図1 甲状腺中毒症の鑑別フローチャート

表1 症例の経過

	基準値	初診時	1週間後	2カ月後
TSH (μIU/mL)	0.2〜4.5	<0.01	<0.01	<0.01
FT₄ (ng/dL)	0.8〜1.6	>7.77	1.44	>7.77
FT₃ (pg/mL)	2.2〜4.3	22.1	2.9	26.2
TRAb (IU/L)	<2.0	<0.8		
TSAb (%)	<120	114		
Tg (ng/mL)	<33.7	4.51	6.3	3.67
TgAb (IU/mL)	≦40	<10		
TPOAb (IU/mL)	≦28	<9.0		
24時間 RAIU (%)	10〜40		2	
甲状腺以外の¹³¹I取り込み			なし	
hCG (mIU/mL)			<1.0	
尿中ヨウ素 (μg/g・CRE)			56	

青太字は基準値より低値。黒太字は基準値より高値。

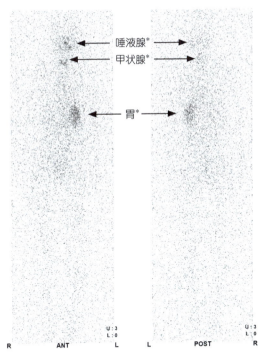

図2 全身放射性ヨウ素シンチグラフィー検査
＊生理的取り込み

3 やせ薬や肉製品による甲状腺中毒症

- 甲状腺ホルモンは新陳代謝を上げるため，甲状腺中毒症では体重減少が主要な症状です。そのため，"有効である"やせ薬には甲状腺ホルモンが含まれていることがあります[1〜3]。
- 2002年に全国的に中国製のやせ薬による死亡例も含めた健康被害の大々的な報道がありましたが，そのような症例は現在も絶えないのが現実です。
- 厚生労働省から再三警告が出ているのですが，インターネットで簡単に入手できるため，外国製のやせ薬を購入する人はまだまだ存在します。
- やせ薬には，甲状腺ホルモンのみならず日本では不認可の安全でない薬剤も含まれていることがあります。
- また，T₃誘導体であるtriiodothyroacetic acid含有の薬剤を使用したメソテラピー（薬剤を皮下注射して脂肪を溶解させる治療）による甲状腺中毒症の報告もあります[4]。
- 食肉による外因性中毒症では，1987年のNew England Journal of Medicineの報告が有名です[5]。それは食肉加工の過程でウシの頸部の処理の際に誤って甲状腺組織が混入した肉でつくられたハンバーガーを食したことにより起こった事件です。
- このように甲状腺組織が混入した食肉による外因性甲状腺中毒症の報告が欧米から複

数出されていますが[6~8]，本邦においても病院給食が原因と考えられた集団外因性甲状腺中毒症の報告があります[9]。

まとめ

▶ 甲状腺中毒症は内因性のみならず外因性の原因によるものがある。

▶ 外因性甲状腺中毒症は，内因性の原因を徹底的に除外することや，甲状腺ホルモンが体内に取り込まれた原因を明らかにすることで診断する。

▶ やせ薬や食肉など様々な原因があるが，まずは疑うことが診断の第一歩となる。

文献

1) Ohye H, et al：Thyrotoxicosis caused by weight-reducing herbal medicines. Arch Intern Med. 2005；165(8)：831-4.
2) Poon WT, et al：Factitious thyrotoxicosis and herbal dietary supplement for weight reduction. Clin Toxicol (Phila). 2008；46(4)：290-2.
3) Ioos V, et al：A thyrotoxicosis outbreak due to dietary pills in Paris. Ther Clin Risk Manag. 2008；4(6)：1375-9.
4) Danilovic DL, et al：Factitious thyrotoxicosis induced by mesotherapy：a case report. Thyroid. 2008；18(6)：655-7.
5) Hedberg CW, et al：An outbreak of thyrotoxicosis caused by the consumption of bovine thyroid gland in ground beef. N Engl J Med. 1987；316(16)：993-8.
6) Kinney JS, et al：Community outbreak of thyrotoxicosis：epidemiology, immunogenetic characteristics, and long-term outcome. Am J Med. 1988；84(1)：10-8.
7) Parmar MS, et al：Recurrent hamburger thyrotoxicosis. CMAJ. 2003；169(5)：415-7.
8) Hendriks LE, et al：Hyperthyroidism caused by excessive consumption of sausages. Neth J Med. 2010；68(3)：135-7.
9) Matsubara S, et al：An outbreak (159 cases) of transient thyrotoxicosis without hyperthyroidism in Japan. Intern Med. 1995；34(6)：514-9.

――――― 大江秀美

第**3**章　甲状腺中毒症の診かた

ちょっと視点を変えて **35**

甲状腺ホルモンを摂取しない患者への対応

▶ 背景に精神疾患や心身症（こころの病）などを持っている甲状腺異常症患者は薬を服用しないことがあり，それを念頭に診療を行う必要がある。

1 甲状腺異常と「こころの病」との関係性

■ 筆者は精神科医でありユング派分析家である。甲状腺専門病院として隈病院の礎を築いた先代院長の隈寛二氏と筆者との出会いは筆者が留学していたチューリッヒであった。隈先生に「先生のような有名な外科医がなぜユング研究所に来られているのですか」と尋ねたところ，「外科的手術をしても症状が消失せず，心理学的なことが絡んでいるのではないか」と答えられ，非常に興味を惹かれた。隈先生は心理系のいろいろな学会に出席し発言，その中でユング心理学者の河合隼雄氏と出会い，河合氏が主催するユングツアーに参加したとのことであった。

■ Basedow病や甲状腺機能低下症は心身症と言ってもよいほど精神疾患と関係が深く，多くのこころの病と関係している。隈先生は，早くから甲状腺医療の中で，こころの問題を扱わなければならないということを意識していた。

■ この出会いがあったことから，筆者は1989年より隈病院に勤務，そして今回与えられた役割は「血液検査などではっきりと甲状腺異常が出る疾病であるにもかかわらず，当該患者はなぜ薬物摂取をしないのか」を調べ対応することであった。

■ 本書の編者（深田氏）は，たとえば拒食症の人がBasedow病と診断された段階で来院しなくなると言う。この人にとってはBasedow病を放置する重篤な結果より，やせていることが自己目的化されてしまうのであろう。

■ 以下，こころの病が絡んでおり，甲状腺ホルモン薬を摂取しない3例を挙げ，甲状腺異常症の治療には，こころの問題，家族調整，そして何より精神科で言う患者・医師の関係性（ラポール）がいかに大事かを論じてみたい。

2 薬を飲まない，あるいは飲めない事例

事例1：Sは，アルコール依存症の父と軽度発達遅滞のある母との間に長子として生まれ弟が3人がいる。Sは先天的甲状腺機能低下のクレチン症であったが，両親は小学

4年に検診で指摘されるまでまったくSの異常に気づかなった。父母は喧嘩が絶えず，Sが小学校3年生のとき，父が酔って母の腕に切り付け，母は実家に帰ってしまい，弟3人は養護施設に預けられ，Sが吐血する父におかゆを食べさせ10カ月世話をしていた。このような家庭で，Sは服薬しなければならないLT₄(以下，チラーヂン®S)を服薬することもなく，甲状腺が肥大し，友達から「ペリカン」とあだ名で呼ばれいじめられて，学校も満足に行けなかった。地域の不良に近づいたが，クレチン症から来る小人症でいつまでも小学校4年生くらいの体格であるため不良にもなり切れず，中学校2年生の頃より頻繁にリストカットを繰り返し，筆者の元に来ることになった。筆者は，当初Sは生きて20歳を越えられないと思っていたが，うまく関係を保つことができ，入院治療を行いチラーヂン®Sを規則正しく服薬することで，みるみる大男となった。一方で幼少時の家庭環境(守りのなさ)はこころの成熟を妨げ，破壊性の強い境界性人格障害の様相を呈し，アルコール，覚醒剤等に手を出し，不審死を遂げた(享年23歳)[1]。

事例2：Hの父母は離婚しており，Hは父を知らず，妹との2人姉妹。小学生高学年より不良と付き合い，中学校1年生のときに輪姦されている。10代後半に結婚するもすぐに離婚している。20代後半にBasedow病を発病，当時精神的に安定せず，薬物療法不能と判断し，甲状腺の全摘手術を行う。その術前診察で，Hが5重人格であることがわかる。主人格は20代後半にもかかわらず成熟度は少女レベルであり，体験の多くが解離され5重人格となっているとうかがえた。手術は成功したが，以後どうしてもチラーヂン®Sを飲んでくれない。一時TSHが50を超えるまでになった。筆者は主人格だけに働きかけ，服薬の事実確認を家人に迫ることをやめ，見えない人格にも語りかける態度に変更した。すると消長はあるものの服薬するようになり，今はむしろ亢進となり調整している。

事例3：Aは40代でBasedow病となり，アイソトープ治療を受け甲状腺機能低下となる。AはDVの影響で先端恐怖症となり，採血を極度に嫌がる。また統合失調症でもあり，関係が取りにくい。関係妄想，幻聴もあるようで，衒奇的な行動もみられる。チラーヂン®Sを最初は服薬していたが，途中から摂取しなくなった。主治医が代わり，それとともに世界が相貌的に変化し，何か変なものを飲まされていると考えたようである。診察室や主治医が変わると，世界が馴染みのないものとなり，被害的に感ずることは稀ではない。統合失調症患者の認知の仕方は，人のみならず，バックグラウンドとともにある。それを理解することで服薬は再開している。

■ 文献

1) 横山　博：境界を生きること—あまりにも早く逝ったSの鎮魂のために．心理療法とこころの深層．創元社，2006.

—— 横山　博

| 第3章 | 甲状腺中毒症の診かた | C 甲状腺中毒症を伴うこともある疾患 |

1 橋本病急性増悪

結論から先に

▶ 橋本病急性増悪は急性炎症症状とともに比較的急速に橋本病の病状が進行する病態であり，甲状腺機能低下症を高頻度で発症する。

▶ 病初期には，特に亜急性甲状腺炎との鑑別が難しい。

▶ 副腎皮質ステロイドなどの治療が長引く場合があり，甲状腺全摘出が必要となる場合もある。

1 橋本病急性増悪とは

- 橋本病急性増悪は甲状腺の疼痛や発熱を伴う橋本病の非典型的で稀な一型です。
- 1960年にDoniachらが1例[1]，1964年に鈴木らが5例の症例報告[2]を行ったのが最初で，その後各国から数例での症例報告[3~6]はあるものの多数例での報告はありません。この疾患が稀であることや疾患の定義があいまいなため認知度が低く，確定診断に至らない可能性も考えられます。
- 橋本病急性増悪の特徴は，橋本病の存在（抗甲状腺抗体高値，生検や細胞診での診断）を前提とし，持続的あるいは断続的に続く甲状腺の疼痛・圧痛や発熱といった急性炎症症状とCRP高値や血沈亢進などの検査所見を示し，高率に永続性甲状腺機能低下症になることです。急性炎症症状とともに比較的急速に橋本病の病状が進行する病態と言えます。
- 患者の90％以上が女性で，年齢では40~60歳代に好発しますが，15~80歳と幅広い年齢層で発症の報告があります[3, 4, 7]。
- Basedow病の患者に同様の病態を認めた報告もある[8]ため何らかの自己免疫機序の関与が考えられますが，病因は不明です。

2 病態

- 主要な症状は，甲状腺の疼痛と発熱です。
- 疼痛は違和感程度から強い痛みまで幅広く，発熱も微熱から高熱まで様々です。また，疼痛はなく発熱のみ呈した非典型的な症例報告もあります[9]。

C 甲状腺中毒症を伴うこともある疾患　1 橋本病急性増悪　**187**

- 病初期の甲状腺機能は甲状腺中毒症から機能正常〜低下症まで幅広く[7]，甲状腺腫は病初期から硬くびまん性に腫大し，甲状腺の疼痛は限局的に認める場合や全体に及ぶ場合もあります。
- 甲状腺の炎症は頑固に続くことが多く，40％弱の症例で内服薬の減量や中止により再燃します[7]。

3 症例提示

症例 20歳代，男性

| 現病歴 | 初診より2カ月前に甲状腺部の疼痛と高熱が出現。近医にて亜急性甲状腺炎と診断。投薬なしで症状はいったん消失するも，顕性甲状腺機能低下症となり来院※1。 |

初診時身体所見・検査所見 触診にて硬いびまん性甲状腺腫を触知するも疼痛はなし，発熱なし。血液検査では，甲状腺機能低下，抗甲状腺抗体が強陽性で，CRPは正常（表1）。超音波検査では甲状腺がびまん性に腫大，内部エコーは低下。

診断と経過 初診時よりLT$_4$の投与を開始。初診より10カ月後に再度甲状腺部の疼痛と発熱が再燃しプレドニゾロン（PSL）15mg/日の内服を開始。穿刺吸引細胞診では典型的な橋本病と診断※2。
その後1年8カ月の間PSLを減量すると疼痛・発熱の再燃を繰り返しPSLからの離脱が困難なため，最終的に甲状腺全摘術を行った。術後はPSL中止後も症状の再燃はなし。病理組織では正常濾胞構造やリンパ濾胞は認めず，大部分を線維組織が占める橋本病の終末像を示した。

ここがポイント

◀※1 病初期は症状が似ているため亜急性甲状腺炎との鑑別が困難な場合があり，臨床経過より鑑別せざるをえないこともある。

◀※2 甲状腺に痛みを伴う疾患との鑑別診断が重要（例：亜急性甲状腺炎，甲状腺囊胞内出血／囊胞周囲炎，急性化膿性甲状腺炎，甲状腺未分化癌，甲状腺悪性リンパ腫等）。

表1 症例の経過

	基準値	初診時	4カ月後	23カ月後	26カ月後	29カ月後	32カ月後
TSH（μIU/mL）	0.3〜4.0	**512.64**	**9.71**	**7.72**	**42.87**	**6.55**	2.02
FT$_4$（ng/dL）	0.75〜1.75	<0.10	1.06	1.22	0.81	1.08	1.41
FT$_3$（pg/mL）	2.5〜4.5	<1.0	3.9				3.13
TgAb（IU/mL）	≦0.3	**>100.0**					
TPOAb（IU/mL）	≦0.3	**>30.0**					
CRP（mg/dL）	<0.3	0.1		**3.1**	**2.4**	**1.4**	
LT$_4$内服量（μg/日）		0	50	100	100	100	100
PSL内服量（mg/日）		0	0	10	7.5	7.5	10

青太字は基準値より低値。**黒太字**は基準値より高値。

4 亜急性甲状腺炎との鑑別のポイント（表2）

抗甲状腺抗体

- 急性増悪では病初期から測定域を超えるほど高いことが多く，経過を通して下がるこ

表2 橋本病急性増悪と亜急性甲状腺炎の比較

	橋本病急性増悪	亜急性甲状腺炎
発症時の甲状腺機能	低下〜中毒症	正常〜中毒症
TgAb/TPOAb	高値継続	正常あるいは一過性軽度高値
放射性ヨウ素摂取率	低〜正常	低
発症時の甲状腺腫	硬,びまん性	硬,結節状〜びまん性
クリーピング	なし	あり
症状の再燃	多い	稀
病理組織像	リンパ球浸潤,巨細胞,線維化,濾胞構造の消失	巨細胞,一時的な濾胞構造の破壊
治療	NSAID,ステロイド,外科治療	NSAID,ステロイド
ステロイドへの反応	良好,減量で再燃	良好
急性炎症症状改善後の甲状腺腫の有無	あり	なし
永続性甲状腺機能低下症の頻度	60%	5〜15%

とはありません。亜急性甲状腺炎では多くの症例で正常あるいは一過性の高値を示します。

クリーピング

- 亜急性甲状腺炎では典型的な現象であり，片葉で認めた炎症がしだいに対側葉へと移動し，その後炎症は元の側には戻りません。急性増悪ではこのような明瞭な炎症部位の移動は認められません。限局性の炎症が散在しその部位が経過とともに変化することはあります。

甲状腺腫

- 急性増悪では炎症の収束とともに萎縮することもありますが，大部分はびまん性に硬く腫大が残ります。亜急性甲状腺炎ではクリーピングとともに硬く腫れる部位が変化します。片葉に炎症が限局するときには片葉のみが，両葉に炎症が及んでいる際には両葉が硬く腫大し，炎症の改善とともに甲状腺腫は消失します（図1）。

再発

- 亜急性甲状腺炎でも副腎皮質ステロイドの減量が炎症の収束と噛み合わなければ症状の再燃は起こりますが，炎症が完全に治まったあとの再発は稀で，多くの場合，再発

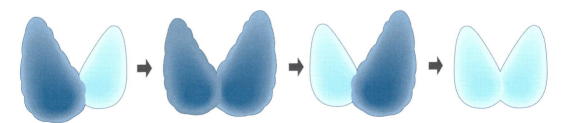

図1 クリーピング現象

までの間隔は10〜20年後と長期です。急性増悪では，提示した症例のようにいったん自然軽快しても1年後など短期間での再発や副腎皮質ステロイドを長期間止められないことが特徴です。

5 治療・予後

■ 橋本病急性増悪のコンセンサスが得られた治療指針はありません。発熱や疼痛に対する対症療法が基本です。症状の程度により，非ステロイド性抗炎症薬か副腎皮質ステロイドを選択します。副腎皮質ステロイドは症状やCRPなどの炎症反応の程度を指標に緩徐に漸減します。長期にわたり副腎皮質ステロイドを中止できない難治例には甲状腺全摘術が有効です[7, 8]。アイソトープ治療の有効性はまだ不明です。

■ 甲状腺機能の転帰は，約60%が永続性機能低下症に陥ります[7]。病初期のCRPや抗甲状腺抗体値がより高値であると，甲状腺機能低下症に陥りやすくなります[7]。橋本病急性増悪後にBasedow病を発症した症例報告もあり，症状改善後も経過観察が必要です[10]。

まとめ

▶ 橋本病急性増悪の診断基準や治療指針は定まっていない。病初期では亜急性甲状腺炎との鑑別診断が難しく，抗甲状腺抗体が非常に高い場合や，経過が典型的でない場合は橋本病急性増悪の可能性を考慮する必要がある。

文献

1) Doniach D, et al:Human auto-immune thyroiditis:clinical studies. Br Med J. 1960;1(5170):365-73.
2) 鈴木秀郎, 他:急性炎症症状を呈した慢性甲状腺炎の5症例. 内科. 1964;14(6):1140-6.
3) Ishihara T, et al:Histological, clinical and laboratory findings of acute exacerbation of Hashimoto's thyroiditis—comparison with those of subacute granulomatous thyroiditis. Endocrinol Jpn.1987;34(6):831-41.
4) Shigemasa C, et al:Chronic thyroiditis with painful tender thyroid enlargement and transient thyrotoxicosis. J Clin Endocrinol Metab. 1990;70(2):385-90.
5) Kon YC, et al:Painful Hashimoto's thyroiditis as an indication for thyroidectomy: clinical characteristics and outcome in seven patients. J Clin Endocrinol Metab. 2003;88(6):2667-72.
6) Ohye H, et al:Successful treatment for recurrent painful Hashimoto's thyroiditis by total thyroidectomy. Thyroid. 2005;15(4):340-5.
7) 大江秀美, 他:橋本病急性増悪102例の臨床的特徴と転帰について. 日内分泌会誌. 2004;80(2):313.
8) Fukata S, et al:Rapidly progressive thyroid failure in Graves' disease after painful attack in the thyroid gland. Arch Intern Med. 1993;153(18):2157-61.
9) Kubota S, et al:Sustained fever resolved promptly after total thyroidectomy due to huge Hashimoto's fibrous thyroiditis. Endocrine. 2007;31(1):88-91.
10) Ohye H, et al:Four cases of Graves'disease which developed after painful Hashimoto's thyroiditis. Intern Med. 2006;45(6):385-9.

———— 大江秀美

| 第3章　甲状腺中毒症の診かた | C 甲状腺中毒症を伴うこともある疾患 |

2 急性化膿性甲状腺炎

結論から先に

▶ 甲状腺への細菌または真菌感染による炎症性疾患であり，炎症による破壊性甲状腺中毒症をきたすことがある。

▶ 先天性瘻孔である下咽頭梨状窩瘻が最も多い原因。

▶ 下咽頭梨状窩瘻による急性化膿性甲状腺炎は若年者に多く発症し，根治的な瘻孔閉鎖術を施行しないと炎症を繰り返すことが多い。

1 急性化膿性甲状腺炎の特徴

■ 甲状腺への細菌または真菌感染が原因で起こる炎症性疾患です。甲状腺は外界との交通を持たない内分泌腺であること，血流やリンパ流が豊富であることなどから，何らかの背景因子がなければ感染は生じがたく，非常に稀な疾患です。

■ 細菌の感染経路としては，①先天性の下咽頭梨状窩瘻，②甲状腺結節に対する穿刺，③囊胞や壊死を伴う甲状腺結節への感染などがあります。

■ このうち下咽頭梨状窩瘻による感染が大部分を占めます。下咽頭梨状窩瘻は咽頭の梨状陥凹から甲状腺上極背側へ向かって走行する胎生期の遺残瘻孔で，約95％が左側にあります[1]。小児期に発症することが多いですが，成人の発症もあります。

■ 甲状腺結節への感染は，尿路感染症などの感染病巣から血行性感染する場合と，結節への穿刺が感染原因となる場合があります。いずれも囊胞変性や壊死を伴う甲状腺結節に感染が起こったものであり，中年から高齢者に多くみられます。

2 臨床症状

■ 症状は前頸部の腫脹，疼痛，発赤，発熱などです。炎症が進行すると甲状腺内または周囲に膿瘍を形成し，局所皮膚から自壊，排膿されることがあります。稀に縦隔炎，咽後膿瘍を形成します。

■ 炎症の主座が甲状腺内である場合，破壊性甲状腺中毒症を伴うことがあり，動悸，息切れなどの症状が出現することがあります。

■ 通常は，抗菌薬投与または切開排膿により炎症は消退しますが，下咽頭梨状窩瘻が原

C 甲状腺中毒症を伴うこともある疾患　2 急性化膿性甲状腺炎　**191**

因の場合には，瘻孔に対する根治的治療を行わないと，炎症は高率に再発します。
- 成人や年少者では，時に炎症所見が乏しく，悪性腫瘍を疑わせる前頸部腫脹をきたすことがあります。

3 検査と診断

- 採血検査では，白血球数およびC反応蛋白の上昇を認めます。
- 甲状腺ホルモン値は正常，または一過性の上昇を示します。特に初発症例において炎症による甲状腺の破壊が高度であると，破壊性甲状腺中毒症をきたすことがあります。
- エコー，CT検査では甲状腺側葉とその周囲に炎症や膿瘍形成に一致した低密度領域を示します（図1）。低密度領域からのエコーガイド下穿刺吸引細胞診では，膿汁または多数の好中球を認めます。
- 下咽頭梨状窩瘻の診断で最も重要な検査は，咽頭透視検査です。梨状陥凹の先端から尾側へ伸びる瘻孔を証明します（図2）。咽頭透視検査では，炎症極期には瘻孔が描出されないことがあるので，その場合には炎症が消退してから再検査を行います。

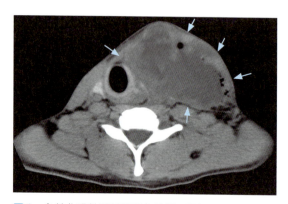

図1 急性化膿性甲状腺炎急性期の頸部CT所見
矢印は左頸部の膿瘍腔。

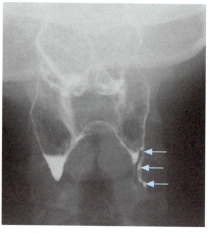

図2 急性化膿性甲状腺炎症例の咽頭透視検査
矢印は造影された左下咽頭梨状窩瘻を示す。

4 鑑別診断

- 炎症早期で頸部皮膚の発赤がなく，腫脹が軽度であり，破壊性甲状腺中毒症を伴っている症例では，亜急性甲状腺炎との鑑別に苦慮することがあります。亜急性甲状腺炎の治療で使用するステロイドを長期間服用すると炎症を増悪させるため，鑑別が重要です。鑑別のポイントは，年齢，炎症のエピソード，エコー所見です。
- 急性化膿性甲状腺炎では年齢が20歳未満であることが多く，一方で亜急性甲状腺炎は20歳未満での発症は非常に稀です。急性化膿性甲状腺炎は炎症を繰り返すことが

多いですが，亜急性甲状腺炎では，再発は稀です。

■ 両疾患の鑑別にはエコー所見が最も重要です[2]。下咽頭梨状窩瘻による急性化膿性甲状腺炎では，甲状腺葉の上極背側（ほとんどが左側）付近に低密度領域が存在し，甲状腺被膜の外側まで低密度領域が拡大したり，被膜周囲に低密度領域が存在したりします。炎症の対側葉はほとんどの場合，正常所見です。一方で，亜急性甲状腺炎では低密度領域が片葉または両葉に多発していることが多く，低密度領域は甲状腺被膜外に進展することはありません。

■ 頸部腫脹や疼痛を伴い，画像所見でも膿瘍形成を疑う症例では，悪性腫瘍（甲状腺未分化がん，頸部食道がんなど），出血（甲状腺腫瘍や副甲状腺腫）との鑑別が問題となることがあります。

■ 診療のポイントはここだ！

➡ 有痛性甲状腺腫と甲状腺中毒症が認められる場合に，亜急性甲状腺炎と即断せず，急性化膿性甲状腺炎の可能性を考慮する。

5 治療・経過・予後

■ 治療は抗菌薬投与を行い，画像所見で膿瘍が確認できた場合には穿刺排膿または切開排膿を併せて施行します。炎症消退後，3カ月以上あけてから瘻孔摘出術を行いますが，摘出術は難易度が高く，反回神経麻痺などの合併症と手術瘢痕の問題があります。

■ 咽頭内腔より，瘻孔入口部を閉鎖する内視鏡下化学焼灼療法が近年試みられています。

■ 甲状腺結節による炎症では穿刺吸引と抗菌薬投与のみで消退することもありますが，炎症が遷延し甲状腺切除が必要となることもあります。

■ 下咽頭梨状窩瘻による急性化膿性甲状腺炎では，瘻孔摘出術または化学焼灼療法が成功すれば再発しません。

■ まとめ

▶ 急性化膿性甲状腺炎の原因として最も多いのは下咽頭梨状窩瘻で，亜急性甲状腺炎の鑑別診断が重要である。

▶ 瘻孔閉鎖術が成功すれば，急性化膿性甲状腺炎の再発はない。

■ 文献

1) Miyauchi A, et al：Piriform sinus fistula：an underlying abnormality common in patients with acute suppurative thyroiditis. World J Surg. 1990；14(3)：400-5.
2) Masuoka H, et al：Imaging studies in sixty patients with acute suppurative thyroiditis. Thyroid. 2011；21(10)：1075-80.

舛岡裕雄

第3章　甲状腺中毒症の診かた

ちょっと視点を変えて 36

PTP（press through package）包装シート誤飲と急性化膿性甲状腺炎

▶ PTP包装シート誤飲に伴う急性化膿性甲状腺のような稀に起こる非典型的症例においては病歴聴取が重要である。

1 PTP包装シート誤飲に伴う急性化膿性甲状腺の症例

■ 急性化膿性甲状腺炎は稀な疾患で，甲状腺舌管からの感染や血行性感染の報告も散見されますが，原因の多くは下咽頭梨状窩瘻からの感染であり，10歳前後で発症することが多いと言われています。

■ 当院ではPTP包装シート誤飲に伴う急性化膿性甲状腺炎の症例を経験したので，以下に紹介します[1]。

症例 78歳，女性（Aさん）

1週間続く咽頭痛の精査目的で耳鼻科より紹介受診。甲状腺の触診所見としてはやや硬く，強い圧痛を認めた。
血液検査ではWBC 7.33×10^3/μL，CRP 1.6mg/dLと軽度の炎症反応上昇を認め，甲状腺機能検査ではTSH 0.245μIU/mL，FT_3 4.69pg/mL，FT_4 1.99ng/dL，Tg 1,490ng/mL，抗TPO抗体および抗Tg抗体は陰性，明らかな甲状腺中毒症状は認めなかった。
甲状腺エコーでは微小嚢胞を認めるのみで，明らかな炎症性変化や低エコー域を認めなかった。
ガイドラインから亜急性甲状腺炎を疑い，経口ステロイドを投与する方針とした。しかし，亜急性甲状腺の好発年齢とエコー所見の2点が本症例に合わないため，再度病歴聴取を行ったところ，Aさんは毎日20錠以上のサプリメントを内服しており，1週間前に急いでいた際に一気に飲んだことが判明した。
エコーを見直すと甲状腺の傍に高エコー域を認め，本所見を当初見落としていたこともわかった（図1A）。
直ちに頸部CT検査を施行，食道内にPTP包装シートと思われる異物を認めた（図1B）。free airがないことを確認し，上部消化管内視鏡でPTP包装シートの除去を行った（図1C，D）。除去と同時に咽頭痛の症状は消失したが，抗菌薬を3日間投与し退院とした。甲状腺機能は退院3週間後には正常化した。

■ PTP包装シートはプラスティックにアルミなどを貼り付けた錠剤の包装のことです。

■ 消費者庁の報告では高齢者の誤飲の原因製品として最も多いと報告されています。

■ 紹介した症例は非常に稀なケースですが，異物の誤飲による穿孔や縦隔炎などの問題はこれまでにも報告されています[2,3]。今後日本は超高齢社会を迎えることは確実であり，高齢者の誤飲の問題も増えていくことが予想されます。

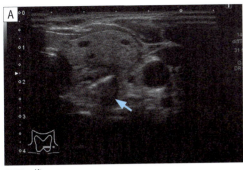
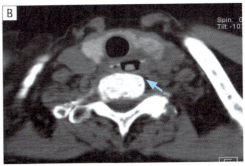

エコー像　　　　　　　　　　　　頸部CT検査

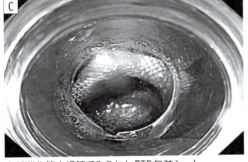
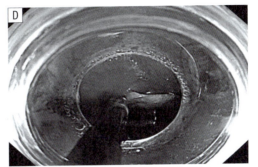

上部消化管内視鏡でみられたPTP包装シート　　上部消化管内視鏡によるPTP包装シートの除去

図1 PTP包装シート誤飲症例の画像所見　カラー口絵 K

2 非典型的症例における病歴聴取の重要性

- 説明がつかない非典型的な症例に出会った際に検査を追加することで診断に至ろうとします。そのこと自体は間違いではありませんが，最も大事なことは病歴聴取です。
- Hamptonら[4]は外来初診患者の80％以上において病歴聴取で診断に至ると報告しています。本症例でも病歴の再聴取を行わず，亜急性甲状腺炎と決めつけ，経口ステロイドを投与していたら，病態を悪化させる可能性がきわめて高かったと思われます。
- 診断に難渋した場合には原点に立ち返り，再度病歴聴取をしてみましょう。本症例のように大きな手がかりを見落としていることがあるかもしれません。

文献

1) Kaneko A, et al：Destructive thyroiditis caused by accidental ingestion of a press-through-package. Thyroid. 2018；28(7)：952-3.
2) Watanabe M, et al：Perforation of the sigmoid colon by an ingested fish bone. Intern Med. 2010；49(11)：1041-2.
3) Park IH, et al：Perforation of esophagus and subsequent mediastinitis following mussel shell ingestion. J Thorac Dis. 2016；8(8)：E693-E697.
4) Hampton JR, et al：Relative contributions of history-taking, physical examination, and laboratory investigation to diagnosis and management of medical outpatients. Br Med J. 1975；2(5969)：486-9.

〔金子景弘〕

第**3**章　甲状腺中毒症の診かた

ちょっと視点を変えて 37

急性化膿性甲状腺炎の発見

▶下咽頭梨状窩瘻が急性化膿性甲状腺炎の主な原因であることを発見したのは,現・隈病院院長の宮内昭先生である。

■下咽頭梨状窩瘻は急性化膿性甲状腺炎の原因であるとして宮内先生らによって発表されました[1,2]。論文に筆者の名前も記載されていますが,筆者自身は単なる瘻孔による膿瘍で重要な疾患とは思っていませんでした。

■筆者は1975年に隈病院に就職する前は消化器を中心とした一般外科を担当していました。当時隈病院の外来に左前頸部に膿瘍を形成した小児が来院し,筆者は先天性の食道からの瘻孔の存在を疑って,近くの放射線科クリニックに咽頭食道のバリウム透視検査を依頼しましたが,食道ではなく下咽頭からの瘻孔が見つかりました。

■何例か同様な症例が続けて来院し,炎症は全例前頸部の左側で下咽頭からの瘻孔の存在が認められました。このように不思議な症例が続くことは,決してめずらしいことではありません。「どうか,私の病気を解明して下さい」と言わんばかりです。

■ところが経験豊富な隈寛二先生に相談しても「例の膿瘍ですよ」と言われ,これらの症例を神戸市の医師会で発表しても質問やコメントもありませんでした。

■当時大阪大学第二外科から宮内先生が非常勤で隈病院に来られていましたので,小児の瘻孔の症例を相談したところ非常に興味を持たれ,阪大にも同様の症例があったとのこと。その後,宮内先生らは詳細にこれらの症例を検討し下咽頭梨状窩瘻が急性化膿性甲状腺炎の原因であると報告しました。筆者なら,単なる瘻孔による前頸部の膿瘍の報告で終わっていたでしょう。今から思うと,実はこれが急性化膿性甲状腺炎だったのです。

■Basedow病の甲状腺亜全摘術後,左葉部に膿瘍が発生した例を経験しました。術後下咽頭梨状窩瘻の存在がわかり,術中に瘻孔を切断したのが膿瘍の原因と判明しました。急性化膿性甲状炎と下咽頭梨状窩瘻の関連性が改めて確認できた症例でした。

文　献

1) Takai S, et al:Internal fistula as a route of infection in acute suppurative thyroiditis. Lancet. 1979;1(8119):751-2.
2) Miyauchi A, et al:Piriform sinus fistula. A route of infection in acute suppurative thyroiditis. Arch Surg. 1981;116(1):66-9.

―――― 松塚文夫

第4章　甲状腺眼症の診かた

1 眼科医の立場から

結論から先に

▶ 甲状腺眼症の診療では，炎症期の適切な治療介入によって，不可逆的な視機能障害を回避することができ，回復期の症状を軽くすることが可能である。

1 甲状腺眼症とは？

- 甲状腺眼症は，眼部組織が標的となる自己免疫性疾患です。甲状腺機能異常が発端となり発症しますが，一度発症した眼症は甲状腺機能とはほぼ無関係に変動します[1]。
- 甲状腺眼症発症時，患者の大半は甲状腺機能亢進状態にありますが，約10％の患者では甲状腺機能は正常または低下しています[1]。

2 甲状腺眼症の発症機序・自然経過・危険因子

発症機序 ☞ 203頁：4章2

自然経過

- 甲状腺眼症の自然経過は3期に分類されます。炎症症状が急激に悪化する「活動期」（2〜3カ月），炎症が消退しつつある「不活動期」（数カ月〜数年），そして炎症が完全に消退し，合併症が前面に出現する「回復期」の3期です（**図1**）[2]。
- 「活動期」と「不活動期」を併せて炎症期と言います。回復期では，炎症の再燃は5％と稀ですが，全身性疾患によって甲状腺機能が重度に乱れた場合には，再び免疫反応が活性化する場合があります[1]。

発症・増悪の危険因子

- 以下，甲状腺眼症を発症・悪化させる危険因子を挙げ，その概要を述べます。

　①喫煙：喫煙は甲状腺眼症の悪化・重症化の最大の危険因子です。ニコチンの作用による血管収縮と，たばこの煙に含まれる一酸化炭素が線維芽細胞の活性化を引き起こし，病態を悪化させます[1]。

　②性別：甲状腺眼症は女性に多くみられ，その男女比は1：4〜1：6程度です[1]。しかし男性は女性と比較して，眼症が重症化しやすい傾向があります[1]。

　③年齢：通常，40歳以下では眼窩脂肪の増生がメインとなり，眼球突出を生じやす

1 眼科医の立場から　**197**

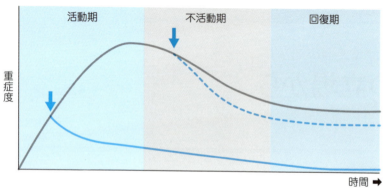

図1　甲状腺眼症の自然経過（Rundle's curve）
黒実線は甲状腺眼症の自然経過を簡易的に示したものである。消炎治療の介入を行った時点（矢印）と，それ以降の予測される経過を示す。青実線が消炎治療を活動期初期に行った場合，青破線は不活動期に行った場合に予測される経過である。活動期に消炎治療を行えば，大きな障害を残すことなく早期に眼症が改善する。不活動期であっても，炎症抑制効果があり，自然経過と比較し早期に回復期に到達する。

（文献2をもとに作成）

くなります。一方，40歳以上になると外眼筋の肥厚を生じやすく，眼球運動障害や視神経症へと進展します[1]。

④糖尿病：糖尿病患者も喫煙患者と同様に眼窩内の血流が悪く，甲状腺眼症が悪化しやすくなっています[1]。

3 甲状腺疾患の診療における留意点

甲状腺眼症と甲状腺機能の関係

- 甲状腺眼症は，甲状腺機能異常出現後（40％）もしくは同時発症（50％）が大多数を占めます。しかし10％の患者では，甲状腺眼症発症後に自己免疫性甲状腺疾患と診断されることもあります[1]。この時期の差は平均して3カ月程度ですが，数年に及ぶこともあります[1]。
- 甲状腺機能が正常の場合，症状が軽症ですむことが多いのです[1]が，甲状腺機能が大きく変動している場合や抗TSH受容体抗体が異常高値の場合には甲状腺眼症が悪化しやすくなります。
- また，甲状腺機能が低下している状態では，TSHの過剰分泌により，眼窩組織のTSH受容体が刺激されるため，甲状腺眼症が悪化します[1]。

甲状腺眼症とアイソトープ治療・甲状腺摘出の関係

- アイソトープ治療により甲状腺が破壊され，眼窩組織と共通する自己抗体が放出されることにより眼症が悪化すると考えられています[1]。特に，炎症期にアイソトープ治療を行うと，そのリスクが高くなります。
- したがって，アイソトープ治療の導入前には甲状腺眼症の所見の有無を確認しておく

必要があります。眼症の炎症期において，やむをえずアイソトープ治療を行う必要がある場合，アイソトープ治療と並行してステロイドを内服することで，眼症の悪化を予防することができます[1]。具体的には，プレドニゾロンを0.3〜0.5mg/kgより開始し，3カ月かけて減量・中止します[3]。プレドニゾロン0.2mg/kgを6週間投与でも同等の効果があるとされています[4]。

- 一方，甲状腺摘出後に眼症が悪化することはほとんどなく，むしろ甲状腺摘出後に自己抗体が低下することによって，眼症が改善すると考えられています[2]。

4 臨床症状

- 甲状腺眼症の症状は，標的組織の傷害が直接的な原因となる「原発症状」（眼瞼症状，眼球突出，眼球運動障害による複視）と，原発症状が原因になって生じる「続発症状」（角膜障害，視神経障害など）に大別できます[1]。症状やその重症度は，NOSPECS分類を用いて評価します[5]。
- 以下，NOSPECS分類に沿って，代表的な症状について解説します。

眼瞼症状

- "soft tissue involvement"（軟部組織病変）に当てはまる症状です。上下眼瞼が過度に牽引された「眼瞼後退」や，下方視時に眼球の動きに上眼瞼がついてこない「眼瞼遅れ」の症状が病初期に現れます（図2）[1]。
- 上眼瞼においては，甲状腺ホルモンの過剰分泌に伴い，交感神経支配の平滑筋であるミュラー筋が過度に緊張したり，上眼瞼挙筋が炎症によって拘縮したりすることが原因となります。下眼瞼も同様に，平滑筋線維を含む下眼瞼牽引組織の過緊張や拘縮が原因となります[1]。

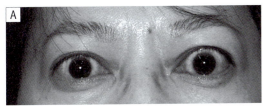
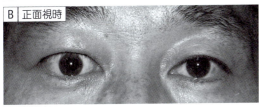
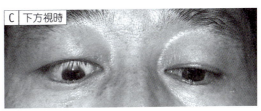

図2 甲状腺眼症（病初期）
A. 両上眼瞼後退。正面視の状態。
B. 正面視時。右上眼瞼遅れ。
C. Bと同患者の下方視時。下方視時に上眼瞼の動きがついてこないため，上方の強膜が見える。

（文献1より引用）

眼球突出

- 眼球後方の眼窩軟部組織が増大することによって生じます。
- 眼球突出度はHertel眼球突出計を用いて眼窩外側縁から角膜頂点までの距離を測定します。
- 日本人では，眼球突出度が17mm以上，または左右差が2mm以上ある場合に眼球突出と定義されます[1]。

眼球運動障害

- 外眼筋の線維化により筋が拘縮し，その伸展が制限されることによって生じます。外眼筋の傷害は下直筋，内直筋，上直筋の順に好発します[1]。
- 軽症例では視野の周辺でのみ複視を自覚しますが，重症例になると，正面視でも複視を生じ，日常生活に大きな支障をきたします。

角膜病変

- 甲状腺眼症患者にドライアイは必発であり，患者は眼の乾燥感や灼熱感，流涙，光が眩しいといった症状を自覚します。その機序として，涙腺の傷害による涙液分泌の低下や，眼表面の露出が増大することによる涙液蒸発亢進などが挙げられます[3]。
- 眼瞼後退や眼球突出が重度となると完全閉瞼が不可能となり，露出した角膜に難治性の潰瘍を生じ，失明につながることがあります。

甲状腺視神経症

- 甲状腺眼症の約5％に認められます[1]。眼窩先端部付近において肥厚した外眼筋が視神経を圧迫したり，眼窩内圧の上昇により視神経への血流が低下したりすることが原因となります(図3)[1]。

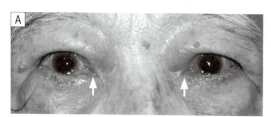

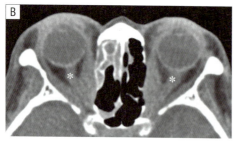 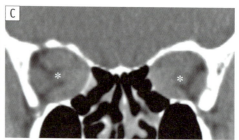

図3 甲状腺視神経症患者の肉眼像およびCT画像
A. 83歳，女性。眼球突出度は右12.5mm，左12.0mmと正常範囲。両側のまぶたの腫れ，結膜充血・浮腫，涙丘の腫れ（矢印）を認める。視力は右眼の光覚＋，左眼は0.04（矯正不能）。
B，C. 同患者の眼窩部CT（Bは軸位断，Cは冠状断）。外眼筋腫大により，眼窩先端部付近において視神経（＊）が圧迫されている。

（文献1より引用）

- 視神経障害が長期に及ぶと，視力低下が不可逆的となります．甲状腺視神経症患者では顕著な眼球突出を示さないため，診断が困難なことが多く，治療開始が遅れる傾向にあります．

5 治療

炎症期と回復期の治療方針の違い

- 甲状腺眼症においては，炎症期と回復期で治療方針が異なります．したがって，炎症の活動性の評価が重要です．炎症の活動性は，clinical activity score (CAS)（表1）と磁気共鳴画像（MRI）を用いて評価します[6]．
- CASは眼部の炎症所見を臨床的にとらえ，それをスコア化したものです．CASの感度は80%，特異度は60%程度であり，眼窩内の炎症を評価するためにはMRIが必要です[1]．
- MRIでは，眼窩組織がT1強調画像でlow intensity，T2強調画像でhigh intensityとなれば，炎症があると判断できます（図4）[1]．脂肪抑制T2強調画像も炎症の評価に有用です．

表1 clinical activity score

痛み	1	後眼窩の自発痛や違和感
	2	眼球運動時の痛み
発赤	3	眼瞼の発赤
	4	結膜の充血
腫脹	5	眼瞼の腫脹
	6	結膜浮腫
	7	涙丘の腫脹
機能障害*	8	3カ月間に進行する眼球突出
	9	3カ月間に進行する眼球運動障害
	10	3カ月間に進行する視力障害

判定：10項目中4項目以上陽性→炎症あり
*3カ月間の臨床経過を追えていない場合，1～7項目中の3項目以上陽性→炎症あり．

（文献6をもとに作成）

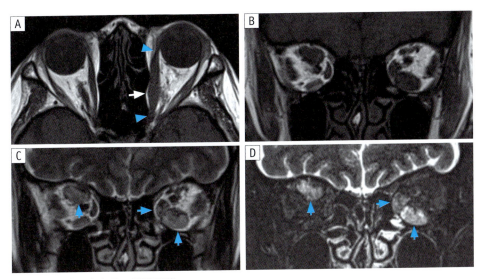

図4 甲状腺眼症患者のMRI画像
A. T1強調画像（軸位断）．左側内直筋の筋腹が腫大し（白矢印），腱の肥厚は認めない（矢尻）．
B. T1強調画像（冠状断）．右側の上直筋，左側の下直筋と内直筋の肥厚を認める．
C. T2強調画像（冠状断）．T2強調画像で同部位の高信号を認める．
D. 脂肪抑制T2強調画像（冠状断）．脂肪抑制では信号の強度がより顕著となる（青矢印）．高信号の均一性が高いほど，活動性炎症を反映する．

（文献1より引用）

- 甲状腺眼症では外眼筋の筋腹が炎症によって肥厚しますが，その際に腱の肥厚は認めません。肥厚した外眼筋の形状が，コカ・コーラ™の瓶に似ていることから，「コカ・コーラボトルサイン」と呼ばれます。ただし，この所見は回復期にも残存するので，外眼筋の炎症は，前述のMRI信号によって判定されます。

各治療について

- 炎症期にはステロイドパルス治療や放射線治療（もしくは両者併用）が行われ，手術治療は原則として回復期に行われます[1]。しかし，重篤な角膜障害や甲状腺視神経症によって視力低下が進行している患者に対しては，消炎治療と並行して，回復期になるのを待たずに手術治療を行います。

- 回復期に施行される手術は，大きく分けて，眼窩減圧術，斜視手術および眼瞼手術があります。眼窩減圧術は眼窩内の除圧を図る目的で行う手術であり，眼窩壁を構成する骨を除去して眼窩容積を拡大させる方法と，眼窩脂肪を切除して眼窩内のボリュームを減少させる方法に分類されます。

- 甲状腺眼症における眼窩減圧術は，眼球突出による醜形に対してだけでなく，甲状腺視神経症や眼球突出に伴う重篤な角膜障害に対して施行されます。

- 眼窩減圧術を行うと，術後に外眼筋のアライメントが変化することによって斜視を生じる可能性がある一方，眼球突出の改善とともに眼瞼後退が改善することがあります。また，斜視手術後に眼瞼後退が悪化することもあります。したがって，甲状腺眼症の合併症に対する手術は，眼窩減圧術の適応があればそれをまず先に行い，次に斜視手術，眼瞼手術の順序で行うのが原則です[1]。

■ まとめ

▶ 甲状腺眼症の診療においては炎症期の適切な治療介入が不可欠であり，そのためには内科と眼科のよりよい診療連携が望まれる。

文 献

1) 柿﨑裕彦：甲状腺眼症がよくわかる本. 改訂第2版. ブイツーソリューション, 2011.
2) Bartley GB：Rundle and his curve. Arch Ophthalmol. 2011；129(3)：356-8.
3) 石川恵里, 他：甲状腺眼症の病態と診療のコツ. 臨眼. 2018；72(2)：182-94.
4) Bartalena L, et al：The 2016 European Thyroid Association/European Group on Graves' Orbitopathy Guidelines for the Management of Graves' Orbitopathy. Eur Thyroid J. 2016；5(1)：9-26.
5) Van Dyk HJ：Orbital Graves' disease. A modification of the "NO SPECS" classification. Ophthalmology. 1981；88(6)：479-83.
6) Mourits MP, et al：Clinical activity score as a guide in the management of patients with Graves' ophthalmopathy. Clin Endocrinol (Oxf). 1997；47(1)：9-14.

——— 石川恵里, 柿﨑裕彦

第**4**章　甲状腺眼症の診かた

2 内科医の立場から

結論から先に

▶ 甲状腺眼症は，Basedow病や橋本病に伴う眼窩組織の自己免疫性炎症性疾患である。

▶ 眼症の重症度，活動性，quality of life（QOL）の評価に加えて，magnetic resonance imaging（MRI）による病態の評価を推奨する。

1 甲状腺眼症はどんな病気？

■ 甲状腺眼症は，自己免疫性甲状腺疾患に伴う眼窩組織の自己免疫性炎症性疾患であり，Basedow病眼症，Graves眼症，悪性眼球突出症とも呼ばれます。

■ Basedow病の25〜50％，慢性甲状腺炎の2％にみられます[1〜4]。

■ 遺伝因子や環境要因（喫煙など）を背景に何らかの自己免疫異常により発症し，眼窩組織にリンパ球浸潤がみられ，グルコサミノグリカンの産生，脂肪組織の増生や外眼筋腫大をきたします。

■ 主にTSH受容体，その他IGF-1受容体，外眼筋抗原に対する自己免疫機序が想定されています[3]。TSH受容体を発現するCD34⁺眼窩線維芽細胞，IGF-1受容体を発現するCD34⁻眼窩線維芽細胞，Thy-1を発現する眼窩線維芽細胞などが活性化して，それぞれ脂肪分化，T細胞の遊走，外眼筋の線維化に関与しています[3]。

■ Müller筋，上眼瞼挙筋，外眼筋，脂肪組織，涙腺に炎症を生じて，眼球突出，上眼瞼後退，涙液分泌低下や続発性に眼瞼，結膜，角膜，外眼筋，視神経・網膜に障害をきたします。

診療のポイントはここだ！

➡ TSH受容体を自己抗原とする免疫機序により発症する。

2 専門の医療施設への紹介の基準は？

■ 眼症の発症は甲状腺疾患の発症とほぼ同時期であることが多いのですが，1年前後先行したり遅れることもあり，一般眼科医や一般内科医を受診する機会も多く，専門医

2 内科医の立場から　**203**

への紹介が必要となります。

- 至急紹介すべき症例は，原因不明の視力低下や色覚異常，急激な眼球突出の既往，角膜混濁，兎眼や視神経乳頭浮腫を有する最重症例などです[1, 4]。

- 緊急ではないが紹介すべき症例は，過去1カ月にわたる羞明，眼の違和感，眼球または球後の痛み，眼所見の変化に対する不安感，複視や眼瞼後退，眼瞼や結膜の発赤腫脹，眼球運動障害，複視を避けるための頭位傾斜などの症候がみられる場合や片眼性の症例などです[1, 4]。

■ 診療のポイントはここだ！

➡ 眼症の専門医療施設での診療を受けるべき患者がいることを心がけておく。

3 診断の注意点は？

- 症状は多彩で，眼瞼腫脹，眼の異物感・違和感・乾燥感，流涙，眼窩深部痛，眼球突出，複視，霧視，視力低下などをきたし，QOLが損なわれます。

- 眼科診察では，眼瞼腫脹，発赤，Dalrymple徴候（上眼瞼後退），Graefe徴候（下方視時の上強膜の露出），結膜充血と浮腫，眼球突出，涙液分泌障害，角膜障害，複視を避けるための頭位傾斜，眼球運動障害や視力低下などを評価します。

- 鑑別診断では，眼窩内の炎症（特発性眼窩炎，IgG4関連眼疾患など），偽腫瘍，肉芽腫，腫瘍，悪性リンパ腫（MALTリンパ腫），膿瘍，粘液囊胞，頸動脈−海綿静脈洞瘻などを否定します。

- 診断基準ですが，以下の①＋②または③を有する場合を甲状腺眼症と診断します。②または③を有するが①が診断できない場合を甲状腺眼症疑いとします。ただし上記の鑑別診断を考慮します[2]。
  ①自己免疫性甲状腺疾患，②眼症候，③画像診断にて眼球突出，外眼筋の腫大など

■ 診療のポイントはここだ！

➡ 眼症の診断時には自己免疫性甲状腺疾患の存在が明らかでない場合もある。

4 眼症の専門医療機関での診察はどのように行う？

眼症の重症度の判定

- 最重症，中等症～重症，軽症に分類します[1]（☞ 199頁：4章1）。

眼症の活動性の判定

- ①眼窩部痛（違和感），②眼球運動時の痛み，③眼瞼発赤，④眼瞼腫脹，⑤結膜充血，⑥結膜浮腫，⑦涙丘の腫脹の7項目からなるclinical activity score（CAS）（☞ 201

頁：4章1 表1）が3点以上であれば活動性があり，パルス療法や放射線療法などの適応となります。

眼症のQOLの判定
- 視機能の低下によるもの（8項目）と社会心理的な要因（8項目）により評価します。

眼窩MRI（またはCT）による評価
- 冠状断，水平断，矢状断にて撮像します。眼瞼，外眼筋，脂肪組織，涙腺の病変が描出されます。
- 腫大した外眼筋のT2緩和時間の延長や脂肪抑制T2強調画像やshort inversion time inversion recovery (STIR)画像での高信号（大脳白質との信号強度比）や信号パターン（均一性）から眼症の活動性を評価します（図1[5]）。日本人ではCAS1～2点でもMRIにて活動性ありと判定される場合も多く経験されます[1]。
- 眼症の重症度・活動性の自然経過は時間的ズレがみられ，どの時期に治療するかで，治療効果は大きく異なりますので，治療のタイミングが大切です。
- MRI禁忌例や眼窩減圧術の適応例ではCTを行います。

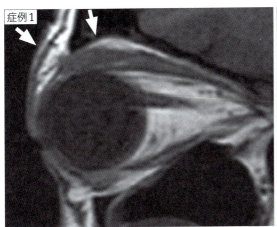 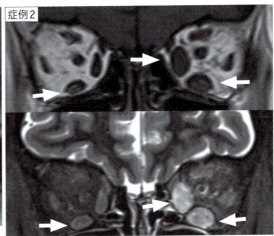

図1　甲状腺眼症のMRIによる評価
症例1：矢状断T1強調画像：左上眼瞼挙筋の腫大，眼球突出と眼瞼における脂肪組織の蓄積を認める。
症例2：冠状断T1強調画像（上段），冠状断STIR画像（下段）。左内直筋，下直筋の腫大を認める。信号強度が高く，炎症が強いことが示唆される。

（症例1は文献5より転載）

診療のポイントはここだ！
➡ 眼科診察，CAS，QOLの評価，MRIを施行し，眼症の重症度，活動性，病態を把握する。

5 眼症の治療方針は？

甲状腺機能亢進症の治療
- 甲状腺機能の正常化を図ります。抗甲状腺薬，アイソトープ治療，甲状腺亜全摘術の

3つの方法があります。アイソトープ治療を行う場合，15％に治療後に眼症の発症や増悪がみられますので，喫煙，治療前のT_3高値，TSH受容体抗体高値などの高リスク患者には3カ月間の経口ステロイドの予防投与が推奨されます。

眼症の治療方針（図2）[1]

- 禁煙の指導を行います。

最重症例：視神経症を呈する場合は早急にパルス療法を行います。2クール施行後，改善傾向が認められなければ眼窩減圧術を考慮します。

中等症～重症例：活動性であれば免疫抑制療法（パルス療法，放射線療法），非活動性であれば眼科的機能回復手術の適応となります。斜視に対するA型ボツリヌス毒素（ボトックス®）の局注（保険適用）が行われる場合もあります。

軽症例：保存療法で経過観察しますが，13％に増悪がみられます。Dalrymple徴候やGraefe徴候のみでも，MRIにて上眼瞼挙筋や上直筋の腫大を認め，トリアムシノロンアセトニド（ケナコルト-A®）20～40mgの局注やA型ボツリヌス毒素（ボトッ

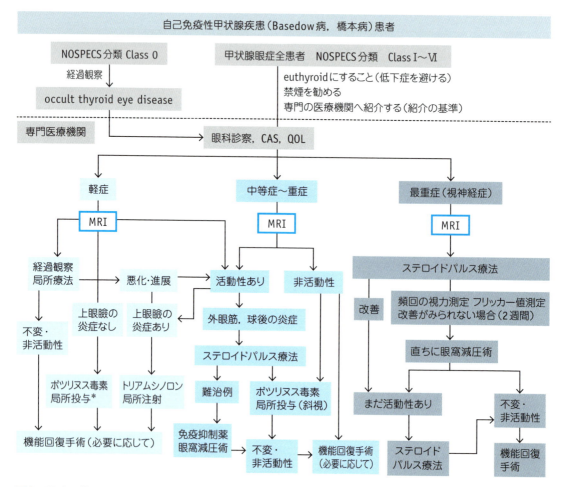

図2　眼症の管理チャート
＊保険未収載

（文献1より一部改変）

クス®) の局注 (保険適用外) などが選択される場合があります。

眼科的保存療法

- ■ ヒアルロン酸ナトリウム (ヒアレイン®) 点眼薬, 眼軟膏などで角・結膜を保護します。
- ■ ビマトプロスト (ルミガン®) 点眼薬は線維芽細胞の増殖を抑えることから効果が期待されています。

▌ 診療のポイントはここだ！

➡ 眼科医や放射線科医と連携し, 眼症の重症度, 活動性, 病態に応じた治療方針を立てる。

6 内科的治療法は？

ステロイドパルス療法

- ■ 活動期の中等症～重症, 最重症の眼症患者には第一選択となります。
- ■ 原則, 入院の上, メチルプレドニゾロンコハク酸エステルNa (ソル・メドロール®) 500～1,000mg/日を生理食塩水500mLで溶解し, 2～3時間かけて点滴静注します。3日間を1クールとして, 1週間隔で3クール施行します。または外来にてメチルプレドニゾロン0.5gの点滴静注を週1回, 計6回, その後0.25gの点滴静注を週1回, 計6回行います。
- ■ 欧米では0.3%に重篤な肝不全による死亡例が報告されたことから, 総投与量8g未満が推奨されています[4]。
- ■ 有効例にはプレドニゾロン後療法を行います。効果が不十分で, 活動性が残存している場合は放射線療法を追加します。
- ■ 糖尿病, 消化性潰瘍, 感染症 (結核) などの悪化をきたすことがありますので, 治療前に75gOGTT, 便潜血と上部消化管検査, 腹部超音波検査, 胸部X線撮影, 肝炎ウイルス, 結核菌特異的IFN-γ検査, 心電図, 骨密度検査などを行います。
- ■ パルス療法中や後療法中は, 抗潰瘍薬 (ヒスタミンH_2受容体拮抗薬またはプロトンポンプ阻害薬) やビスホスホネート薬を併用します。
- ■ HBVキャリアやHBc抗体陽性例では核酸アナログ薬の予防投与について肝臓専門医に相談します。

ステロイドの内服

- ■ 外眼筋腫大を伴う上眼瞼後退やパルス療法の後療法として, プレドニゾロン (プレドニン®) 20～30mg/日の経口投与を開始 (1カ月間), 以後2～4週間ごとに5mgずつ漸減投与します。

▌ 診療のポイントはここだ！

➡ 活動期の中等症～重症, 最重症の眼症患者には, ステロイドパルス療法が第一選択。

2 内科医の立場から **207**

7 放射線外照射療法の適応は？

■ 35歳以上で活動期の中等症以上の眼症患者を対象に，パルス療法の補助療法として行われます。1回1.5〜2.0Gy，10回で計15〜20Gyを照射します。

■ 副作用としては，炎症の増悪，白内障，網膜症の進行，頭頸部腫瘍発生，局所の脱毛などがあります。**網膜症を有する糖尿病や高血圧症の患者は禁忌**です。

診療のポイントはここだ！

➡ パルス療法中またはパルス療法後に補助療法として行われる。

8 眼科での手術は必要？

■ 症状，活動性に応じて①眼窩減圧術，②外眼筋手術，③眼瞼手術の3つの術式を組み合わせて行われます。

9 新しい治療法は？

■ 自己免疫機序の解明に伴い，リツキシマブ，エタネルセプト，トシリズマブ，テプロツムマブなど分子標的薬の臨床応用が期待されています。

まとめ

▶ 中等症〜重症の甲状腺眼症の治療の第一選択はステロイドパルス療法である。

▶ 簡便なCASに加えてMRIの導入は眼症の病態に応じた治療法の選択に有用である。

▶ 初期の眼症を見逃さないことも大切であり，眼症の診療には，内科医，眼科医，放射線科医の連携が大切である。

文 献

1) バセドウ病悪性眼球突出症（甲状腺眼症）の診断基準と治療指針2018（第2次案）. 日本甲状腺学会，編. 2018年3月.
[http://www.japanthyroid.jp/doctor/img/basedou02.pdf]
2) 廣松雄治：甲状腺眼症（Basedow病眼症）. 甲状腺専門医ガイドブック. 改訂第2版. 日本甲状腺学会，編. 診断と治療社, 2018, p258-63.
3) Bahn RS：Graves' ophthalmopathy. N Engl J Med. 2010；362(8)：726-38.
4) Bartalena L, et al：The 2016 European Thyroid Association/European Group on Graves' orbitopathy guidelines for the management of Graves' orbitopathy. Eur Thyroid J. 2016；5(1)：9-26.
5) 廣松雄治：Basedow病眼症. 日内会誌. 2010；99(4)：755-62.

――――――― 廣松雄治

第5章 妊娠・出産と甲状腺疾患の診かた

1 妊娠・出産時の甲状腺疾患

結論から先に

▶ 妊娠するまでにしっかり甲状腺機能をコントロールする。

▶ 妊娠初期のチアマゾール（MMI）使用を極力避ける。

▶ 妊娠の後半は母体と胎児の治療のバランスを考える。

1 Basedow病と妊娠との関係

■ Basedow病の多くは妊娠中には軽快し，抗甲状腺薬の減量や中止が可能な場合が多いのですが，未治療やコントロール不良のBasedow病の場合は流早産，死産，低出生体重児，妊娠高血圧症候群，心不全などの発症リスクが一般妊婦に比較して高くなります[1]。

2 妊娠を希望しているBasedow病患者さんの場合

■ 抗甲状腺薬にはMMIとプロピルチオウラシル（PTU）の2種類がありますが，一般的にはMMIのほうが効果，副作用，アドヒアランスの面で優れていることから，MMIを第一選択薬として使用します[2]（☞ **98頁：3章A1⑥**）。

■ しかし，妊娠初期のMMIの使用については，新生児に頭皮欠損，臍帯ヘルニア，臍腸管遺残，気管食道瘻，食道閉鎖，後鼻孔閉鎖等の組み合わせを示す奇形症候群との関連が疑われているために，器官形成期である妊娠初期はMMIの継続を避けたほうがよいでしょう[2]。特に妊娠5週0日から9週6日まではMMIの内服を避ける必要があります。

■ 妊娠初期にMMI使用を回避することと同時に，妊娠中の甲状腺機能を安定させることが重要となりますので，妊娠を希望する場合には，できればMMIで妊娠前に甲状腺機能を良好にコントロールしましょう。MMI維持量（1日10mg以下）でのコントロールが可能となったら，PTUに変更するか，基礎体温測定や妊娠検査薬による妊娠確認，妊娠確認後の薬剤変更などを指導した上で，妊娠にトライします。

■ 難治性の場合や抗甲状腺薬に重篤な副作用を認めた場合などは，外科的治療やアイソトープ治療を選択する方法を勧めます。

1 妊娠・出産時の甲状腺疾患　209

3 妊娠中のBasedow病の診断と治療

■ 妊娠中にBasedow病と診断された症例を提示し説明します。

症例 34歳, 女性

現病歴	第3子の妊娠。妊娠13週の産科スクリーニングでFT₄ 7.0 ng/dLと高値のため妊娠17週に内科へ紹介された。
身体所見	血圧156/60 mmHg, 脈拍126回/分・整。甲状腺腫は弾性硬で右上極に血管雑音を聴取。七条氏分類Ⅱ~Ⅲ度。心雑音なし。眼所見なし。手指振戦あり。
検査所見 (妊娠17週)	FT₃ 15.5 pg/mL〔2.51~3.47(以降,括弧内は非妊婦基準値)〕, FT₄ 4.7 ng/dL〔0.68~1.26〕, TSH<0.021 μIU/mL〔0.746~4.118〕※1, TRAb(第2世代, DYNO test TRAb Humanキット「ヤマサ®」)28.0 IU/L〔<1.0〕, 甲状腺超音波検査でびまん性甲状腺腫大, 血流増加あり。
治療(図1)	顕著な甲状腺機能亢進症状を認め, MMI 15 mg/日, ヨウ化カリウム25 mg/日を開始した※2。一時MMI 20 mg/日, ヨウ化カリウム50 mg/日まで増量したが, その後, ヨウ化カリウムを漸減中止し, MMIも15 mg/日まで減量した。TRAbおよびTSAbは妊娠末期にそれぞれ13.9 IU/L, 875%まで改善し, 妊娠39週0日に自然分娩で2,284 gの女児を出産した。児の甲状腺機能は出生後は正常であったが, 5日齢より甲状腺機能は亢進し, 9日齢より新生児Basedow病の診断でMMIが開始された(9日齢: FT₃ 7.81 pg/mL, FT₄ 3.02 ng/dL, TRAb 16.7 IU/L)。母体は分娩後3日で甲状腺機能亢進となり, MMI 20 mg/日に増量し退院した。母乳哺育希望であったので, 2分服とし, 授乳後に内服とした※3。

ここがポイント

← ※1 妊娠17週にFT₄の上昇とTSHの低下を認める。

← ※2 妊娠17週であり, 器官形成期は過ぎていることから, 効果の確実なMMIを選択している。

← ※3 MMI 10 mg/日までの内服は安全に母乳栄養を行うことが可能であるが, 児の甲状腺機能は定期的にチェックされることから, 効果の確実なMMIを継続投与とした。

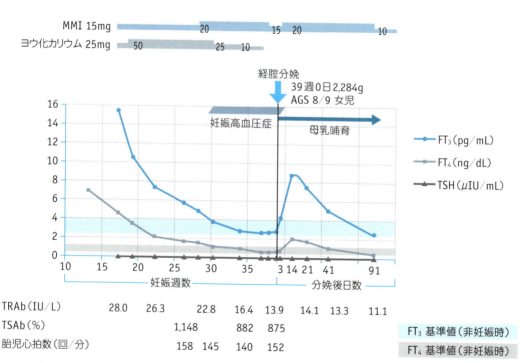

図1 症例の甲状腺機能と治療経過

- 本例のように妊娠初期にFT$_4$の上昇を認めた際には，一般妊婦の2〜3%にみられるhCGのTSH受容体刺激作用に由来する一過性甲状腺機能亢進症との鑑別のために，TRAbの測定が有用です（☞**149頁：3章A3**）。

- 妊娠初期，特にMMI奇形症候群と強く関連していると言われている妊娠5〜9週は，MMIの使用を避けます。この時期は，PTUやヨウ化カリウムを使用します。MMI奇形症候群の1つである頭皮欠損は妊娠15週以前の曝露との関連が言われていることから，妊娠15週以降はMMIを第一選択薬とします。PTUは1日200〜300mg（分2〜3），MMIは1日15mg（分1〜2）で開始し，亢進の程度が強い場合はヨウ化カリウムを併用します。2〜4週ごとにFT$_3$値とFT$_4$値をみながら漸減します。

- 抗甲状腺薬は胎盤を通過して胎児に移行するので，胎児甲状腺・下垂体系が機能しはじめる妊娠20週以降は，胎児の甲状腺機能低下を避ける目的でFT$_4$値を非妊娠時の正常上限値付近に維持するのがよいと言われています[3]。ただし，妊娠高血圧症候群，糖代謝異常，切迫早産などを合併する場合は母体の甲状腺機能正常化を優先します。抗甲状腺薬開始または変更後の副作用チェックは非妊娠時と同じです（☞**92頁：3章A1⑤**）。手術やアイソトープ治療の既往がなければ，妊娠後半は抗甲状腺薬とレボチロキシンの併用は胎児甲状腺機能抑制を起こすので行わないようにしましょう。

- 妊娠後期になっても抗甲状腺薬が減量・中止できない症例で，TRAbが陽性の場合は，小児科や新生児科と連携し，新生児の甲状腺機能をチェックしていく必要があります。

4 胎児・新生児Basedow病の予測と管理

- Basedow病妊娠では，甲状腺刺激活性を有する抗TSH受容体抗体（TSAb）が胎盤を通過して胎児に移行するために，約1〜2%のBasedow病母体の児に新生児甲状腺機能亢進症が認められます。

- 多くの場合，妊娠中にTRAb，TSAbは低下しますが，胎児甲状腺が十分に機能する妊娠後半になってもTRAbが5IU/L以上，かつTSAbが中等度以上高値（確定的な値は言えないが400%以上を暫定値とする）の場合は，新生児甲状腺機能亢進症の可能性が高く[2]，新生児科医（小児科医）との連携が重要となります。

- 手術後やアイソトープ治療後のBasedow病の場合は，母体の甲状腺機能が正常または低下していても，TRAbあるいはTSAbが高値のままのことがありますので，妊娠20週前後でそれらをチェックします。

- 上述のように高値の場合は，胎児の心拍数や胎児超音波検査所見などを指標に，産科医と連携して抗甲状腺薬による胎児の治療が必要になりますので，専門医に紹介しましょう。

1 妊娠・出産時の甲状腺疾患 211

5 産後のBasedow病の治療

■ 産後は1日10mg以下のMMI，1日300mg以下のPTUであれば，完全母乳であっても児の甲状腺機能に問題はないでしょう[2]。

■ それ以上の抗甲状腺薬内服の場合は，服用後4～6時間までを人工栄養とするか，定期的に乳児の甲状腺機能のチェックを行えば完全母乳でも大丈夫でしょう。

まとめ

▶ Basedow病の女性の妊娠にあたって最も重要なことは，妊娠前に十分に甲状腺機能をコントロールしておくことである。

▶ 妊娠中はBasedow病は改善することが多いが，そうでない場合やTRAbあるいはTSAbが高いままの場合は専門医へ紹介したほうがよい。

文 献

1) Casey BM, et al：Thyroid disease in pregnancy. Obstet Gynecol. 2006；108(5)：1283-92.
2) バセドウ病治療ガイドライン2019. 日本甲状腺学会, 編. 南江堂, 2019.
3) Momotani N, et al：Power of TSAb／TBII in diagnosing fetal thyrotoxicosis and predicting neonatal hyperthyroidism. Thyroid. 2007；17(S1)：S-66.

―― 荒田尚子

第5章　妊娠・出産と甲状腺疾患の診かた

ちょっと視点を変えて 38

胎児の超音波検査

▶ 甲状腺疾患合併妊娠における胎児管理は，超音波検査で行う。超音波所見から胎児甲状腺機能亢進症か，低下症かを推測し治療を行う。

1 なぜ甲状腺疾患合併妊娠での胎児管理が必要なのか？

■ 周産期医療の現場では甲状腺疾患合併妊娠は比較的多いため，妊娠中の妊婦の甲状腺機能の管理・治療法についてはよく論じられています。しかし，胎児への影響は少なく，甲状腺腫をきたすほどの胎児・新生児甲状腺機能異常は稀であるために，胎児・新生児甲状腺機能異常の可能性は知っていても，実際の妊娠中の胎児管理法についてはあまり知られていないのが現状です。

■ 胎児期に甲状腺腫を呈する状態になると，子宮内の胎児に胎児心不全，子宮内胎児死亡に至ることもあるため，甲状腺疾患合併妊娠を管理する医師は，母体のみならず胎児管理も重要であることを念頭に置く必要があります。

■ 胎児の状態によっては出生前に胎児甲状腺機能の正常化を図るための胎児治療が可能になり，また生後の新生児治療が速やかに行うことが可能となるためです。

2 甲状腺疾患合併妊娠での胎児管理の実際

■ 胎児超音波において観察項目は，①胎児甲状腺のサイズ（図1），②下肢長幹骨の骨端核の出現（図2），③心拍数・心拡大の3つです。

■ 胎児甲状腺のサイズは胎児大横径（BPD）別あるいは妊娠週数別の正常甲状腺周囲径の計算図表が報告されています[1]。これらを参考に甲状腺のサイズを評価することが可能です。

■ また，甲状腺腫に血流が増加することもあるため超音波カラードプラによる血流も補助診断となります。胎児甲状腺機能に異常がある場合はカラードプラにより甲状腺の血流増加を認めますが，甲状腺周囲と中心のどちらに血流増加を認めるかにより，胎児甲状腺機能低下あるいは亢進の評価が可能です。

■ 下肢長幹骨は大腿骨遠位端，頸骨近位端の骨端核が観察される時期（妊娠週数）が報告されており[2]，骨端核の確認をすることにより胎児甲状腺機能を間接的に知ること

ちょっと視点を変えて 38 　胎児の超音波検査　**213**

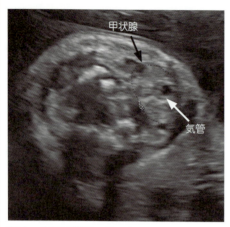
図1　胎児甲状腺の周囲径の計測

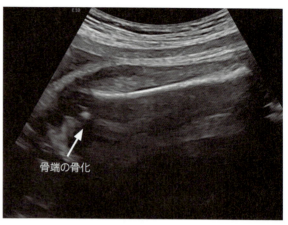
図2　胎児大腿骨遠位端の骨化

が可能となります。一般に妊娠28週までは大腿骨遠位端の骨端核は確認できませんが，33週頃より確認できるようになります。

- 胎児甲状腺機能に異常がある場合には，①骨端核を28週以前より確認できる，もしくは②骨端核を33週以降に認めない，などから評価できます。
- 胎児心拍数あるいは胎児心拡大は，胎児甲状腺機能異常の場合に影響してきます。胎児甲状腺機能亢進症では胎児頻脈，胎児心拡大を呈し，胎児甲状腺機能低下症では胎児徐脈，心ブロック，心拡大を呈します。これらの3つの項目を中心に胎児超音波検査で観察することにより胎児甲状腺機能についての評価が可能となります[3]。
- 実際に胎児期に甲状腺腫を呈し胎児甲状腺機能を疑う場合には，出生前の胎児治療を考慮します。前述の超音波所見から胎児甲状腺機能亢進症あるいは低下症のいずれであるかを推測することは可能ですが，胎児治療を行うためには超音波ガイド下に臍帯穿刺により採取した胎児臍帯血から甲状腺機能を評価する必要があります。
- 胎児甲状腺機能亢進症の場合には母体に抗甲状腺薬，胎児甲状腺機能低下症の場合には胎盤移行性を考慮し羊水腔内に甲状腺ホルモン薬の投与を行って胎児治療を行います。
- このように甲状腺疾患合併妊娠における胎児管理は胎児超音波検査で比較的容易に観察が可能であるため，母体のみならず胎児にも目を向けて頂きたいと思います。

文献

1) Ranzini AC, et al：Ultrasonography of the fetal thyroid：nomograms based on biparietal diameter and gestational age. J Ultrasound Med. 2001；20(6)：613-7.
2) Goldstein I, et al：Ultrasonographic assessment of gestational age with the distal femoral and proximal tibial ossification centers in the third trimester. Am J Obstet Gynecol. 1988；158(1)：127-30.
3) Huel C, et al：Use of ultrasound to distinguish between fetal hyperthyroidism and hypothyroidism on discovery of a goiter. Ultrasound Obstet Gynecol. 2009；33(4)：412-20.

〔林　聡〕

第6章　甲状腺機能低下症の診かた

1 甲状腺機能低下症の原因

結論から先に

▶ 甲状腺機能低下症とは甲状腺から甲状腺ホルモンの産生・分泌が減少した状態を言う。

▶ 大事なことは，以下の3点をいつも念頭に置き診療することである。

① 甲状腺機能低下症の原因は何か。

② 一過性・可逆性の甲状腺機能低下症か。

③ 甲状腺機能低下症のほかに，何か病気が隠れていないか。

1 甲状腺機能低下症の原因と分類

■ 甲状腺からの甲状腺ホルモンの産生・分泌の減少により生じる疾患は，大きく分けると①甲状腺自体に原因があり発症する原発性甲状腺機能低下症と，②下垂体や視床下部の異常が原因でTSH分泌不全となり甲状腺機能低下症となる状態，つまり中枢性甲状腺機能低下症・続発性甲状腺機能低下症があります（☞230頁〜：6章3〜4）。

■ 頻度的には原発性甲状腺機能低下症が圧倒的に多くを占めます。原発性甲状腺機能低下症の原因を大別すると甲状腺組織が著しく損なわれた状態，つまり自己免疫的機序が原因とされる慢性甲状腺炎（橋本病），甲状腺手術後，そしてアイソトープ治療後（内用療法あるいは外照射）がまず挙げられます。

■ 慢性甲状腺炎は広義の橋本病と言ってよいですが，橋本病は通常は甲状腺が腫大します。TgAb，TPOAbなどの自己抗体が陽性で，萎縮している場合は萎縮性甲状腺炎と言われます。甲状腺が萎縮して甲状腺機能低下症が著しい場合は特発性粘液水腫と呼ばれますが，萎縮性甲状腺炎ですまされることが多いようです[1]。

■ ところで萎縮性甲状腺炎では，ブロッキング抗体が陽性となることがあります。通常，この場合TRAbが強陽性となりますので，一度は測定したほうがよいでしょう。妊婦がこの抗体を有している場合は胎児への移行が問題となりますので，必ずブロッキング抗体を測定する必要があります。ただし保険適用外です。

その他の原因──その1：炎症回復後の機能低下持続・アミロイドーシス

■ 破壊性の甲状腺疾患，たとえば無痛性甲状腺炎，亜急性甲状腺炎の炎症回復後に機能

1 甲状腺機能低下症の原因　　215

低下症が持続することがあります。

■ 甲状腺がすべてアミロイドに置き換わってしまうようなアミロイドーシスなどでも機能低下症になるでしょう。甲状腺リンパ腫もこの範疇に入れられていますが、リンパ腫が進行するとともに甲状腺機能低下症も進行するとは思われません。

その他の原因──その2：食物，ヨウ素

■ 二次的に甲状腺機能に影響を与える食物，ヨウ素などがあります。たとえばチンゲンサイをダイエットのために生のまま1kgくらいを数カ月毎日食べて，著しい甲状腺機能低下・昏睡となった症例が報告されています[2]。

■ 「日本はヨウ素過剰国なので，ヨウ素欠乏などありえない」と考えるのは大間違いです。ヨウ素含有量の少ない経腸栄養剤で長期にわたり治療されると，ヨウ素欠乏性の甲状腺機能低下症を発症することがあります[3]。

その他の原因── 3：ヨウ素過剰

■ しかしやはり日本で問題になるのは，ヨウ素摂取過剰です。有名なのはかつての北海道海岸地域での海岸甲状腺腫です。この地域では毎日大量の昆布を摂取していたため，ヨウ素過剰となり，巨大な甲状腺腫を生じる例が散見されました。昆布の摂取を制限すると甲状腺は縮小し，さらに甲状腺ホルモン薬を投与すると，なお縮小しました[4]。

■ ところで昆布は健康食品として根強い人気があります。たとえば根昆布は，降圧効果などがあると言われています。しかし，その摂取のために著しい甲状腺機能低下症に陥ることがあります。こういうときは，根昆布摂取の中止を指示します。

■ しかし，すべての海草類の摂取制限をしてはいけません。そのような制限は日本では不可能です。ヨウ素の過剰摂取を制限しても甲状腺機能が改善しなければ，甲状腺ホルモン薬を内服してもらいます。

その他の原因── 4：薬物

■ 薬物との関係の詳細については，他項（☞25頁：視点5）を参照して下さい。

■ 大事なことは，甲状腺機能低下症の原因として炭酸リチウム（リーマス®など）が疑われても，「炭酸リチウムが原因だから内服を中止しましょう」といった対応をしないことです。通常は，甲状腺ホルモン薬の内服と併用します。抗不整脈薬のアミオダロン（アンカロン®，アミオダロン塩酸塩®）なども同じことです。

その他の原因── 5：先天性甲状腺機能低下症

■ 先天的な原発性甲状腺機能低下もあります。母親のヨウ素過剰摂取，Basedow病のため抗甲状腺薬で治療中，あるいはブロッキング抗体強陽性である場合などが考えられます。

■ その他，甲状腺の形成不全や甲状腺ホルモン合成障害があります（☞311頁：9章2）。

2 一過性・可逆性の甲状腺機能低下症か

- 慢性甲状腺炎や先天的な*DUOX2*遺伝子異常症による甲状腺ホルモン合成障害でも一過性の甲状腺機能低下症であることがあります（☞**8頁：視点①**）。この甲状腺機能低下症が，治るかどうか，つまり一時的な機能低下症かどうかをいつも念頭に置きながら診療することが重要です。
- 「あなたは慢性甲状腺炎による甲状腺機能低下症だから，甲状腺ホルモンを一生内服しなければいけません」と言うのは禁句です（☞**221頁：視点㊴**）。

3 甲状腺機能低下症のほかに何か病気が隠れていないか

- 甲状腺ホルモン薬を投与する前に，少し立ち止まって考える必要があります。潜在性あるいは顕在性甲状腺機能低下症であっても，その原因は何か，他に合併疾患はないか十分吟味する必要があります。
- 合併疾患で一番注意しなければならないのは，ACTH単独欠損症などの副腎不全です。診断は困難ですが，甲状腺機能低下が軽度のわりに全身倦怠感が強すぎる，生気がない，体重減少，るい痩などがある，また血液検査では，コレステロールが高くない，好中球の割合が少ない，好酸球も少し増えている，正色素性の貧血があるなどが診断のヒントとなります[5]。眼症がある場合，甲状腺機能低下症のBasedow病（hypothyroid Graves' disease）に注意が必要で，TRAb，TSAbが陽性となることが多いです。

▌ まとめ

▶ 甲状腺機能低下症の様々な側面に注意する。

▌ 文 献

1) Davies TF: Ord-Hashimoto's disease: renaming a common disorder-again. Thyroid. 2003; 13(4): 317.
2) Chu M, et al: Myxedema coma induced by ingestion of raw bok choy. N Engl J Med. 2010; 362(20): 1945-6.
3) Shiga K, et al: Hypothyroidism caused by iodine deficiency and iodine levels in enteral formulas. Pediatr Int. 2011; 53(4): 501-4.
4) Suzuki H, et al: "Endemic coast goitre" in Hokkaido, Japan. Acta Endocrinol (Copenh). 1965; 50(2): 161-76.
5) 河手久弥, 他：副腎皮質機能低下を早期診断・治療するために. 日内会誌. 2014; 103(4): 878-85.

――――― 深田修司

第6章　甲状腺機能低下症の診かた

2 原発性甲状腺機能低下症の治療

結論から先に

▶ ヨウ素の摂取過多がある場合には摂取を控えてもらう。

▶ レボチロキシン25～50μg/日で補充を開始する（高齢者では12.5μg/日で開始）。

▶ レボチロキシンは起床時ないし眠前に分1で投薬する。

▶ TSH値が基準範囲に入るようにレボチロキシンの量を調節する。

▶ 高齢者ではTSH値が5μIU/mL程度になるようにレボチロキシンの量を調節する。

▶ 妊娠中はTSH値が2.5μIU/mL未満になるようにレボチロキシンの量を調節する。

▶ 一過性の症例も多いため，レボチロキシンを減量・中止できないか試してみる。

1 原発性甲状腺機能低下症の治療

■ ヨウ素の摂取過多が原因である可能性がある場合は，ヨウ素を制限して甲状腺機能低下症が改善するか経過観察します。

■ T_4は半減期が7日なので1日1回の服用でよいのですが，T_3は半減期が1日なので1日3回に分けて服用する必要があります。また，T_4は肝臓などの末梢組織でT_3に変換されるので，LT_3製剤のリオチロニン（チロナミン®）を併用せず，LT_4製剤のレボチロキシン（チラーヂン®S，レボチロキシンNa®）のみで治療するのが一般的です。

■ 通常はレボチロキシン25～50μg/日で補充を開始します。しかし，狭心症・心筋梗塞の既往がある場合や高齢で長期間甲状腺機能低下症であった場合，急速に甲状腺機能を正常にすると心筋梗塞を起こすことがあるので[1]，12.5μg/日から開始し，2週間ごとに12.5μg/日ずつ増量します。

■ 副腎皮質機能不全，下垂体機能不全を合併している患者さんでは，副腎クリーゼを避けるため，副腎皮質ステロイド（ヒドロコルチゾン：コートリル®など）の補充を行ってからレボチロキシンを投与します。

■ レボチロキシンの添付文書には，維持量として100～400μgを投与することが多いと記載されていますが，200μg以上必要であることはほとんどなく，通常25～150

μg/日です。

■ レボチロキシンを朝食後に分1で投与することが多かったですが，食後の場合には食事の内容（コーヒーなど）や他の薬剤の影響（鉄剤など）により吸収が落ちることがあります。

■ 朝食1時間前ないし夕食後3時間以上経ってから内服すれば最も吸収がよいと報告されているため[2]，新たに処方を開始する場合やTSHが高値になった場合には，眠前ないし起床時に分1で処方します。ただし，朝食後の服用でTSH値が基準範囲内に維持されている場合には，変更する必要はありません。

■ 最初はFT$_4$値とFT$_3$値が基準範囲に入るまで甲状腺ホルモンの量を増量します。FT$_4$値とFT$_3$値が基準範囲になれば，TSH値が基準範囲に入るまで甲状腺ホルモンの量を増やします。TSH値の評価は，レボチロキシンの量を変えて4～8週経ってから行います。70～80歳以上の患者では，4～6μIU/mLのTSH値を目標とします[2]。

■ 一過性の症例も多いため（☞213頁：視点38），TSH値が基準範囲になったらレボチロキシンを減量して，TSH値が上昇するか調べます。TSH値が上昇しない場合には，さらに減量し，可能であれば中止します。TSHが上昇した場合には，元の量に戻します。

■ 投与量が決まれば，TSHの検査は6～12カ月に1回行い，TSHが高値の場合はレボチロキシンを増量し，低値の場合は減量します。

2 妊婦・妊娠希望者・高齢者の甲状腺機能低下症の治療

■ 妊娠中は甲状腺ホルモンの必要量が増加するので，妊娠が判明した時点でレボチロキシンの量を20～30%増量し（週に2日は2倍量を内服），その後，TSH値が2.5μIU/mL未満になるように調節します[3]。

■ 妊娠を希望された場合にも，TSHが基準範囲下限値～2.5μIU/mLになるようにレボチロキシンの量を調節します。分娩後は妊娠前の量に戻し，分娩6週間後にTSHを測定します。

■ 高齢者の甲状腺機能低下症の治療例を以下に提示します。

症例 76歳，女性（図1）

①レボチロキシン50μg/日以上必要と想定したが，高齢であるため12.5μg/日で治療開始し，2週間ごとに25μg，37.5μg/日と増量して，6週間後に再診予定とした。

②FT$_4$，FT$_3$がともにまだ低値であることから，75μg/日程度必要と想定し，50μg/日で2週間，75μg/日で2週間治療して，4週間後に再診予定とした。

③TSHはまだ高値であるが，FT$_4$は基準範囲となり，FT$_3$も基準範囲をわずかに下回る程度であることから，75μg/日のままとして，4週間後に再診予定とした。

④TSHは5.98とまだ少し高値だが，高齢であるため，75μg/日のまま経過観察とした。

⑤TSHは2.89と基準範囲になったが，高齢であるため，62.5μg/日に減量した。

⑥TSHは5.35とわずかに高値となったが，高齢であるため，62.5μg/日のまま経過観察とした。

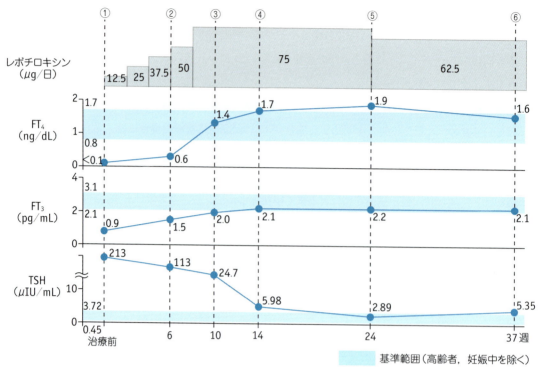

図1 高齢者の甲状腺機能低下症の治療例

■ 診療のポイントはここだ!

➡ 高齢者ではレボチロキシン12.5 μg/日で開始する。FT₄, FT₃が基準範囲になるまでレボチロキシンを増量し，FT₄, FT₃が基準範囲になったら，TSHが5 μIU/mL程度になるようにする。

■ まとめ

▶ 原発性甲状腺機能低下症の治療は，TSHが基準範囲になるようにレボチロキシンの量を調節するだけなので比較的簡単である。

▶ ただし，高齢者では5 μIU/mL程度，妊娠中は2.5 μIU/mL未満のTSH値を目標とする。また，一過性の症例も多いことに留意する。

■ 文献

1) 日高　洋：老年医学（下）．XI高齢者の臓器別疾患．甲状腺機能障害．日本臨牀．2018；76(増刊7)：567-71.
2) Jonklaas J, et al：Guidelines for the treatment of hypothyroidism：prepared by the American Thyroid Association task force on thyroid hormone replacement. Thyroid. 2014；24(12)：1670-751.
3) Alexander EK, et al：2017 Guidelines of the American Thyroid Association for the diagnosis and management of thyroid disease during pregnancy and the postpartum. Thyroid. 2017；27(3)：315-89.

———— 日高　洋

第6章　甲状腺機能低下症の診かた

ちょっと視点を変えて 39

橋本病甲状腺機能低下症——低下症からの回復

▶「橋本病甲状腺機能低下症は一生甲状腺ホルモンを服薬する」と思われているが，中には低下症から回復する例がある。

1 橋本病患者の約10%が甲状腺機能低下症

■ 橋本病患者の約10%が甲状腺機能低下症であり，約90%は甲状腺機能が正常です。

■ 橋本病では甲状腺機能が変化します（☞ 164頁：3章B1）。橋本病甲状腺機能低下症の約20%は低下症から回復します。

2 甲状腺機能低下症から正常に回復する場合[1, 2]

■ 橋本病による機能低下症の一部は正常に回復します。しかし，多くはその機序がよくわかっていません[3]。

過剰ヨウ素投与・摂取による可逆性甲状腺機能低下症

■ 橋本病が基礎にある患者さんで，過剰なヨウ素摂取により甲状腺機能低下症になることがあります。この場合はヨウ素を制限することで甲状腺機能低下症から回復します。

薬剤による甲状腺機能低下症（☞ 25頁：視点 5 ）

■ 抗結核薬リファンピシンは甲状腺機能低下症を誘発する[4]ため，橋本病の患者さんに投与すると甲状腺機能低下症になることがあります。

■ リファンピシンは肝臓での甲状腺ホルモン代謝を促進するので甲状腺機能低下症となるのですが，リファンピシンの投与を中止すれば甲状腺機能は正常になります。

無痛性甲状腺炎（☞ 164頁：3章B1）

産後甲状腺機能異常症，産後甲状腺機能低下症

■ 産後に甲状腺機能異常症がみられることがあります。

■ 妊娠によって一時的にステロイド（副腎皮質ホルモン）が過剰な状態になりますが，分娩によりステロイド過剰から解放され，免疫異常が起こります。

Cushing病・Cushing症候群，術後甲状腺機能異常症

■ Cushing病・Cushing症候群，術後甲状腺機能異常症[3]には，術後に一過性の甲状腺機能低下症になるものと，甲状腺中毒症になるものとがあります。

- Cushing病・Cushing症候群でステロイド過剰になり，免疫反応が抑制され，そして手術によりステロイド過剰から解放されると，免疫異常が起こります。

ブロッキング抗体TSBAb消失に伴う甲状腺機能低下症からの回復[5]

- 萎縮性甲状腺炎ではブロッキング抗体（TSBAb）が陽性になる場合があります。TSBAbはTSHの作用をブロックし，甲状腺機能低下症を引き起こします。TSBAbが消失すると甲状腺機能低下症から回復[5]します。

- また，TSBAb消失に伴い，低下症から回復し，甲状腺機能正常になり，さらに刺激抗体TSAbが出現し，Basedow病甲状腺機能亢進症になる例があります。

原因不明の可逆性甲状腺機能低下症

- 原因不明の可逆性甲状腺機能低下症は多くみられます[1,2]。

3 甲状腺機能低下症の回復

- 甲状腺ホルモン薬服用中の慢性甲状腺炎による甲状腺機能低下症患者の約20％は甲状腺ホルモン薬を中止することができます。つまり5人に1人は甲状腺ホルモン薬を不必要に投与されていることになります。

4 「甲状腺機能低下症からの回復」の発見

- 甲状腺機能低下症から回復する例[1,2]がありますので，チラーヂン®S（LT$_4$）服用中の患者でLT$_4$投与中止ができるかどうかは次のように観察し判断します。

- LT$_4$投与量を50μgに減量して1カ月観察し，TSHが5μU/mL未満のときはT$_4$投与を中止します。TSH 5μU/mL以上ではLT$_4$補充量を元に戻します。

■ 文 献

1) Takasu N, et al：Hashimoto's thyroiditis：TGAb, TPOAb, TRAb and recovery from hypothyroidism. Expert Rev Clin Immunol. 2008；4(2)：221-37.
2) Takasu N, et al：Test for recovery from hypothyroidism during thyroxine therapy in Hashimoto's thyroiditis. Lancet. 1990；336(8723)：1084-6.
3) Takasu N, et al：Exacerbation of autoimmune thyroid dysfunction after unilateral adrenalectomy in patients with Cushing's syndrome due to an adrenocortical adenoma. N Engl J Med. 1990；322(24)：1708-12.
4) Takasu N, et al：Rifampin-induced hypothyroidism in patients with Hashimoto's thyroiditis. N Engl J Med. 2005；352(5)：518-9.
5) Takasu N, et al：Disappearance of thyrotropin-blocking antibodies and spontaneous recovery from hypothyroidism in autoimmune thyroiditis. N Engl J Med. 1992；326(8)：513-8.

――――― 高須信行

第6章　甲状腺機能低下症の診かた

ちょっと視点を変えて 40

甲状腺全摘術後の甲状腺機能低下症の治療

▶ 甲状腺ホルモン補充治療では原則としてLT$_4$製剤を投与し，血中のTSH濃度の正常化を指標にコントロールするが，この治療法では手術により甲状腺を全摘出した場合，生物活性のあるホルモンである"T$_3$"が不足してしまう可能性がある。

▶ 甲状腺全摘術後のLT$_4$治療患者ではTSHとFT$_3$を測定し，再発・転移のリスクがある甲状腺がん術後患者のみならず，リスクの低い甲状腺がん術後患者や良性疾患の術後患者においても，TSH値を軽度抑制にコントロールすることにより，術前と同等のFT$_3$値と代謝状態が達成される。

1 甲状腺全摘術後のレボチロキシン服用患者の甲状腺ホルモンバランスは?

■ 甲状腺がんやBasedow病などの甲状腺疾患で，手術により甲状腺を全摘出した場合，甲状腺ホルモンを分泌する器官がなくなるため，術後は体外から甲状腺ホルモンを補う必要があります。

■ 全身の代謝に関わる甲状腺ホルモンにはプロホルモンであるT$_4$と生物活性があるT$_3$の2種類があり，レボチロキシン（LT$_4$）は前者の合成T$_4$製剤です。LT$_4$治療は，甲状腺全摘術後の最も標準的な治療法として広く行われています。しかし，甲状腺ホルモンのうち，T$_4$は100%甲状腺から分泌されたものですが，T$_3$は80%が末梢でT$_4$から変換されることで生成され，20%が甲状腺から分泌されたものです。そのため，全摘出後には薬剤でT$_4$を補ったとしても生物活性のあるT$_3$が不足してしまう可能性があります。

■ これまで，甲状腺機能低下症患者のLT$_4$治療においては，血中TSHとFT$_4$が正常であれば，FT$_3$は正常であり，患者さんの健康上に問題はないと考えられていました。

■ しかし，甲状腺全摘術後のLT$_4$治療患者を詳細に検討すると，TSH値が完全に抑制されている状態（0.03 μIU/mL未満）ではFT$_3$値は術前に比べ高くなり，TSH値が正常では，FT$_3$値は術前に比べ低値となりました。そして，TSH値が0.03 μIU/mL以上0.3 μIU/mL未満の軽度抑制状態でFT$_3$値は術前と同等であることが明らかとなりました（**図1**）[1]。

ちょっと視点を変えて 40　甲状腺全摘術後の甲状腺機能低下症の治療　**223**

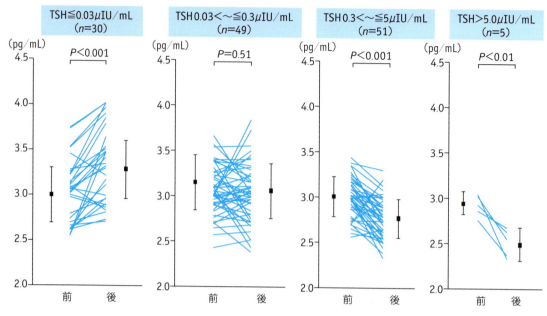

図1 甲状腺全摘後LT₄内服患者の術前後のFT₃値の変化

(文献1をもとに作成)

2 甲状腺機能はどの状態がベストか？

- 我々は甲状腺機能を反映する代謝指標について調査しました。その結果，「TSH完全抑制でFT₃値が術前より高い群」では，術後に性ホルモン結合グロブリン（SHBG）が増大し，甲状腺機能亢進傾向を示しました。また，「TSH正常でFT₃値が術前より低い群」では，LDL-C値（悪玉コレステロール）の増大が認められ，甲状腺機能低下傾向を示しました。一方，「TSH軽度抑制でFT₃値が術前と同等の群」では，代謝指標の変動は認められず，術前の機能正常の状態に近いことが示されました（**表1**）[2]。

- 身体症状からみると，上記3群のいずれの状態が術前の甲状腺機能正常の状態に近いのでしょうか。我々は，甲状腺全摘術後のLT₄治療患者に対し，甲状腺機能を反映する身体症状に関するアンケート調査を実施しました。調査の結果，「TSH完全抑制でFT₃値が術前より高い群」では，術後に暑がり，便通の回数増加，手指の熱感といった甲状腺機能亢進症の症状スコアの増加を認めました。また，「TSH正常でFT₃値が術前より低い群」では，寒がり，日常動作緩慢といった甲状腺機能低下症の症状スコアが増加しました。一方，「TSH軽度抑制でFT₃値が術前と同等の群」では，身体症状のスコア変動は認められず，身体症状的には術前の機能正常の状態に近いことが示されました。

- このような結果から，甲状腺全摘術後のLT₄治療患者においては，TSH値正常でFT₃値が術前より低い状態にすると甲状腺機能低下状態となり，一方，TSH値が軽

表1　甲状腺全摘後LT₄内服患者の甲状腺ホルモン値と代謝指標の変化

サブグループ	TSH≦0.03μIU/mL (n=58)		TSH 0.03<～≦0.3μIU/mL (n=46)		TSH 0.3<～≦5μIU/mL (n=29)	
パラメーター	術前	術後	術前	術後	術前	術後
FT₄ (ng/dL)	1.07〔0.14〕	**1.56〔0.20〕*c**	1.09〔0.11〕	**1.45〔0.16〕c**	1.12〔0.12〕	**1.38〔0.17〕c**
FT₃ (pg/mL)	2.79〔0.33〕	**3.17〔0.34〕c**	2.92〔0.31〕	2.96〔0.31〕	2.92〔0.21〕	2.76〔0.24〕a
LDL-C (mg/dL)	114〔27〕	111〔28〕	104〔26〕	104〔30〕	108〔26〕	**114〔24〕a**
SHBG (nmol/L)	69.2〔35.1〕	**82.2〔40.6〕c**	66.5〔37.6〕	66.9〔36.8〕	67.1〔34.9〕	71.7〔31.5〕
TRAP5b (mU/dL)	377〔142〕	371〔133〕	361〔203〕	328〔183〕	362〔162〕	319〔139〕a
BAP (μg/dL)	13.4〔3.8〕	**15.6〔5.1〕b**	13.7〔7.5〕	13.4〔6.4〕	14.9〔6.3〕	14.3〔6.0〕

Statistical significance (before-vs. after-thyroidectomy) was analyzed by paired t-test or by *Wilcoxon signed rank test.
a:$P<0.05$, b:$P<0.01$, c:$P<0.001$.
黒太字は術前に比して術後有意に上昇したことを示す。
青太字は術前に比して術後有意に低下したことを示す。
〔　〕内の数値は標準偏差（SD）。

（文献2をもとに作成）

度抑制でFT₃値が術前と同等の状態になるようコントロールすることが，代謝指標からみても身体症状的にも術前の甲状腺機能正常の状態に近いことが示唆されました。

3 隈病院での取り組み

■ 隈病院では，これらの研究結果をもとに，甲状腺全摘術後のLT₄治療患者においては，甲状腺機能検査項目としてTSHとFT₄ではなく，TSHとFT₃を測定するという取り組みを行っています。

■ 甲状腺全摘術後のLT₄治療患者においては，再発・転移のリスクがある甲状腺がん術後患者のみならず，リスクの低い甲状腺がん術後患者や良性疾患の術後患者においても，TSH値を軽度抑制とし，FT₃値が術前と同等の状態になるようコントロールしています。

■ 文献

1) Ito M, et al：TSH-suppressive doses of levothyroxine are required to achieve preoperative native serum triiodothyronine levels in patients who have undergone total thyroidectomy. Eur J Endocrinol. 2012；167(3)：373-8.

2) Ito M, et al：Biochemical markers reflecting thyroid function in athyreotic patients on levothyroxine monotherapy. Thyroid. 2017；27(4)：484-90.

伊藤　充

第6章　甲状腺機能低下症の診かた

ちょっと視点を変えて 41
服薬アドヒアランスについて／レボチロキシン週1回投与を考える

■ 服薬アドヒアランスについて

▶ つい飲み忘れてしまったなどの理由で残薬があることを正直に申告してくれた患者さんに対して，頭ごなしに叱るのは逆効果！

▶ 残薬がある場合，患者さんの薬の副作用への不安が潜んでいる可能性もある。

▶ 指示通りに服薬できなかった患者さんがいたら，それには理由があるはずなので，患者さんの薬に対する想いを傾聴するチャンスととらえよう。

1 服薬アドヒアランスに影響を与える要因

■ 服薬アドヒアランスに影響を与える因子としては，**図1**に示す4つが挙げられます[1]。服薬アドヒアランスを良好に維持するためには，これらの要因について幅広く分析し，それぞれの問題を解決するためにはどうすればよいのかを治療者と患者さんとの共同作業で考えていくことが重要です。

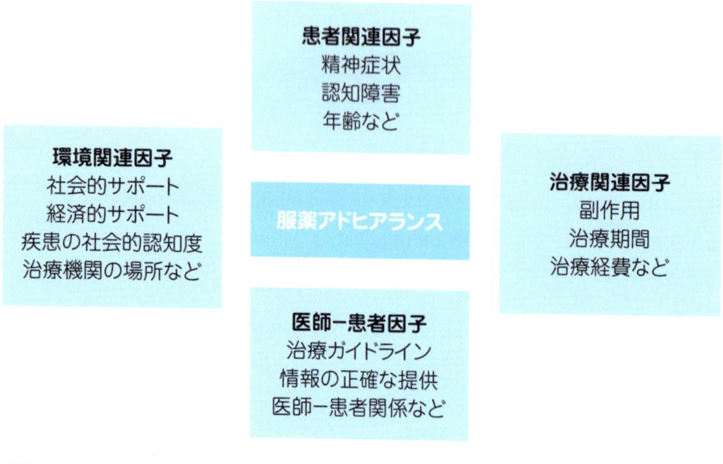

患者関連因子
精神症状
認知障害
年齢など

環境関連因子
社会的サポート
経済的サポート
疾患の社会的認知度
治療機関の場所など

服薬アドヒアランス

治療関連因子
副作用
治療期間
治療経費など

医師−患者因子
治療ガイドライン
情報の正確な提供
医師−患者関係など

図1　服薬アドヒアランスに影響する因子

（文献1をもとに作成）

2 必ず残薬確認の質問をする

■ 診察の最後に処方箋を作成するときには「次回の外来までには○○日分のお薬が必要ですが，今お手元にどのくらいのお薬が残っていますか？」と必ず尋ねるようにしましょう。

■ あらかじめ，残薬があることを前提に質問をすることで，患者さんが残薬を話題にしやすくなります。

3 解決志向の質問をする

■ 患者さんが残薬ありと答えてくれたときは，「答えにくい質問に，よく答えてくれましたね」とねぎらい，ありのままの薬への想いを患者さんに聞いてみましょう。

■ また，全部飲み切ったと答えた患者さんには「お忙しい生活の中，どうやって毎日飲み忘れがないように工夫されたのですか？」と尋ねてみましょう。

4 通院を自己中断されていた患者さんへの対応

■ 通院を自己判断でしばらく中止し，その後受診された患者さんは，治療者に叱られるのではないかと不安でいっぱいになっていることが少なくありません。

■ 通院できなかった理由を話してもらった後に，「今日はよく来られましたね」とねぎらい，「どうして受診しようと決めたのですか？」と尋ねてみましょう。そこに必ず解決のヒントがあるはずです。

5 症例紹介

■ ここで服薬アドヒアランスを高めることができた例を紹介します。

症例 **32歳，女性，動悸と体重減少を主訴に来院**

> Basedow病と診断し抗甲状腺薬の処方を開始。数カ月経って甲状腺ホルモンの値が正常化すると自己判断で通院間隔を空けてしまい，甲状腺機能亢進状態の再燃を繰り返していた。
>
> 通院間隔が空いて久しぶりの再診時に残薬量を確認すると，まだ前回処方した薬の半分近くが残っていると申し訳なさそうに答えてくれた。きちんと飲めていない理由を尋ねると，副作用が心配なのではなく，身体の症状が改善するとどうしても内服を忘れてしまうことが多く，気がつくと受診予約日も過ぎてしまっていたとのこと。いったん受診が遠のいてしまうと，次に受診したときに主治医から叱られそうで，さらに受診が遠のいてしまったと話してくれた。
>
> 「今日はよく受診してくれましたね？ どうやって決心したのですか？」と尋ねると，「叱られるのは怖かったのですが，身体がしんどくなって仕事ができなくなるのは避けたかったから，勇気を出して思い切って来ました」と恥ずかしそうに答えてくれた。

症状がよくなってからの飲み忘れについては，スマホのリマインダーアプリを使ってみることを勧めたところ，その後の飲み忘れが劇的に減った（最近のスマホの普及とともに，こうしたリマインダーアプリは飛躍的に進歩している）。
以後，ときどき予定の受診が遅れることがあっても，治療中断には至らず継続可能となった。

■ 文 献 ■

1) Fleischhacker WW, et al：Factors influencing compliance in schizophrenia patients. J Clin Psychiatry. 2003；64（Suppl 16）：10-3.

—— 椋田稔朗

レボチロキシン週1回投与を考える

▶ レボチロキシンの服薬アドヒアランスはそれほど高くない。

1 服薬アドヒアランスの向上

■ 服薬アドヒアランスの向上は慢性疾患の予後の改善と関係しています[1]。甲状腺機能低下症の多くは生涯にわたり甲状腺ホルモン薬の内服を要しますが，甲状腺ホルモン薬の服薬アドヒアランスについての報告は多くありません。

■ Heppら[2]はTruven's Health Analytics MarketScan Commercial ClaimsおよびEncountersデータベースを用いて，2000年1月1日から2016年3月31日までに甲状腺ホルモン薬処方請求のあった患者580,331名を対象にproportion days covered（PDC）を用いてアドヒアランスを評価した結果を報告しました。

■ それによると，PDC80％以上をアドヒアランスありとした場合，処方開始6カ月目，12カ月目のアドヒアランスはそれぞれ59.7％，48.1％でした。この数値が国民性の異なる日本人にも当てはまると仮定すると，およそ半数の甲状腺機能低下症はPDC80％未満のノンアドヒアランスであるということになります。

2 ノンアドヒアランスの背景

■ ノンアドヒアランスの背景には，前述（椋田記載）のように，患者関連因子，治療関連因子，医師―患者因子，環境関連因子があります。特に患者自身が甲状腺ホルモン薬の重要性について理解していない場合，甲状腺ホルモン薬を内服しても症状が改善したという実感が持てないと内服を中止することがあります。また，定期的に行う検査や薬の費用について苦痛や負担を感じている場合に受療が中断されます。

3 レボチロキシン内服負荷試験と週1回投与法の可能性

■ レボチロキシンを十分量投与しているにもかかわらず甲状腺機能低下がみられる場合の対応を考えてみましょう。

■ 甲状腺ホルモン薬のノンアドヒアランスを自主的に申告する場合は別として，Walkerら[3]は十分量と思われるレボチロキシン（LT_4）を投与しても甲状腺機能低下症が回復しない患者（LT_4 1.7～2.85μg/kg）を対象に体重によって算出したLT_4（1.69±0.2μg/kg）を投与すると，FT_4は投与後2時間に投与前値に比べ54±3％増加することから，LT_4吸収障害ではなく，ノンアドヒアランスが甲状腺機能低下症の大きな要因であることが示されました。この対象に1日投与量を週1回まとめて投与し，4週間にわたり投与すると，副作用はなく，TSHは低下することが示されました。

■ LT_4は血漿蛋白と結合するためその半減期は6～7日です。LT_4の週1回投与と毎日投与のクロスオーバー試験を行った研究[4]からも週1回投与は問題がなく，アドヒアランスに問題を抱えている患者には，LT_4の週1回投与を考慮してもよいかもしれません。ただし，冠動脈疾患などの心疾患を抱えている場合は慎重であるべきでしょう。

■ 文献

1) Vrijens B, et al：A new taxonomy for describing and defining adherence to medications. Br J Clin Pharmacol. 2012；73(5)：691-705.
2) Hepp Z, et al：Adherence to thyroid hormone replacement therapy：a retrospective, claims database analysis. Curr Med Res Opin. 2018；34(9)：1673-8.
3) Walker JN, et al：A thyroxine absorption test followed by weekly thyroxine administration：a method to assess non-adherence to treatment. Eur J Endocrinol. 2013；168(6)：913-7.
4) Rajput R, et al：The effect of daily versus weekly levothyroxine replacement on thyroid function test in hypothyroid patients at a tertiary care centre in haryana. Eur Thyroid J. 2017；6(5)：250-4.

———— 松林　直

第**6**章　甲状腺機能低下症の診かた

3 下垂体性甲状腺機能低下症

結論から先に

▶ FT_4値が基準値の中央〜上限となるように甲状腺ホルモン薬の補充量を調整する。

▶ 他の下垂体前葉ホルモン系のチェックが必要であり，ACTH−コルチゾール系の低下があれば，甲状腺ホルモン薬よりも副腎皮質ステロイドの補充を優先する。

1 下垂体性甲状腺機能低下症の診断

■ 甲状腺機能低下症の大部分は甲状腺そのものに原因のある原発性甲状腺機能低下症（橋本病など）ですが，下垂体病変によるTSH分泌低下を原因とする場合を下垂体性（二次性）甲状腺機能低下症，視床下部病変によるTRHの作用障害を原因とする場合を視床下部性（三次性）甲状腺機能低下症と呼びます。下垂体性および視床下部性甲状腺機能低下症をまとめて中枢性甲状腺機能低下症と総称します。

■ 原因としては，視床下部・下垂体腫瘍，ラトケ嚢胞，Sheehan症候群，リンパ球性下垂体前葉炎，遺伝子異常などがあり，他の下垂体ホルモンの分泌低下を伴うこともしばしばみられます。

■ 甲状腺機能低下症に伴う臨床症状・検査異常が認められ，甲状腺ホルモンが低値であり，TSHが正常〜低値であれば，中枢性甲状腺機能低下症の存在が疑われます。実際にはTSHが低値となる症例は全体の$1/3$ほどしかみられず，視床下部性甲状腺機能低下症ではTSHが高値となることもあります。

■ TRH負荷試験を実施してTSHが低〜無反応であれば下垂体性甲状腺機能低下症が考えられます。TSHが遅延反応を示す場合は視床下部性甲状腺機能低下症を考えます。

■ 視床下部性甲状腺機能低下症では生物活性の低いTSHが分泌されるため，TRH負荷試験の際に（TSH増加に対して）甲状腺ホルモンが期待通りに増加しないことがあります。

2 症例提示

症例 54歳，女性

現病歴
以前より高クレアチンキナーゼ血症を指摘されるも放置していた。はじめに右膝関節痛が出現，これがしだいに進行して両膝関節痛および関節拘縮をきたすようになった。
精査のため整形外科に入院したが膝関節に明らかな異常は認められず，血液検査にて甲状腺機能低下症の存在が明らかとなった。33歳時に分娩時大量出血をきたした既往がある※1。

身体所見・検査所見
血圧136/64mmHgと正常。顔面は表情の変化に乏しい（生気なし）。明らかな甲状腺腫なし。上肢の運動は良好に保たれているが，下肢は両膝関節・股関節の可動域制限が認められる。
血液検査ではHb 9.6g/dLと貧血あり，Na 120mEq/Lと著明な低ナトリウム血症が認められ，CK 898IU/L，T-Chol 257mg/dLとそれぞれ高値であった。
ホルモン検査ではFT_3 1.14pg/mL，FT_4 0.18ng/dLと甲状腺ホルモンは低下しているにもかかわらずTSH 2.98μIU/mLと基準範囲内であった（**表1**）※2。
他にもACTH-コルチゾール系，GH-IGF-I系，性腺系の低下も認められた。下垂体前葉総合負荷試験（CRH+TRH+GHRH+LHRH）を実施したところ※3，ACTH，コルチゾール，TSH，PRL，GH，LH，FSHはすべて低反応〜無反応であった。MRI検査では下垂体の菲薄化（empty sella）が認められた（**図1**）。

診断
既往歴および検査結果より，Sheehan症候群と診断。

治療経過
まずはじめに副腎皮質ステロイド補充（コートリル®10mg/日）を開始，その数日後に甲状腺ホルモン薬を少量より補充開始した（レボチロキシン12.5μg/日）※4。関節痛は速やかに消失し，関節拘縮も徐々に改善がみられ，Na，CK値なども正常化した。最終的にコートリル®15mg/日，レボチロキシン125μg/日に調整して退院となる。

ここがポイント

←※1 分娩時大量出血の既往を聞き出すことが，Sheehan症候群の診断上重要である。

←※2 中枢性甲状腺機能低下症ではTSHは必ずしも低値を示さない。

←※3 下垂体前葉機能低下症の診断には下垂体前葉総合負荷試験が有用である。通常，GH分泌刺激にはGHRHではなくGHRP-2が用いられる。ただし，GHRP-2はACTH分泌促進作用も持つために，本剤単独で検査を行う必要がある。

←※4 甲状腺ホルモン薬のみ補充を行うと副腎不全が誘発される可能性があり危険である。必ず先に副腎皮質ステロイド補充を開始，数日間あけてから少量より甲状腺ホルモン薬補充を行う。本例の関節症状は副腎皮質機能低下に伴うものと考えられる。

表1 症例の甲状腺関連検査結果

TSH	2.98 μIU/mL	[0.47〜4.33]
FT_3	1.14 pg/mL	[2.0〜4.2]
FT_4	0.18 ng/dL	[1.0〜1.8]
TgAb	16.0 IU/mL	[<44.0]
TPOAb	2.9 IU/mL	[<7.2]
TRH（500μg）負荷試験		
TSH（0分）	2.82 μIU/mL	[0.47〜4.33]
（30分）	4.73 μIU/mL	
（60分）	4.53 μIU/mL	
（90分）	3.35 μIU/mL	

[ ]内は基準値

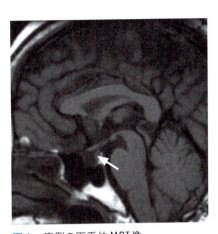

図1 症例の下垂体MRI像
下垂体の菲薄化（empty sella，矢印）が認められる。

診療のポイントはここだ！

➡ 原発性甲状腺機能低下症とは異なり，TSHが診断・治療の指標とはならないことに注意が必要である。

3 下垂体性甲状腺機能低下症の治療

- 甲状腺ホルモン薬（LT₄製剤＝レボチロキシン）の補充療法が必要となりますが，原発性甲状腺機能低下症とは異なり，TSH値が補充量決定の指標とはならないことに注意が必要です。

- 一般的にはFT₄値が基準値の中央〜上限となるように甲状腺ホルモン薬の用量を調整します。

- ACTH-コルチゾール系の低下が存在する場合には，甲状腺ホルモン薬よりも副腎皮質ステロイドの補充を優先する必要があります。これは副腎皮質機能低下症の患者さんに甲状腺ホルモン薬を投与すると，代謝亢進により副腎不全が誘発される可能性があるからです。通常，副腎皮質ステロイド（コートリル®など）を開始して数日後から甲状腺ホルモン薬を少量より開始するようにします。

- 性腺機能低下症，成長ホルモン分泌不全症，尿崩症などを合併することもあります。成長ホルモン分泌不全症に対する成長ホルモン補充により中枢性甲状腺機能低下症が顕在化する，または性線機能低下症に対するエストロゲン補充により甲状腺ホルモンの必要量が増加するため，注意が必要です。

- 原疾患によっては脳外科的な治療が必要となります。診断・治療方針の決定が難しい症例では，専門施設への紹介を検討するべきと考えられます。

まとめ

▶ 中枢性甲状腺機能低下症の患者さんに甲状腺ホルモン薬を補充する際には，ACTH-コルチゾール系に気を配る必要がある。

▶ 副腎皮質機能低下症があれば，副腎皮質ステロイドの補充を優先しなければならない。

文献

1) Melmed S, et al：Pituitary physiology and diagnostic evaluation. Williams Textbook of Endocrinology. 12th ed. W.B.Saunders, 2011, p175-228.

2) Koulouri O, et al：Diagnosis and treatment of hypothyroidism in TSH deficiency compared to primary thyroid disease：pituitary patients are at risk of under-replacement with levothyroxine. Clin Endocrinol (Oxf). 2011；74(6)：744-9.

3) Fleseriu M, et al：Hormonal replacement in hypopituitarism in adults：an Endocrine Society clinical practice guideline. J Clin Endocrinol Metab. 2016；101(11)：3888-921.

― 西山　充

第6章　甲状腺機能低下症の診かた

ちょっと視点を変えて 42
自己免疫性視床下部下垂体炎と産後甲状腺炎の合併

▶ リンパ球性下垂体前葉炎などでみられる副腎機能低下症は感染や手術などの侵襲や，甲状腺中毒症やLT$_4$投与（国試の禁忌によく出題される）による代謝亢進で副腎不全症状が顕著となり発見の契機になることがある。

▶ 甲状腺中毒症の症状に合致しない血圧低値，改善しない嘔吐などが続く場合は副腎機能低下の合併を疑う必要がある。

1 自己免疫性視床下部下垂体炎とは

■ リンパ球性下垂体前葉炎，リンパ球性漏斗下垂体後葉炎，リンパ球性汎下垂体炎に分けられ，女性に多く妊娠後期から出産後1年以内に発症することが多いのは前葉炎です。

■ 慢性甲状腺炎，多腺性自己免疫症候群など他の自己免疫疾患を合併していることが多く，自己免疫性視床下部下垂体炎の機序には自己免疫が関与していると言われています。

■ ACTH＞TSH＞LH/FSH＞GH＞PRLの順で低下しやすく，下垂体腫瘍にみられる低下の順と異なります[1]。

■ 炎症改善後，永続性機能低下となり，後にACTH単独欠損症と診断されることもあります。Sheehan症候群と診断された一部の症例もこれに含まれるとされています。

2 症例提示

■ リンパ球性下垂体前葉炎（下垂体炎）と産後甲状腺炎が合併した症例を紹介します（図1）。

症例 **38歳，女性**

入院までの経過 慢性甲状腺炎で経過観察中，妊娠前から妊娠後期までTSH 2.5μIU／mL以下で経過し補充療法は行わず経過した。出産は通常経腟分娩，出血量400mL，新生児異常所見はなかった。産後3日目から乳汁分泌はみられなかった。産後1カ月から倦怠感，食思不振，動悸が出現し当院受診。血液検査で甲状腺中毒症がみられ，精査加療目的で入院した。

ちょっと視点を変えて **42** 自己免疫性視床下部下垂体炎と産後甲状腺炎の合併　**233**

入院後経過	嘔吐，動悸，食欲不振は甲状腺中毒症によるものを考えたが，補液加療を行っても血圧低下傾向，意識障害出現，高カルシウム血症が持続していたため，副腎不全を疑い，副腎検査施行。ACTH低下，コルチゾール感度以下で副腎不全と診断。診断日はソル・コーテフ®400mg（100mg×4/8時間ごと）点滴投与，1日ごとに漸減し，4日目からコートリル®20mg（朝15mg，夕5mg）内服とした。1カ月後，甲状腺機能低下に転じたのを確認してコートリル®15mg（朝10mg，夕5mg）に減量。その後48病日の三者負荷試験（TRH，CRH，LH-RH負荷試験）では，ACTHは負荷前から120分値まで<2.0pg/mLと感度以下，PRLは無反応，LH，FSH，TSHはやや反応，遅延していた。 下垂体炎1年後のホルモン基礎値ではACTH 2.1pg/mLと低く，ACTH低下は永続性と判断しコートリル®は15mgで継続。その他の下垂体ホルモン値はPRL 0.09ng/mLと低値，FSH，LH，IGF-1，TSHは基準値内であった。月経は下垂体炎3カ月後から周期的にみられている。
画像評価	第9病日に下垂体造影MRI検査を行い下垂体腫大，造影効果増強，下垂体後葉信号は保たれており，リンパ球性下垂体前葉炎に矛盾しない所見であった。その後の下垂体MRIでは下垂体腫大は改善傾向で，ほぼ正常と変わらない程度まで縮小した。
本例の反省点	入院時の血液検査では低ナトリウム血症，低血糖，高カリウム血症，好酸球増加の所見がなかったため，甲状腺中毒症のみの所見と判断し，副腎不全合併を疑うまでに時間を要してしまった。

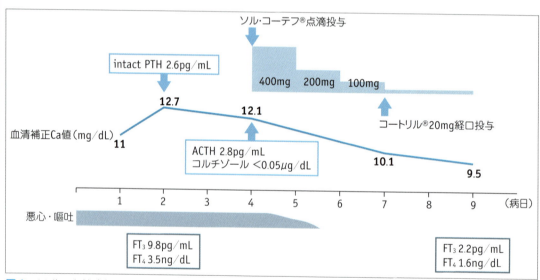

図1　38歳，女性症例の経過

- 当院で診断した甲状腺中毒症に二次性副腎機能低下症を合併した症例の検討では，どれも典型的な副腎不全を示す血液検査所見はなく副腎機能検査が遅れることが多く，また血清Ca値が12mg/dLを超えた症例は本例のみでした。
- 本症例のような産褥期に発症する病態があることを念頭に診療を行うことが重要です。

文献

1) Caturegli P, et al：Autoimmune hypophysitis. Endocr Rev. 2005；26(5)：599-614.

———西嶋由衣

第6章　甲状腺機能低下症の診かた

ちょっと視点を変えて 43

抗PIT−1抗体症候群（抗PIT−1下垂体炎）

▶ 抗PIT−1抗体症候群（抗PIT−1下垂体炎）は，中枢性甲状腺機能低下症の症例において下垂体に明らかな形態異常を認めないときに，鑑別すべき疾患の1つである。

1 抗PIT−1抗体症候群（抗PIT−1下垂体炎）とは

■ 抗PIT−1抗体症候群（抗PIT−1下垂体炎）は，下垂体特異的転写因子のPIT−1/POU1F1に対する自己免疫によって，後天的に成長ホルモン（GH），プロラクチン（PRL），甲状腺刺激ホルモン（TSH）の特異的欠損を呈する疾患です。本邦発の新規疾患概念として我々が2011年に報告しました[1]。

■ PIT−1は，GH，PRL，TSH産生細胞分化に必須の転写因子であり，PIT−1に対する免疫寛容破綻の結果，血中に抗PIT−1抗体，PIT−1特異的細胞障害性T細胞を認め，特異的下垂体前葉細胞障害が引き起こされます[2]。その原因として胸腺腫における異所性PIT−1発現が原因であることが明らかになりました[3]。

2 抗PIT−1下垂体炎の診断

■ ①後天性中枢性甲状腺機能低下症，②GH/PRL/TSH著明低値，③下垂体の形態はMRI上，正常〜軽度萎縮，④血中抗PIT−1抗体あるいはPIT−1反応性T細胞の存在によって診断されます。

■ 後天性なので成長および発達は正常です。甲状腺機能低下症の症状を呈し，多くは中枢性甲状腺機能低下症の存在から診断に至ります。1型糖尿病，原発性性腺機能低下症，小脳失調，味覚障害，脱毛，萎縮性胃炎など多彩な自己免疫的な病態を合併することがあります。

■ GH，PRLの基礎値は感度以下で，TSHは著明低値を示し，刺激試験にも反応を認めません。その他の下垂体前葉ホルモンは障害されません。また血中に様々な自己抗体を認めることがあります。

3 抗PIT-1下垂体炎の病態

■ 抗PIT-1下垂体炎は上記の病態から，重症筋無力症をはじめとする胸腺腫関連自己免疫疾患，胸腺腫関連自己免疫性多臓器障害 (thymoma-associated multiorgan autoimmunity；TAMA) や傍腫瘍症候群に含まれる疾患概念と考えられます。

■ TAMAは，胸腺腫にGVHD様の皮膚症状，肝機能障害，腸炎などの自己免疫性多臓器障害を呈する稀な疾患であり，胸腺腫による自己免疫寛容の破綻が原因と考えられています[4,5]。

■ 傍腫瘍症候群では悪性腫瘍における異所性抗原の発現によって自己免疫反応を引き起こし，液性，細胞性免疫による中枢神経を中心とした様々な障害を引き起こします。

4 どのようなときに抗PIT-1下垂体炎を疑うべきか？

■ 後天性の中枢性甲状腺機能低下症で，GH，PRLが感度以下，IGF-1低値の場合には，本疾患を疑い積極的に抗PIT-1抗体のスクリーニングを行うことが必要です (血中抗PIT-1抗体測定は神戸大学糖尿病内分泌内科で行っています)。

■ また診断された場合には，胸腺腫を含む悪性腫瘍の有無を検索します。

5 今後の展開

■ 抗PIT-1下垂体炎の機序は，自己免疫疾患の発症機序や病態を考える上で非常に示唆的です。また，なぜ一部の胸腺腫や悪性腫瘍でPIT-1を異所性に発現するのか，重症筋無力症を発症する胸腺腫と何が異なるのか，PIT-1反応性細胞障害性T細胞がどのように下垂体を障害していくのか，早期にはどのような病像を呈するのか，早期病変に対して免疫抑制療法は有効なのかなど多くの謎が残されています。

■ 今後の症例の集積と病態の解明が望まれます。

■■ 文献 ■■

1) Yamamoto M, et al：Adult combined GH, prolactin, and TSH deficiency associated with circulating PIT-1 antibody in humans. J Clin Invest. 2011；121(1)：113-9.
2) Bando H, et al：Involvement of PIT-1-reactive cytotoxic T lymphocytes in anti-PIT-1 antibody syndrome. J Clin Endocrinol Metab. 2014；99(9)：E1744-9.
3) Bando H, et al：A novel thymoma-associated autoimmune disease：Anti-PIT-1 antibody syndrome. Sci Rep. 2017；7：43060.
4) Kornacki S, et al：Graft-versus-host-like colitis associated with malignant thymoma. Am J Surg Pathol. 1995；19(2)：224-8.
5) Wadhera A, et al：Thymoma-associated multiorgan autoimmunity：a graft-versus-host-like disease. J Am Acad Dermatol. 2007；57(4)：683-9.

———— 高橋　裕

第6章 甲状腺機能低下症の診かた

4 視床下部性甲状腺機能低下症

> **結論から先に**
> ▶ FT$_4$低値でTSHが正常〜軽度高値を呈するときは、視床下部性甲状腺機能低下症を疑う。
> ▶ 1回のTRH負荷試験では下垂体性との区別がつかないことがあり、連続負荷も検討する。

1 視床下部性甲状腺機能低下症とはどんな疾患？

- 甲状腺機能は視床下部－下垂体－甲状腺系によって制御されています。視床下部より分泌されたTRHが下垂体門脈系を介して、下垂体前葉のTSH産生細胞を刺激し、下垂体よりTSHが分泌されます。そして、TSHは甲状腺を刺激し甲状腺ホルモンが分泌されます。一方、分泌された甲状腺ホルモンが、視床下部でのTRHや下垂体でのTSHの合成分泌を抑制し、ネガティブフィードバック系を構築しています（図1）。
- この系のいずれかが障害を受けると、甲状腺機能低下症が生じます。中でも甲状腺自体の障害による原発性甲状腺機能低下症が多く、そのほとんどが慢性甲状腺炎（橋本病）を原因としています。一方、中枢性甲状腺機能低下症は、下垂体もしくは視床下部、あるいはその両方に異常を持つものと定義されます。頻度は原発性甲状腺機能低下症と比較して稀です。下垂体が原因である場合は、二次性（下垂体性）、視床下部が原因である場合は三次性（視床下部性）甲状腺機能低下症と呼びますが、二次性ならびに三次性甲状腺機能低下症は、血中のTRHの測定系が確立されていないこともあり、病態生理学的にも判別がしばしば困難です[1]。
- 中枢性甲状腺機能低下症では通常、他の下垂体前葉系ホルモンの分泌低下を伴います。したがって下垂体性障害であるTSH単独欠損症や、視床下部性障害であるTRH単独欠損症はきわめて稀な疾患です[2]。

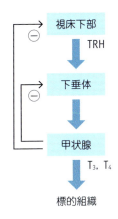

図1 視床下部－下垂体－甲状腺系

■ 診療のポイントはここだ！

➡ 視床下部性甲状腺機能低下症はTRHの分泌不全もしくは作用低下によって起こる。

2 視床下部性甲状腺機能低下症はどのような症状を呈するか？

■ 臨床症状としては，原発性甲状腺機能低下症と同様に無気力，易疲労感，眼瞼浮腫，寒がり，体重増加，動作緩慢，嗜眠，記憶力低下，便秘，嗄声などの症状を呈します[1, 3]。しかし，他の下垂体前葉ホルモン分泌不全を伴うと，これらの症状が顕在化しないことがあるので注意が必要です。

■ 特にCRHおよびACTHの分泌不全を伴う場合は副腎皮質機能低下症による意識障害などを認め，甲状腺機能低下症の症状の判別が難しいことがあります。さらに性腺機能低下症やGH分泌不全症を合併すると，症状は複雑化します。

■ また視床下部性甲状腺機能低下症では体温の調節障害などの，いわゆる視床下部症候群を呈することもあります。

■ 診療のポイントはここだ！

➡ 視床下部性甲状腺機能低下症の臨床症状は原発性甲状腺機能低下症の症状に準じるが，他の下垂体前葉ホルモン分泌不全を伴うと症状が複雑化するので要注意！

3 視床下部性甲状腺機能低下症はどのように診断するか？

■ 検査所見上，TSH測定が最も鋭敏な甲状腺機能の判定指標ですが，それは視床下部－下垂体－甲状腺系が正常に機能している場合のみです。視床下部性甲状腺機能低下症ではTSHは正常範囲もしくは若干高値を呈しますので，TSHのみの判断であると見逃してしまいます。実際，視床下部性甲状腺機能低下症では，TSHは10mIU/mL程度まで高値を示すこともあります[1]。

■ TRH遺伝子を欠損させた，TRHノックアウトマウスでも血清中の甲状腺ホルモン値は軽度低下しますが，TSHはむしろ軽度高値を示し，この現象はTRHの分泌不全によりTSHの糖鎖の付加の異常などが起こり，TSHの生物学的活性が低下した結果と考えられています[1, 4]。

■ したがって，TSHはFT_4と併せて評価することが必要で，FT_4が低値かつTSHが正常範囲もしくは若干高値である場合は，視床下部性甲状腺機能低下症を疑い，TRH負荷試験を検討すべきと考えます。

■ TRH負荷試験では，視床下部性甲状腺機能低下症の場合，ピークが負荷後30分を超え，遅延反応を呈します。この遅延反応は視床下部性甲状腺機能低下症に特徴的な所見ではありますが，特異性は低いです。一方で，TRH負荷試験の反応が正常であ

- っても視床下部性甲状腺機能低下症を完全には否定できません（図2）。
- さらに1回のTRH負荷試験ではTSHが低反応を呈し，下垂体性との区別がつかないこともあり，視床下部性甲状腺機能低下症を強く疑う場合には，連続負荷も考慮すべきです[5]。
- FT_4が低値かつTSHが正常範囲もしくは若干高値である場合，鑑別診断として挙がるのは原発性甲状腺機能低下症です。その際に有用なのが抗TPO抗体測定です。視床下部性甲状腺機能低下症では陽性にはならないからです。
- 他の鑑別診断としては，low T_3症候群やLT4療法を中止後の結節性甲状腺腫などが挙げられます。
- 画像所見については，下垂体性と異なり，視床下部性甲状腺機能低下症のMRI検査では，視床下部および下垂体に腫瘍性病変などの異常所見がみられないことが多いです。

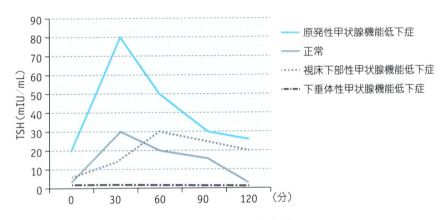

図2　TRH負荷試験における典型的なTSHの反応（疾患別）

診療のポイントはここだ！
➡ 視床下部性甲状腺機能低下症ではFT_4低下とTSH正常～軽度上昇を呈するが，TSHの生物学的活性は低下している。

4 視床下部性甲状腺機能低下症はどのように治療するか？

- 他の甲状腺機能低下症と同じく，甲状腺ホルモンであるレボチロキシンの補充を行います。
- しかし，前述の通り，視床下部性甲状腺機能低下症を含む中枢性甲状腺機能低下症にはCRH-ACTHの分泌不全による副腎皮質機能低下を合併する例も多くあります。その場合，レボチロキシンのみを投与すると代謝が亢進し副腎皮質機能低下を悪化させ大変危険であるため，必ず副腎皮質ステロイドを最初に投与し，その後，レボチロキシンの補充を開始します。

- また，高齢者や心疾患合併患者には少量（通常$12.5\mu g$以下）のレボチロキシンから投与を開始します。
- 視床下部性甲状腺機能低下症においては，TSHは治療効果指標に用いられないため，下垂体性と同じく，FT_4を正常範囲内に維持するよう用量を調節すべきでしょう。

診療のポイントはここだ！

➡ 視床下部性甲状腺機能低下症へのレボチロキシンの補充の際には必ず副腎皮質機能低下の有無をチェックする。また治療指標としてはFT_4を用いる。

まとめ

▶ 視床下部性甲状腺機能低下症ではTSHの生物学的活性が低下しているため，TSHは正常～若干高値を呈するが，FT_4は低下する。

▶ 視床下部性甲状腺機能低下症を疑った場合は，積極的にTRH負荷試験を行うべきだがその判定には慎重を要する。

文献

1) 山田正信, 他：中枢性甲状腺機能低下症. 日内会誌. 2010;99(4):720-5.
2) Prieto-Tenreiro A, et al:Isolated idiopathic central hypothyroidism in an adult, possibly caused by thyrotropin releasing hormone (TRH) deficiency. Hormones (Athens). 2010;9(2):176-80.
3) 甲状腺疾患診断ガイドライン2013. 日本甲状腺学会, 編. 2013. [http://japanthyroid.jp/doctor/guideline/japanese.html]
4) Yamada M, et al:Tertiary hypothyroidism and hyperglycemia in mice with targeted disruption of the thyrotropin-releasing hormone gene. Proc Natl Acad Sci USA. 1997;94(20):10862-7.
5) Mori M, et al:Central hypothyroidism due to isolated TRH deficiency in a depressive man. J Intern Med. 1991;229(3):285-8.

―――――― 橋本貢士

第6章　甲状腺機能低下症の診かた

ちょっと視点を変えて 44

low T$_3$症候群

▶ low T$_3$症候群とは，血清中FT$_4$およびTSHは正常であるにもかかわらず，FT$_3$およびT$_3$のみが低下している状態である。

▶ low T$_3$症候群は，重症疾患や低栄養状態，種々の薬物投与によって惹起される。

1 診断と鑑別診断

■ low T$_3$症候群をきたす基礎疾患等（**表1**）の有無を確認します。

■ T$_3$が低値となる原発性および中枢性甲状腺機能低下症との鑑別が重要です。

■ 原発性甲状腺機能低下症は，まず血清中TSHのみが上昇する潜在性甲状腺機能低下症，次にT$_4$が低下し，かなり進行した甲状腺機能低下症となってT$_3$も低下します（**表2**）。

■ low T$_3$症候群ではTSHが低下することが多いため，中枢性甲状腺機能低下症との鑑別が困難となることがあります。

■ 中枢性甲状腺機能低下症では，T$_3$よりT$_4$が低下しやすいことも鑑別点となります。

表1　low T$_3$症候群をきたす疾患・病態・薬物

1. 低栄養状態	絶食，飢餓，神経性食思不振症
2. 全身性疾患	感染性疾患（敗血症），急性心筋梗塞，心不全，糖尿病，急性肝炎，慢性肝炎，肝硬変，腎不全，妊娠中毒症，悪性腫瘍末期，精神疾患，その他重症消耗性疾患
3. 侵襲性疾患，外科的侵襲	外科手術，外傷，熱傷
4. 薬物投与	ステロイド，β遮断薬，ドパミンなど

表2　low T$_3$症候群と甲状腺機能低下症の鑑別

病態			血清中ホルモン濃度		
			FT$_4$	FT$_3$	TSH
正常			→	→	→
low T$_3$症候群	軽症		→	↓	→
	重症		↓	↓↓	↓, →, ↑*
原発性甲状腺機能低下症	潜在性甲状腺機能低下症		→	→	↑
	顕性甲状腺機能低下症	軽症	↓	→	↑↑
		重症	↓↓	↓	↑↑↑
中枢性甲状腺機能低下症			↓	↓	→, ↓, ↑*

→:正常，↓:低下，↑:上昇（矢印の数は程度の強さを示す）
＊TSHは低値，正常値，軽度高値のいずれも呈しうる。

- 他の下垂体ホルモンが低下していれば中枢性甲状腺機能低下症が疑われます。逆に，ACTHやコルチゾールが高値であればストレス反応が考えられるのでlow T_3 症候群が疑われます。
- 重症疾患では，グルココルチコイド，ドパミンなどのTSHを低下させる薬剤が使用される場合があるので注意が必要です。

2 low T_3 症候群で血清中T_3濃度が低下するのはどうして？

- ヒトでは，血清中T_3のおよそ20％は甲状腺からの分泌により，残りの80％は末梢組織でT_4からT_3への転換，すなわち5'−脱ヨウ素反応によるものです。
  - ▶ T_4は，5'−脱ヨウ素反応によりT_3に，5−脱ヨウ素反応によりrT_3に変換されます。
  - ▶ 5'−脱ヨウ素反応を触媒する酵素には，type 1 およびtype 2 iodothyronine deiodenase（D1およびD2）があり，一方，5−脱ヨウ素反応を触媒する酵素には，type 3 iodothyronine deiodenase（D3）があります。
  - ▶ low T_3 症候群では，D1活性の低下およびD3活性の増加が，T_3低下に関与する可能性が考えられます。
  - ▶ low T_3 症候群では，視床下部−下垂体−甲状腺系のネガティブフィードバック機構が正常に作動していないことも原因と考えられます。その原因として，TRHニューロン近傍でのT_3濃度の増加によりTRHが抑制され，TSHの上昇が起こらない可能性などが考えられます[1]。

3 治療は必要か？

- これまでlow T_3 症候群に対して，甲状腺ホルモンを補充して有用であったとする大規模なランダム化比較試験はありません。
- 血清中T_3濃度を正常化しても，必ずしも各臓器において甲状腺ホルモン濃度が正常化するわけではないということを知っておかなければなりません[2]。
- low T_3 症候群は低栄養状態や重症疾患罹患時に代謝を低下させることでエネルギー消費を抑える生体反応と考えられています。したがって，原疾患の治療を優先することが重要です。

■文 献
1) Wiersinga WM, et al：Nonthyroidal illness. In：Werner and Ingbar's TheThyroid：A Fundamental and Clinical Text. 10th ed. Braverman LE, et al, ed. Lippincott Williams & Willkins. 2013, p203−17.
2) Fliers E, et al：Thyroid function in critically ill patients. Lancet Diabetes Endocrinol. 2015；3(10)：816−25.

―― 豊田長興

第**7**章　潜在性甲状腺機能異常症の診かた

1 潜在性甲状腺機能異常症

結論から先に

▶ 潜在性甲状腺機能低下症は妊婦と妊娠希望者では速やかに甲状腺ホルモン薬補充を開始するか，機能低下症の永続性，原因，症状・徴候，年齢，合併症を考慮して治療の適応を決める。

▶ 潜在性甲状腺中毒症は原疾患を明らかにし，持続性，年齢，合併症を考慮してTSHが0.1μIU/mL未満が持続する場合には何らかの治療を行う。

1 潜在性甲状腺機能異常症とは

■ 潜在性甲状腺機能異常は，FT_4，FT_3は基準値内であるがTSHが基準値上限4.5μIU/mL以上，または基準値下限の0.4μIU/mL未満である潜在性甲状腺機能低下症と潜在性甲状腺中毒症を意味します。

■ 軽度ですが長期にわたる甲状腺中毒を示す多数例の検討では，脂質異常症や心疾患の罹患率や死亡率が増加することが判明しています[1]。さらにTSHとFT_4が正常値である対象者に対する長期間の予後解析では，TSHが基準値内高値を示したものはTSHが低かった群と比較して全死亡率が高いことも判明し，微妙なホルモン不足が悪影響を与える可能性を示唆しています[2]。また，TSHは正常値ですがFT_4が基準値内高値であった対象者では心突然死の頻度が高くなることも報告されました[3]。

■ このように，微妙なホルモンの過剰や欠乏の影響が明らかになりつつありますが，現在のところ治療の効果を明らかにした報告はありません[4]。しかし，長期にわたる是正により効果が証明される可能性は高いです。妊娠希望者や妊婦においては潜在性甲状腺機能低下症においても補充治療は理論的に改善が期待され，負のエビデンスもないため積極的に行うべきとされ，日本甲状腺学会のガイドラインでも提唱されました[5]。軽度のホルモン過剰である潜在性甲状腺中毒症は個々の症例に対して注意深く対処する必要があります。

2 潜在性甲状腺機能低下症

■ 潜在性甲状腺機能低下症では，図1に示すように甲状腺からのホルモン分泌が徐々に低

1 潜在性甲状腺機能異常症　243

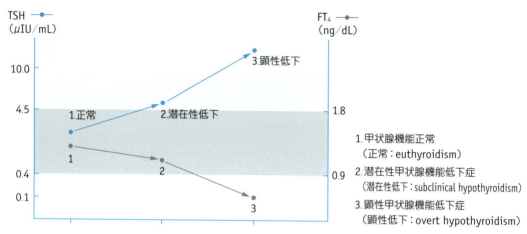

図1　FT₄の変化に伴うTSHの変化と甲状腺機能分類

下した場合には遊離型甲状腺ホルモンが低下する前にTSHは基準値より高値となります。このように，TSHは組織における甲状腺ホルモンの過不足を判定する上で最も鋭敏な指標です。この慢性的変化に対するTSHの優位性を利用して軽度の甲状腺機能低下を病態概念としたものが潜在性甲状腺機能低下症 (subclinical hypothyroidism) であり，FT₄，FT₃が正常にもかかわらずTSHが軽度高値 (4.5〜10.0μIU/mL) を呈する状態と規定されています。

- 注意すべき点は，急性に甲状腺機能が変化する一過性の状態は除外されていることです。すなわち甲状腺機能低下症に対して補充療法後にFT₄，FT₃は正常化したが，TSHは10μIU/mL未満には下がっていないような状態は除外されます。
- 潜在性機能低下症の頻度は，住民健診や人間ドックでの結果の解析では一般人口で4〜10％と推定されます。
- 女性に多く，高齢者になると発症頻度はさらに高くなり，20％以上にも達することが判明しています。

3　潜在性甲状腺機能低下症の診断

- 臨床症状からの発見は不可能であり，何らかの理由で甲状腺ホルモンとTSHが測定されて診断されます。
- 急速な甲状腺ホルモンの変動に対してTSHの変化は遅れます。また，一部の副腎機能不全の患者さんではFT₄は正常にもかかわらずTSHが高値ですが，副腎皮質ステロイドの補充後は正常化します。また非甲状腺疾患 (non-thyroidal illness；NTI) に伴うlow T₃症候群ではFT₄およびTSHは正常のことが多いですが，時としてTSHが高値となります。甲状腺以外の原疾患の回復期にはTSHが上昇しやすく，潜在性甲状腺機能低下症に類似した検査所見となります。鑑別にはFT₃の測定が必要

な場合もありますが，全身状態の経過をみながら診断を進めることが必要です。
- また，日本人に多いヨウ素の過剰摂取はTSHの上昇や甲状腺ホルモンの低下を生じるため，昆布やうがい液による過剰摂取の場合は中止して再検査することが必要です。

4 潜在性甲状腺機能低下症に対する治療

- 潜在性甲状腺機能低下症に伴う致死率や代謝異常が疫学的研究により明らかにされましたが，グレーゾーンの病態では治療効果を科学的に証明することは困難です。一方では治療をすべきでないとする論拠も不十分であることが指摘されました[5]。このような状況の中で日本におけるガイドラインとして日本甲状腺学会により「潜在性甲状腺機能低下症─診断と治療の手引き」が作成されました[4]。
- 図2に示すように，FT_4が正常でTSHが4.5μIU/mL以上を示す患者さんでは非甲状腺疾患，副腎機能低下症，中枢性甲状腺機能低下症，補充開始直後を否定するとともに，妊娠中か妊娠希望か，異常が持続性か永続性か，原疾患，ヨウ素の過剰摂取，機能低下症の症状および徴候，甲状腺腫，年齢を考慮した後に治療を開始するかどうかを決定します。
- その治療原理ですが，やや投与量が過剰であった場合にも甲状腺に残存機能が存在するため，フィードバック機構が作用して甲状腺からの甲状腺ホルモンの分泌は抑制され，重度の過剰になることはありません。したがって，レボチロキシンを通常25～50μg/日で開始することを基本とします。1～2カ月ごとにTSHを測定して血中濃度の正常化を図ります。また安定した場合には3～6カ月ごとに検査をして機能が正常化していることを確認します。
- 妊娠および胎児への影響を考慮して妊娠時は速やかに治療を開始して妊娠3カ月まで

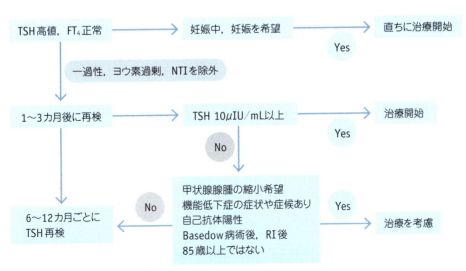

図2　ガイドラインに基づく潜在性甲状腺機能低下症の診断と治療

はTSHを2.5μIU/mL未満に，それ以降においては3.0μIU/mL未満に是正すべきとされています。

5 潜在性甲状腺中毒症とは？

- 甲状腺ホルモンが徐々に増加すると，図3に示すようにFT$_4$は基準値内であってもTSHが先に基準値より減少します。
- このようにTSHは甲状腺ホルモンの慢性的な過剰を最も鋭敏に反映する指標であり，潜在性甲状腺中毒症（subclinical thyrotoxicosis）という概念が確立されました[6]。
- 頻度は正常TSHの下限値で決まりますが，米国NHANES調査の結果ではTSHの値を0.1μIU/mL未満とすると0.7％で，0.4μIU/mL未満とすると3.2％でした。
- 日本での人間ドックや住民健診のデータを用いた調査では，TSHの基準値未満のものは2％程度とされています。

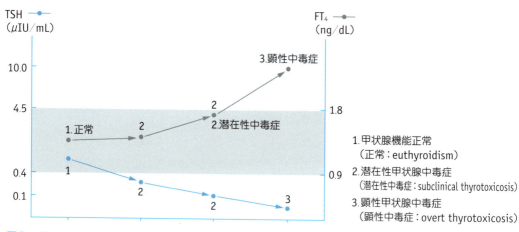

図3　FT$_4$の変化に伴うTSHの変化と甲状腺機能分類

6 潜在性甲状腺中毒症は循環器，骨，QOLに大きな影響を及ぼす

- 潜在性甲状腺中毒症の診断が可能となったのは，第2世代の測定法によりTSHの正常下限が正確に測定できるようになってからです。
- まず心房細動の発症率が有意に高くなることが報告されました。その後の大規模な疫学的調査でも心房細動の発症率は高いという結果でした。メタアナリシスでは潜在性甲状腺機能中毒症では全死亡率，心疾患による死亡率，虚血性心疾患や心房細動の発症率の増加が明らかになりました[6]。
- 骨密度，骨代謝マーカー，骨折率に対する影響については，閉経後の骨折率はTSHが0.1μIU/mL未満のものでは高くなりましたが，0.1～0.5μIU/mLのものでは変わりませんでした。治療によって骨密度は増加したが，骨折率の減少は認めなかっ

たとの報告があります。また精神神経状態やクオリティオブライフ（QOL）への影響も報告されています[1]。

7 潜在性甲状腺中毒症の診断と治療

- 治療については，機能性甲状腺結節（autonomously functioning thyroid nodule；AFTN）が多く，Basedow病の発症初期と考えられる症例が多い日本人に対して，アイソトープ治療が多い欧米のガイドラインをそのまま適応できません。また，TSH受容体の機能獲得型変異による甲状腺中毒症である非自己免疫性甲状腺機能亢進症では，一部の患者では機能正常や潜在性機能亢進症を呈することも報告されています。日本におけるヨウ素摂取量やその他の環境的要因を考慮したフローチャートを図4に示します。
- まず，甲状腺機能異常を示唆する病歴・家族歴および臨床症状を確認します。またヨウ素を含む食品（昆布，ひじき）の過剰摂取についても確認します。ヨウ素を含む造影剤使用によるCTや尿路造影により，Basedow病患者さんでも甲状腺ホルモンが一過性に正常化することがあります。一部のやせ薬では甲状腺ホルモンが含まれTSHが抑制されます。よって，健康食品およびサプリメントを含めた服用薬の確認

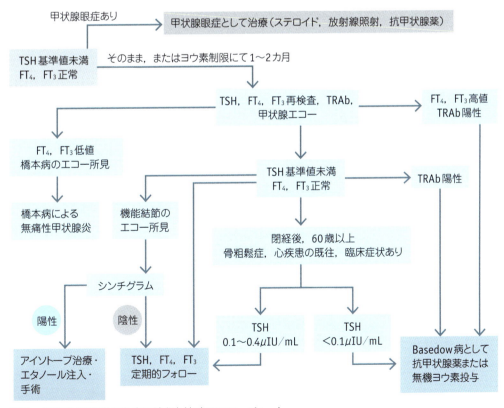

図4　潜在性甲状腺中毒症の診断と治療のフローチャート

を行います。さらに心不全・心房細動，甲状腺腫，眼症の有無や，骨折およびステロイド治療の既往も確認します。

■ 再検査は一過性の異常である無痛性甲状腺炎の頻度が高いため1〜2カ月後とします。異常が継続する場合はTRAbを測定します。結節があり内部血流が増加している場合にはAFTNが疑われるため甲状腺シンチグラムを行います。ヨウ素の過剰摂取によりAFTNでもテクネシウムでも取り込みが明らかとならないことがあり，検査前にヨウ素の過剰摂取を控えるように指導します。AFTNの治療はアイソトープ治療または結節切除術が原則ですが，患者の事情により抗甲状腺薬や無機ヨウ素を使用することもあります。

■ 甲状腺眼症が疑われる場合はTSAbも測定し，MRI検査を含めた眼科的検査を行います。視神経症は早急に治療する必要があります。また抗甲状腺薬による機能低下症は眼症を悪化させるため，甲状腺ホルモン薬を併用して機能低下を避けます。

■ TSHが0.1μIU/mL未満では治療が必要となります。日本では^{131}I内用治療が可能な施設が限られているため，甲状腺機能亢進症では抗甲状腺薬が第一選択となります。しかし，無顆粒球症を含めた副作用の頻度が高く2カ月間は白血球数を2週間ごとに測定することが必要です。このため，少量の無機ヨウ素（ヨウ化カリウム10〜20mg/日より開始）での治療を試みることもあります。

■ また，TSH受容体遺伝子異常等による潜在性亢進症を呈する希少疾患も含まれます。このような疾患に対して正しい診断を行うとともに，適切な対処を選択することが必要です。

■ まとめ

▶ FT$_4$，FT$_3$正常，TSH高値の場合がすべて潜在性甲状腺機能低下症ではないので，正しい診断と確認を行い対処する。

▶ 潜在性甲状腺中毒症は多様な疾患を含むため，病態に応じた適切な治療を行う。

■ 文 献

1) Cooper DS, et al：Subclinical thyroid disease. Lancet. 2012；379(9821)：1142-54.
2) Inoue K, et al：Association between serum thyrotropin levels and mortality among euthyroid adults in the United States. Thyroid. 2016；26(10)：1457-65.
3) Chaker L, et al：Thyroid function and sudden cardiac death：a prospective population-based cohort study. Circulation. 2016；134(10)：713-22.
4) 網野信行, 他：潜在性甲状腺機能低下症―診断と治療の手引き. ホルモンと臨. 2008；56(7)：705-24.
5) Feller M, et al：Association of thyroid hormone therapy with quality of life and thyroid-related symptoms in patients with subclinical hypothyroidism：a systematic review and meta-analysis. JAMA. 2018；320(13)：1349-59.
6) Collet TH, et al：Subclinical hyperthyroidism and the risk of coronary heart disease and mortality. Arch Intern Med. 2012；172(10)：799-809.

――― 磯崎　収

第8章　甲状腺腫瘍の診かた

1 腫瘍をみるために押さえておきたいポイント

結論から先に

▶ 早く診断をつけて治療をしないと「命に関わる」危険度の高いがん（高リスク）か，診断や治療に比較的時間をかけても「命には関わらない」低リスクのがんや良性腫瘍か，どちらのタイプであるかを見極めることが重要である。

1 疫学を知ること

■ 近年，超音波検査機器の発達と健診受診率の上昇とともに，甲状腺腫瘍の発見頻度が高くなっています。

■ 健診の頸動脈超音波検査では，約13%にのぼる患者さんに非触診の甲状腺結節が偶発的に発見されます。年齢が上がるにつれて，発見率は上昇します。ただし，こういった状況でがんである確率は2.6〜8.3%程度です。一方で，触診で甲状腺結節が発見された場合，がんの頻度は5〜17%です。

■ 潜在微小乳頭がん（1cm以下）も多く診断されるようになってきました。生命予後に関わる可能性が低いため，周囲リンパ節腫大がなく，遠隔転移がない症例などでは，「甲状腺腫瘍診療ガイドライン2018年版」[1]では，適切な診療体制のもと非手術および経過観察を行うことが推奨されています（☞ **270頁：8章5**）。

診療のポイントはここだ!

➡ 甲状腺腫瘍の発見率は増加している。

➡ たとえ甲状腺がんでも手術しないで，経過観察することがある。

2 予後を知ること

■ 良性腫瘍の場合，50%以上腫瘍が小さくなる患者さんは0〜20%，50%以上腫瘍が増大する患者さんは4〜22%程度です。以前行われていた良性結節に対するチラーヂン®Sなどの投与によるTSH抑制療法は，骨密度の減少やTSH抑制状態に伴う健康障害の観点，結節縮小率（体積で50%以上）を期待できる患者が6%程度と少ないとの報告により，「甲状腺腫瘍診療ガイドライン2018年版」[1]では，"行わないことを

1 腫瘍をみるために押さえておきたいポイント　249

推奨する"と記載されています。

■ 甲状腺乳頭がんのほとんどは，すぐには生命に関わりません（10年生存率が98％程度）。ただし，初回治療後のリンパ節再発や遠隔転移再発は比較的多く，10年で10％程度に認められます。

■ また，低分化がんや高リスク症例（表1[1]）の頻度は低いものの5年生存率は40〜80％程度です。甲状腺がんであっても，死ぬこともあることを十分念頭に置いておかなければいけません。

■ 最も予後の悪い未分化がんについては，293頁：8章8を参照して下さい。

表1 甲状腺乳頭がんの高リスク

●腫瘍径が4cm以上
●3cm以上のリンパ節転移
●内頸静脈，頸動脈，主要な神経（反回神経）や椎前筋膜へ浸潤するリンパ節転移
●気管および食道の粘膜面を越える浸潤
●遠隔転移の存在

（文献1をもとに作成）

■ 診療のポイントはここだ！

➡ 良性腫瘍でも増大する！ 良性結節に対するTSH抑制療法は，現在推奨されていない。

➡ ほとんどの甲状腺がんの予後は良好。ただし，少数ながら命に関わる場合がある。

3 悪性の可能性を高める自覚症状や身体所見を知ること

■ 腫瘍の急速増大，声がかれてきた（嗄声），呼吸困難や嚥下障害といった自覚症状や，既往歴の中に外照射の被曝などがあった場合にはがんの可能性を念頭に置くべきです。

■ 特に嗄声は，腫瘍の浸潤による反回神経麻痺の可能性があり，進行していることが多いので注意が必要です。

■ 患者さんの体型にもよりますが，女性でやせ形なら1.5cm以上になれば結節として触れます（筋肉質や肥満体型の男性では2cmの腫瘍でも触診が困難な場合があります）。触診できる場合には，硬いのか，周囲組織（気管や前頸筋）との可動性はどうなのか，大きなリンパ節腫大がないのかなどについて，最低限押さえておくべきです。こういった所見があれば，がんである確率が高くなり，臨床がんとして取り扱うべきです。

4 腫瘍の検査には何が必要なのか考えること

■ 良悪性の判断には，触診，超音波検査，細胞診で十分です。特に超音波検査下細胞診はその手技の簡便性と感度，特異度から必要不可欠です。

- ただし小さい腫瘍（特に5mm以下）では，仮にがんであっても臨床的には問題にならないことが多いため，リンパ節腫大等がない場合には細胞診をしない方針の施設もあります。
- また，濾胞がんなど，細胞診などを施行しても術前には診断のつかないがんもあります。
- 従来行われていたシンチグラフィー検査は良悪性を判断する手段としては必要ありません。他疾患（機能性結節や遺伝子異常症など）の合併が疑われる場合には必要となります。
- 細胞診で悪性が疑われた場合には，進展範囲や遠隔転移の有無を確認するために，CT，MRI，FDG-PET/CTなどの検査が必要なこともあります。これらは，撮影の仕方や造影の有無などの選択肢があり，治療する施設に任せましょう。

診療のポイントはここだ！

➡ 触知する可動性不良の硬い腫瘍で，悪性を疑わせる自覚症状がある場合には，すぐに手術可能な専門医に任せよう！

➡ 超音波検査などでみつかる1cm未満の腫瘍（特に5mm以下の場合）に対しては，細胞診をせずに経過をみることがある。

➡ 細胞診は術前に良悪性を判定する不可欠の検査であるが，100％良悪性が判定できるわけではない。

5 年齢による特徴を知ること

- 甲状腺乳頭がんは，年齢によってステージ分類が違うといった特徴を持つがんで，55歳以下は予後がよいとされています。

小児甲状腺がん（☞ 303頁：8章10）

- 小児甲状腺がんの生命予後は良好です。ただし初回治療時に約80％の患者さんにリンパ節転移や遠隔転移を認めます。また，初回治療後の再発率も成人に比べ高率です。
- 治療として甲状腺全摘が選択されることが多く，甲状腺ホルモン薬の内服が生涯必要です。遠隔転移巣に対するアイソトープ治療が長期にわたることもあり，生殖器への影響，就学期で変化する経過観察の問題，いつ告知するのか，などいろいろな事柄が問題になってきます。
- いたずらに両親や本人を心配させることはありませんが，生涯つきあっていく病気だとの認識は，医師および患者さんとその家族の双方に必要です。

高齢者の甲状腺がん

- 高齢者の甲状腺がんは周囲臓器へ浸潤している場合が多いとされています。
- 気管切開が必要になった場合には，嚥下障害や，発声障害，肩まで風呂につかれない等様々な点で，患者さんのQOLに影響を与えます。直ちに死につながることの少な

1 腫瘍をみるために押さえておきたいポイント **251**

いがんであるが故に，残された生涯をどのように有意義に過ごして頂くかを併せて考える必要があります。

■全身状態や他疾患の状態を考え根治手術をするのがよいのか，姑息的手術にとどめるのか，あるいはあえて経過観察するほうがよいのかを，患者さん本人と家族とともに，十分に考えなくてはいけません。

■妊娠中はhCGの刺激により，腫瘍が増大することが知られています。

■妊娠中に発見された腫瘍に対して，細胞診は施行してもよいと思います。ただし，仮にがんであり，手術加療が必要で出産後に手術を行ったとしても予後に大きな差はなく，ましてや中絶の必要はまったくありません。

■大切な児の出産を心待ちにしている患者さん本人および家族の不安をできるだけ軽くしてあげるような努力が必要です。

■ 診療のポイントはここだ!

➡年齢によって様々なことを考える必要がある。甲状腺だけをみるのではなく，個々の患者さんの全身状態をみて治療方針を決定しよう！

■ まとめ

▶頸部超音波検査をすると，多くの方に甲状腺腫瘍が発見される。患者さんの全身状態を考え，適切な検査，治療を決定しよう。

■ 文 献 ■

1）甲状腺腫瘍診療ガイドライン作成委員会：甲状腺腫瘍診療ガイドライン2018年版. 日内分泌・甲状腺外会誌. 2018；35（Suppl. 3）：1-87.

友田智哲

第**8**章　甲状腺腫瘍の診かた

2 良性結節とそのフォローアップの仕方

結論から先に

▶ 結節（腫瘍）の診断においては，超音波検査（US）と穿刺吸引細胞診（FNA）が最も重要な検査であるが，これらの検査だけで良性か悪性かを確実に鑑別することはできない。

▶ 乳頭がん（通常型）の診断は比較的容易であるが，濾胞がんの診断は難しく，手術をして病理診断を行わない限り確定診断はできない。

1 「良性」結節とはどういう意味？

■ 「良性」結節を言い換えると，「悪性でない＝甲状腺がんではない甲状腺腫瘍」ということになりますが，ことはそれほど簡単ではありません。

■ 甲状腺がんの大部分を占める乳頭がんは，USでもFNAでも特徴的な所見があるため，それらの検査で診断することは比較的容易です。しかし甲状腺がんの5～7%を占める濾胞がんは特徴的所見がなく，USやFNAで診断することは不可能とされています。それは，腫瘍細胞が被膜や血管に浸潤している，あるいは転移していることを認めたときに初めて濾胞がんと診断できるためです。

■ 濾胞がんは良性腫瘍である濾胞腺腫と非常によく似ており，術前に両者を鑑別することは困難です。したがって，「良性」結節という術前診断は，「乳頭がんは否定的」とは言えるのですが，「濾胞がんではない」とは断言できないわけです。ここに「良性」結節の取り扱いの難しさがあります。

診療のポイントはここだ！

➡ 「良性」結節＝良性，とは限らない。
➡ 良性の濾胞腺腫と悪性の濾胞がんは術前には鑑別できない。

2 良性結節にはどんな疾患がある？

■ 甲状腺内に腫瘍を形成する良性疾患の大部分が腺腫様結節です。腺腫様結節は，病理学的には腫瘍ではなく腫瘍様病変とされています（このためここでは「腫瘍」ではなく

2 良性結節とそのフォローアップの仕方　**253**

「結節」という用語を用いています）。腺腫様結節は形態が多様で不均一，組織学的にも非常に多彩なことが特徴です。これに対して，濾胞上皮由来の良性腫瘍が濾胞腺腫です。被膜浸潤，脈管浸潤，転移はありません。もしどれかでもあれば濾胞がんとなります。

■ 術前には濾胞腺腫と濾胞がんの鑑別ができないため，両者をまとめて濾胞性腫瘍として扱います。したがって，臨床的に「良性」結節というのは，腺腫様結節（大部分）あるいは濾胞性腫瘍を意味しています。

■ 診療のポイントはここだ!

➡腺腫様結節と濾胞性腫瘍を理解する。

3 良性結節と悪性結節を見定めるには？

■ 結節性病変の評価には，USとFNAが最も重要です。どんな結節にもまずUSを行うべきです。腺腫様結節は円形〜楕円形で，境界は明瞭，結節内部はほとんど囊胞のものから，逆に大部分が充実性のものまで多彩です。石灰化を認めるものもあります。一方，濾胞性腫瘍は充実性で囊胞形成の割合は少なく，境界明瞭，形状整なものが多いとされます。

■ 図1に典型的な腺腫様結節と濾胞性腫瘍の超音波像を示しますが，単発で囊胞成分がほとんどない充実性の腺腫様結節は，濾胞性腫瘍とよく似た像となり，USでも鑑別は難しくなります。

■ 診療のポイントはここだ!

➡どんな結節にもまずUSを。結節の評価はUSとFNAで。

4 「良性」結節と診断したらどうする？

■ どんな結節にもUSを行い，ある程度以上大きい結節や，小さくてもUSで悪性を疑う所見がある結節にはFNAを施行します。その上で臨床的に「良性」結節と診断され，すぐに手術の対象とならない結節は，USを定期的に行いながらフォローアップします。

USで腺腫様結節を疑う所見で，FNAで良性（腺腫様結節）と判定された結節

■ 悪性である可能性はかなり低いものの，偽陰性が数％の確率で存在すると言われています。このような結節は手術されないことが大部分ですので，偽陰性の真の確率は不明ですが，たかだか5％以下と推測されています。「良性」結節であっても偽陰性がありうることから，少なくとも数年間は1〜2年ごとにUSで経過観察します。経過中に結節が増大したり，疑わしい所見が多少でもあれば，FNAを再施行します。その

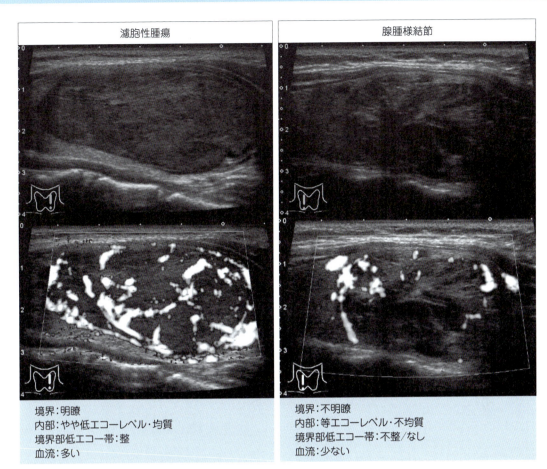

図1 典型的な濾胞性腫瘍と腺腫様結節の超音波像 カラー口絵 L
濾胞性腫瘍は境界明瞭で，内部エコーレベルがやや低で均質，血流が多くみられるのに対して，腺腫様結節ではほぼ逆の所見がみられる。

ような変化がなくても，「良性」という診断精度を高める目的で，数年後にFNAを再検することも行われます。

- 良性結節に対し，縮小させるために甲状腺ホルモン薬（LT$_4$製剤）を投与してTSHを抑制することは，現在では推奨されていません。結節が縮小したとしても一時的であること，甲状腺ホルモンによる心機能や骨への影響が懸念されることがあるためです。

USやFNAで濾胞性腫瘍が疑われる結節

- 結節が濾胞腺腫か濾胞がんか，あるいは腺腫様結節かは，手術をして病理診断しない限り鑑別できません。
- 欧米のガイドラインでは，濾胞性腫瘍には組織診断のための半葉切除術を勧めています。
- 日本甲状腺学会から出している「甲状腺結節取扱い診療ガイドライン2013」[1]は，USやFNA所見でどちらかといえば良性の可能性が高いと考えられる場合は，慎重に経過観察してもよいとしています。ただ，結節のサイズが大きい場合（たとえば4cm以上）や増大傾向のみられる場合，あるいは経過中にUSで悪性を疑う所見が出た場合

には，手術が勧められます。

FNAで「濾胞性腫瘍以外が疑われる鑑別困難な結節」と判定された場合

- 橋本病かリンパ腫かわからないようなもの，あるいは一部の乳頭がんなどがこのカテゴリーに入りますが，これらはFNAを繰り返せば診断に至る可能性があります。US所見を参考にしながら，FNAを再検することが勧められます。

▌診療のポイントはここだ!

→ FNAで良性と判断されても，少なくとも数年間は1〜2年ごとにUSで経過観察する。

→ 濾胞性腫瘍が疑われたら，基本的には組織診が必要であることを念頭に置く。大きなもの，増大してくるものは，手術を勧めたほうがよい。

5 「良性」と考えられる結節に対し，手術を考慮する場合

- これまでに述べてきたように，組織診断しない限り良性か悪性か確実に診断することが難しい結節があります。したがって「良性」と考えられる結節でも，診断のために手術を勧めることがしばしばあります。手術を勧める条件を**表1**に挙げておきます。

- ただし，これらの条件に1つでも当てはまれば手術を考えるというのではなく，総合的に判断するべきであることは言うまでもありません。US所見は特に重要です。

表1 「良性」結節に対し手術を考慮する条件

```
①大きな結節（たとえば4cmを超えるもの）
②明らかな増大傾向，特に急速に増大してくる結節
③経過観察中に超音波検査上悪性を疑う所見が現れた場合
④結節に起因する局所症状（圧迫その他）がある場合
⑤血清Tg値が異常高値（＞1,000ng/mL）であるとき
⑥縦隔内へ進展している結節
⑦結節のため美容上問題がある場合
⑧機能性結節で131I内用療法やエタノール注入療法などの治療法を希望しない場合
```

注：必ずしも悪性の可能性が高いためではなく，手術適応があると考えられるものを含む

▌診療のポイントはここだ!

→ 良性と考えられる結節に対し手術を考慮する条件を理解すること。

▌まとめ

▶ USやFNAで良性結節と判断されても定期的にフォローアップする。

■ 文 献

1) 甲状腺結節取扱い診療ガイドライン2013. 日本甲状腺学会，編. 南江堂, 2013.

中村浩淑

第8章 甲状腺腫瘍の診かた

3 悪性腫瘍 —— 総論

結論から先に

▶ 甲状腺に発生するがんのほとんどは濾胞上皮細胞由来で，その約90％は乳頭がんである。

▶ 甲状腺癌取扱い規約（第7版），WHO classification of tumours of endocrine organs（以下，WHO分類）（第4版），UICC/AJCCでは分類，診断基準，病期などが違うところがあるので，注意する。

1 発見動機からみた甲状腺がん（表1）

■ 剖検により偶然に発見されるラテントがんは5～35％と報告されています[1]。

■ 超音波を用いたスクリーニング検査にて3mm以上の結節を精査すると成人女性の3.5％に甲状腺がん（検診がん）が見つかります[2]。

■ 超音波機器の発達と頸動脈エコーの検診の広がりにより，甲状腺がんの発見の機会が増えています。

表1 発見動機からみた甲状腺がん

発見動機別の名称	発見動機
臨床がん clinical carcinoma	臨床的に甲状腺がんと診断され，組織診で確定された甲状腺がん
ラテントがん latent carcinoma	生前臨床的に甲状腺がんの徴候が認められず，死後剖検により初めて存在を確認した甲状腺がん
オカルトがん occult carcinoma	諸臓器転移巣による臨床症状・所見が先行して発見され，その後に原発巣として発見された甲状腺がん
偶発がん incidental carcinoma	切除あるいは摘出された甲状腺組織の病理学的検索により初めて発見された甲状腺がん
検診がん screening carcinoma	超音波スクリーニング検診で偶然に発見され，細胞診・組織診で確定された甲状腺がん

2 由来細胞からみた甲状腺がん（表2）

■ 甲状腺に発生するがんのほとんどは濾胞上皮細胞由来で，その約90％は乳頭がんです。

■ 髄様がんはC細胞から発生します。

3 悪性腫瘍 —— 総論　257

表2 由来細胞からみた甲状腺がん

由来細胞	良性	悪性度不明	悪性
濾胞上皮	濾胞腺腫	硝子化索状腫瘍，悪性度不明な濾胞性腫瘍，悪性度不明な高分化腫瘍	乳頭がん，濾胞がん，低分化がん，未分化がん，粘表皮がん
C細胞			髄様がん
リンパ球			リンパ腫
胸腺	胸腺腫		甲状腺内胸腺がん
その他	血管腫，神経鞘腫		肉腫，転移がん

- 甲状腺内胸腺がんは異所性胸腺から発生します。

3 遺伝子変異からみた甲状腺がん

- 濾胞上皮細胞由来の腫瘍は，*BRAF*，*RET/PTC*系の腫瘍と*RAS*，*PPARγ/PAX8*系の腫瘍の2系統に大別できます。
- 予後不良な低分化がんや未分化がんは，*BRAF*や*RAS*の変異を持つ高分化がんに，*TP53*，*CTNNB1*，*TERT*などの変異が加わって発生すると考えられています。
- 遺伝性髄様がんでは，*RET*遺伝子の機能獲得性生殖細胞突然変異がみられます。

4 甲状腺癌取扱い規約（第7版）の分類とWHO分類（第4版）の違い

低分化がん

- 甲状腺癌取扱い規約（第7版）：被膜浸潤，脈管浸潤あるいは甲状腺外への転移があり，充実性，索状，島状の増殖パターンが腫瘍の50％以上を占めるものを低分化がんとします[3]。
- WHO分類（第4版）：①充実性，索状，島状の増殖パターンのいずれかがあり，②乳頭がんに定型的な核所見がみられず，③脳回状核，強拡大10視野中3個以上の核分裂像，壊死のうち，少なくとも1つがあるものを低分化がんとします[4]。

境界悪性腫瘍

- 甲状腺癌取扱い規約（第7版）：境界悪性腫瘍の分類はありません（**表3**）[3]。
- WHO分類（第4版）：悪性度不明な濾胞性腫瘍（follicular tumor of uncertain malignant potential；FT-UMP），悪性度不明な高分化甲状腺腫瘍（well-differentiated tumor of uncertain malignant potential；WDT-UMP），乳頭がん様核所見を伴う非浸潤性濾胞性甲状腺腫瘍（non-invasive follicular thyroid neoplasm with papillary-like nuclear features；NIFTP）などの境界悪性の疾患概念があります（**表4**）[4]。

258　第**8**章　甲状腺腫瘍の診かた

表3 被包型濾胞性腫瘍の診断基準〔甲状腺癌取扱い規約（第7版）〕

被膜浸潤あり 脈管浸潤あり	濾胞がん	濾胞型乳頭がん
被膜浸潤なし 脈管浸潤なし	濾胞腺腫	
	乳頭がんの核所見なし	乳頭がんの核所見あり

（文献3をもとに作成）

表4 被包型濾胞性腫瘍の診断基準〔WHO分類（第4版）〕

被膜浸潤あり 脈管浸潤あり	濾胞がん	高分化悪性腫瘍—NOS	濾胞型乳頭がん
?	悪性度不明な濾胞性腫瘍	悪性度不明な高分化甲状腺腫瘍	
被膜浸潤なし 脈管浸潤なし	濾胞腺腫	乳頭がん様核所見を伴う非浸潤性濾胞性甲状腺腫瘍	
	乳頭がんの核所見なし	?	乳頭がんの核所見あり

（文献4をもとに作成）

濾胞がんの浸潤様式からみた分類

- 甲状腺癌取扱い規約（第7版）：微少浸潤型と広汎浸潤型に分類されています[3]。
- WHO分類（第4版）：微少浸潤型，被包性血管浸潤型，広汎浸潤型に分類されています[4]。

5 甲状腺がんのTNM分類（UICC第8版）と病期

- T分類は，腫瘍の大きさ（最大径）（1cm以下，1〜2cm，2〜4cm，4cm以上）と進展度（甲状腺内，前頸筋，他臓器，反回神経，頸動脈など）によって分類されています（**表5**）[5]。

表5 甲状腺がんのTNM分類〔UICC（第8版）〕

T−原発腫瘍
TX：原発腫瘍の評価が不可能
T0：原発腫瘍を認めない
T1：甲状腺に限局し最大径が2cm以下の腫瘍
　　T1a：甲状腺に限局し最大径が1cm以下の腫瘍
　　T1b：甲状腺に限局し最大径が1cmを超えるが2cm以下の腫瘍
T2：甲状腺に限局し最大径が2cmを超えるが4cm以下の腫瘍
T3：甲状腺に限局し最大径が4cmを超える腫瘍，または前頸筋群にのみ浸潤する腫瘍
　　T3a：甲状腺に限局し，最大径が4cmを超える腫瘍
　　T3b：大きさに関係なく，前頸筋群にのみ浸潤する腫瘍
pT4：大きさを問わず甲状腺の被膜を超えて上記以外の組織あるいは臓器に進展する腫瘍
　　T4a：甲状腺の被膜を超えて進展し，皮下軟部組織，喉頭，気管，食道，反回神経のいずれかに浸潤する腫瘍
　　T4b：椎前筋膜，縦隔内の血管に浸潤する腫瘍，または頸動脈を全周性に取り囲む腫瘍

N−領域リンパ節
NX：領域リンパ節転移の評価が不可能
N0：領域リンパ節転移なし
N1：領域リンパ節転移あり
　　N1a：レベルVI，あるいはVII（気管前，傍気管，喉頭前/Delphian，または上縦隔）リンパ節への転移
　　N1b：レベルI，II，III，IV，V，あるいは咽頭後リンパ節への転移

M−遠隔転移
MX：遠隔転移の評価が不可能
M0：遠隔転移なし
M1：遠隔転移あり

（文献5をもとに作成）

3 悪性腫瘍——総論　　**259**

- 甲状腺周囲結合組織，副甲状腺への浸潤はＴ分類判定の対象にはなりません。
- リンパ節の名称は甲状腺癌取扱い規約（第7版）とUICC/AJCCでは異なっていますので，注意しましょう（**表6**）[3, 5]。
- 病期分類は，腫瘍の組織型（高分化がん，髄様がん，未分化がん）で異なります（**表7**）[5]。

表6　リンパ節の名称

	甲状腺癌取扱い規約	UICC/AJCC
Ⅰ	喉頭前	Level Ⅵ
Ⅱ	気管前	Level Ⅵ
Ⅲ	気管傍	Level Ⅵ
Ⅳ	甲状腺周囲	Level Ⅵ
Ⅴ	上内深頸　Ⅴa，Ⅴb	Level Ⅲ，Ⅱ
Ⅵ	下内深頸	Level Ⅳ
Ⅶ	外深頸	Level Ⅴ
Ⅷ	顎下	Level Ⅰ
Ⅸ	オトガイ下	Level Ⅰ
Ⅹ	浅頸	
Ⅺ	上縦隔	Level Ⅶ

（文献3，5をもとに作成）

表7　甲状腺がんの臨床病期

高分化がん（乳頭がん，濾胞がん）			
55歳未満	N0	N1a	N1b
Tに関係なく	Ⅰ	Ⅰ	Ⅰ
M1	Ⅱ	Ⅱ	Ⅱ
55歳以上	N0	N1a	N1b
T1a，T1b	Ⅰ	Ⅱ	Ⅱ
T2	Ⅰ	Ⅱ	Ⅱ
T3a，T3b	Ⅱ	Ⅱ	Ⅱ
T4a，T4b	Ⅲ	Ⅲ	Ⅲ
M1	ⅣB	ⅣB	ⅣB

髄様がん	N0	N1a	N1b
T1a，T1b	Ⅰ	Ⅲ	ⅣA
T2	Ⅱ	Ⅲ	ⅣA
T3a，T3b	Ⅱ	Ⅲ	ⅣA
T4a，T4b	ⅣA	ⅣA	ⅣA
M1	ⅣC	ⅣC	ⅣC

未分化がん	N0	N1a	N1b
T1a，T1b	ⅣA	ⅣB	ⅣB
T2	ⅣA	ⅣB	ⅣB
T3a	ⅣA	ⅣB	ⅣB
T3b	ⅣB	ⅣB	ⅣB
T4a，T4b	ⅣB	ⅣB	ⅣB
M1	ⅣC	ⅣC	ⅣC

（文献5をもとに作成）

文献

1) 志村浩己：日本における甲状腺腫瘍の頻度と経過─人間ドックからのデータ．日甲状腺会誌．2010；1(2)：109-13.
2) 武部晃司，他：超音波検査を用いた甲状腺癌検診の実際とその問題点．KARKINOS．1994；7(4)：309-17.
3) 甲状腺癌取扱い規約 第7版．日本甲状腺外科学会，編．金原出版，2015.
4) Lloyd RV, et al：WHO classification of tumours of endocrine organs, 4th ed. IARC, 2017.
5) Tuttle RM, et al：Updated American Joint Committee on Cancer/Tumor-Node-Metastasis Staging System for Differentiated and Anaplastic Thyroid Cancer (Eighth Edition)：What Changed and Why? Thyroid. 2017；27(6)：751-6.

――――― 廣川満良

第8章 甲状腺腫瘍の診かた

ちょっと視点を変えて 45

ダブリングタイムとダブリングレイト

▶ 甲状腺がん術後,腫瘍マーカーのダブリングタイムあるいはダブリングレイトを計算することで予後が予測できる。

▶ ダブリングレイトの計算は「ダブリングタイム・ダブリングレイト・腫瘍進行予測計算機」をダウンロードすれば簡単にできる。

1 予後とダブリングタイムとの関係

- 一般に甲状腺がんの予後のリスク判別にはUICC/AJCCのTMN病期分類が用いられますが,病期のほかに残存腫瘍の増大速度も重要です。
- 残存腫瘍の増大速度を測定することは必ずしも容易ではありませんが,腫瘍マーカーのダブリングタイム(doubling time;DT)を測定することで推測できます。
- 甲状腺髄様がんにおいてはカルシトニンのDT,甲状腺乳頭がんにおいては甲状腺全摘後のTSH抑制下でのサイログロブリンDTが再発・生命予後に有用な因子です(図1)[1,2]。

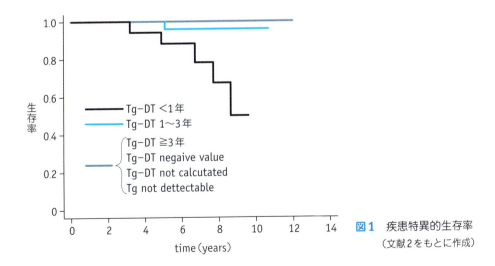

図1 疾患特異的生存率
(文献2をもとに作成)

2 測定方法

- 横軸に経過時間,縦軸に腫瘍マーカーを片対数グラフにプロットし,傾きを最小二乗

法で計算，その傾きから腫瘍マーカーが倍になるまでの時間を計算します。

- 隈病院のホームページ（http://www.kuma-h.or.jp/）より「ダブリングタイム・ダブリングレイト・腫瘍進行予測計算機」をダウンロードすれば簡単に計算できます。

3 ダブリングレイト（doubling rate；DR）について

- DTは有用ですが，2つの弱点があります。第一に，複数の患者の中の一部で腫瘍が縮小するとそのDTは負の値となり，正の値と連続性がなくなります。第二に，DTの値の大小は，腫瘍の増殖の速さと逆になります。

- 1/DTを計算するとこれらの欠点が解消します。この値は期間内に倍に増大した回数となり，我々はこの値をダブリングレイト（DR）と呼ぶことを提唱しています。DRが高いほど進行が速く，低いほど遅いことになり，負の値でも低いほど速やかに縮小していることを示し，これにより連続した変数となり統計処理も可能となります[3]。

4 DT・DR・腫瘍進行予測計算機でできることと注意点

①**検査値のDT，DR計算**：血清腫瘍マーカー値の経時的変動から腫瘍マーカー・ダブリングタイム（DT）とダブリングレイト（DR）を計算します。

②**体積のDT，DR計算**：腫瘍の大きさの経時的変化から腫瘍体積・DTとDRを計算します。

③**腫瘍進行の時間の予測**：DTあるいはDRを用いて，大きさAの腫瘍が，大きさBに増殖するのに要する時間Cを計算します。

④**未来の腫瘍進行の予測**：DTあるいはDRを用いて，大きさDの腫瘍が，E時間後に増殖する大きさFを計算します。

- ただし，実際の症例において複数の転移巣がすべて同じ増殖速度であるとは限らないこと，血清腫瘍マーカー値と腫瘍量が必ずしも比例するとは限らず，腫瘍マーカーDTと残存腫瘍のDTに差異がある可能性には注意が必要です。

■ 文 献

1) Miyauchi A, et al：Relation of doubling time of plasma calcitonin levels to prognosis and recurrence of medullary thyroid carcinoma. Ann Surg. 1984；199(4)：461-6.

2) Miyauchi A, et al：Prognostic impact of serum thyroglobulin doubling-time under thyrotropin suppression in patients with papillary thyroid carcinoma who underwent total thyroidectomy. Thyroid. 2011；21(7)：707-16.

3) Miyauchi A, et al：Natural history of papillary thyroid microcarcinoma：Kinetic analyses on tumor volume during active surveillance and before presentation. Surgery. 2019；165(1)：25-30.

――――――― 工藤 工

第8章　甲状腺腫瘍の診かた

4 甲状腺微小がん

結論から先に

▶ 臨床的リンパ節転移や（きわめて稀ではあるが）遠隔転移，あるいは明らかな隣接臓器への浸潤を伴う微小がんは進行がんとして治療すべきである。

▶ 上記のような高リスク因子を持たない微小がんでも反回神経の走行経路に存在するものや，気管に面で接するものは，経過観察は不適切であり手術を施行すべきである。

▶ それ以外の低リスク微小がんは進行しないか，経過観察中に多少進行したとしてもその時点で手術を行えば深刻な再発は起きないので，経過観察を第一選択とするのが妥当である。

1 微小がんとは何か？

■ 最大径が10mm以下の乳頭がんを微小がんと呼びます。リンパ節転移，遠隔転移，および隣接臓器への浸潤の有無は，本来問いません。

■ 上述の高リスク因子を持つ微小がんに対しては甲状腺全摘，予防的/治療的リンパ節郭清，術後のアジュバント/治療的アイソトープ治療といった通常の進行がんに対する治療を施行すべきです。

■ しかし今，話題になっているのはこういった高リスク因子を持たない低リスク微小がん（以下，微小がん）に対する取り扱い方です。

2 微小がんに対する手術の問題点

■ 微小がんに対する手術は決して難しいものではありませんが，甲状腺専門病院である隈病院で施行しても永続性の声帯麻痺が0.2％に，永続性の副甲状腺機能低下症が1.6％に認められました[1]。これらは手術を施行しなければ起きなかったと考えられます。

■ もし，甲状腺を専門としない外科医や耳鼻科医が手術を行えば，これらの有害事象の頻度はもっと高くなると考えられ，このことは微小がんの経過観察の意義を論じる際に無視できないものです。

4 甲状腺微小がん　263

3 微小がんの経過観察の適応とならない症例

■ 微小がんの経過観察の適応とならない症例は以下の通りです。これらの症例は経過観察せず，直ちに手術を施行すべきです。
①画像上，リンパ節転移や遠隔転移（きわめて稀）が認められる症例
②気管浸潤や反回神経浸潤を示唆する所見や症状が認められる症例
③細胞診で高細胞型や低分化がんなどのhigh-grade malignancyが疑われる症例（微小がんでは稀）
④小児の微小がん（まだエビデンスはない）

4 高リスクとは診断されないが経過観察に不向きな微小がん

■ 高リスクとは診断されないが経過観察に不向きな微小がんの症例は以下の通りです。
①気管に面で接していて，経過観察中に進行すれば気管に浸潤する可能性のある症例
②がんが反回神経の走行経路にあり，経過観察中に進行すれば反回神経に浸潤する可能性のある症例

5 気管浸潤および反回神経浸潤の画像評価

気管浸潤の評価

■ 気管浸潤のリスクの有無は，気管壁と腫瘍壁が形成する角度で評価します[2]。当院の検討では最大径7mm未満であれば角度に関係なく浸潤はありませんでしたが，7mm以上の症例で気管との角度が鈍角であった場合，手術をすれば24%の症例にEx2に相当する気管浸潤が認められました。図1に気管浸潤が否定的な症例および浸潤が強く疑われる症例の画像を示します。

反回神経浸潤の評価

■ 反回神経の走行経路にある微小がんにおいて，神経への浸潤を画像で評価するには，がんと神経の走行経路との間に正常甲状腺があるかどうかが重要です[2]。

■ 両者間に正常甲状腺が画像上きちんと存在すれば，神経浸潤の可能性はほとんどなく，経過観察の適応となります（図2A）。

■ しかし両者間に正常甲状腺が確認できなければ神経浸潤の可能性は否定できず，経過観察には不向きと言えます（図2B）。

■ 当院の検討では，7mm以上の症例で両者間に正常甲状腺が確認できない症例を手術すると，9%にEx2に相当する反回神経への浸潤を認めました。

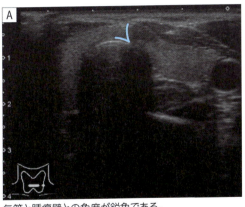

気管と腫瘍壁との角度が鋭角である。　　　　気管と腫瘍壁との角度が鈍角である。

図1 気管浸潤のリスクが低い症例（A）と高い症例（B）

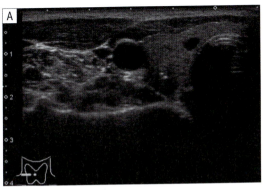

腫瘍と反回神経走行経路との間に正常部あり。

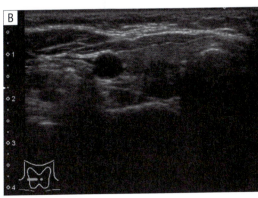
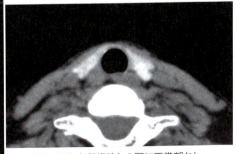

腫瘍と反回神経走行経路との間に正常部なし。

図2 反回神経浸潤のリスクが低い症例（A）と高い症例（B）

6 微小がん経過観察の実際

- 微小がんが疑われる結節に対して超音波ガイド下細胞診を行い診断をつけます。同時に超音波を用いて微小がんが位置的に経過観察の適応となるか，そして転移を疑うリンパ節転移がないかどうかを確認します。
- 経過観察に適すると判断し，患者の同意が得られれば，超音波検査で腫瘍径の変化や

4 甲状腺微小がん　**265**

頸部リンパ節の状況を定期的にみていきます。当院では2回目の診察を半年後，その後は原則的に年に1度，経過観察を行っています。

■ 経過観察開始時に比べて腫瘍径が3mm以上増大した場合，微小がんが進行したと判断します。今まではこの時点で手術をお勧めすることが多かったのですが，最近の研究で微小がんがコンスタントに進行し続けていくケースはむしろ少なく，ある程度進行したあとで進行速度が緩徐になる場合や，停止する場合もあることがわかったので，患者が希望すれば13mm程度まで経過観察を続行することもあります。

■ 経過観察中に転移を疑うリンパ節が出現した場合は，そのリンパ節に対して細胞診を行い，なおかつ細胞診に使用した穿刺液を0.5mLの生理食塩水に注入してTgを測定します。その結果，転移と診断された場合は，臨床がんになったと判断し，手術を施行します。

7 微小がん経過観察の結果

■ 経過観察開始時に比べて10年間で3mm以上増大した症例は8％，リンパ節転移が出現した症例は3.8％でした[3]。

■ 40歳以下，41～59歳，60歳以上の3群に分けて解析すると，若年の群ほど経過観察中にサイズが増大したり，リンパ節転移が新たに出現したりする確率が高いという結果でした[3]。

■ 多変量解析では若年者であることが微小がんの進行に対する独立した予測因子でしたが，腫瘍径，多発，家族歴，性別は予測因子としては認められませんでした[3]。

■ 最も大事なことですが，経過観察中に遠隔転移をきたした症例やがん死した症例はまったくありませんでした。また，少し進行したと判定された後に手術を受けた症例で，深刻な再発をきたした症例やがん死した症例もありませんでした[3]。

■ 年齢を20代から70代まで10歳ごとに細分化して各年代ごとの進行率から計算すると，20代から70代までにおける微小がんの生涯進行率はそれぞれ48.9％，26.7％，21.4％，11.4％，8.3％，3.5％と推測されました。20代や30代の若年の患者は進行しやすいのですが，計算上20代の半分以上および30代の約75％の微小がんが生涯進行せず，手術が必要ないということになります[4]。手術を選ぶか経過観察を選ぶかは患者個人の価値判断に任せることになりますが，当院では経過観察をファーストラインとしてお勧めしています。

■ 微小がんのnatural historyをdoubling timeの逆数であるdoubling rate（DR）を用いて検討すると，比較的速く進行するものは（DR＞0.5）わずか3％，緩徐に進行するものは（DR：0.1～0.5）22％，変わらないものは（DR：-0.1～0.1）57％，退縮するものは（DR＜-0.1）17％でした[5]。

■ 妊娠中に微小がんが進行する確率は8％であり，そのうちの半数が出産後に手術を受

け，その後再発はありませんでした。残りの半数は経過観察を続行されています[6]。
妊娠は軽度のリスク因子ですが，経過観察の除外項目とするほどではありません。

■ 日本の保険制度下において微小がんを直ちに手術して10年間術後経過をみた場合は10年間経過観察をした場合に比べて，4.1倍医療費がかかります[7]。

■ 経過観察中に増大した微小がんは細胞増殖能が高いことがわかっていますが[8]，細胞診の段階で進行するかどうかを予測するmolecular markerは存在しません。現時点では微小がんが進行するかどうかの判断は，実際に経過をみてみるしか方法がありません[9]。

■ まとめ

▶ 低リスク微小がんは気管や反回神経との位置関係が問題なければ，経過観察の適応となる。

▶ 現時点で経過観察中に遠隔転移を起こした症例やがん死した症例はないこと，そして経過観察中に進行した症例を手術した場合，その後深刻な再発を起こした症例やがん死した症例がないことから，低リスク微小がんのfist-line managementは経過観察とすべきである。

■ 文献

1) Oda H, et al：Incidences of unfavorable events in the management of low-risk papillary microcarcinoma of the thyroid by active surveillance versus immediate surgery. Thyroid. 2016；26(1)：150-5.
2) Ito Y, et al：Revisiting low-risk thyroid papillary microcarcinomas resected without observation：Was immediate surgery necessary? World J Surg. 2016；40(3)：523-8.
3) Ito Y, et al：Patient age is significantly related to the progression of papillary microcarcinoma of the thyroid under observation. Thyroid. 2014；24(1)：27-34.
4) Miyauchi A, et al：Estimation of the lifetime probability of disease progression of papillary microcarcinoma of the thyroid during active surveillance. Surgery. 2018；163(1)：48-52.
5) Miyauchi A, et al：Natural history of papillary thyroid microcarcinoma：Kinetic analyses on tumor volume during active surveillance and before presentation. Surgery. 2019；165(1)：25-30.
6) Ito Y, et al：Effects of pregnancy on papillary microcarcinomas of the thyroid re-evaluated in the entire patient series at Kuma hospital. Thyroid. 2016；26(1)：156-60.
7) Oda H, et al：Comparison of the costs of active surveillance and immediate surgery in the management of low-risk papillary microcarcinoma of the thyroid. Endocr J. 2017；64(1)：59-64.
8) Hirokawa M, et al：Pathological characteristics of low-risk papillary thyroid microcarcinoma with progression during active surveillance. Endocr J. 2016；63(9)：805-10.
9) Yabuta T, et al：TERT promoter mutations were not found in papillary thyroid microcarcinomas that showed disease progression on active surveillance. Thyroid. 2017；27(9)：1206-7.

―――― 伊藤康弘，宮内　昭

第8章 甲状腺腫瘍の診かた

ちょっと視点を変えて 46

危険な微小がんの見分け方

- ▶ 隈病院では微小乳頭がんの診断時にリスク評価を行い，高リスクの場合は手術を，低リスクの場合は経過観察を勧めている。
- ▶ 高リスク微小がんとは，リンパ節・遠隔転移を伴う所見，気管や反回神経などの周囲組織への浸潤を疑う所見，経過観察中に増大・進行した所見などを伴う腫瘍である。
- ▶ 多発性や家族歴は高リスクとしない。

1 隈病院における高リスク微小がんの定義

- 専門病院である当院ではもう少し具体的に定義しており，下記の①～④の1項目以上を認めるものを高リスク微小がんとしています。
  ① リンパ節転移や遠隔転移を伴う場合。ただし，遠隔転移は稀
  ② 気管あるいは反回神経への浸潤を疑う場合
  ③ 細胞診で低分化がんや高細胞型乳頭がんなどの高悪性度を疑う場合。ただし，微小がんでは稀
  ④ 経過観察中に増大・進行する場合
- 低リスク微小がんとは，上記のいずれも認めないものです。

2 気管浸潤のリスク診断

- 気管や反回神経など周囲組織への浸潤の有無は主に超音波検査で診断します。
- 腫瘍が気管に広く接する場合（図1A）は，腫瘍径7mm以上の場合は24％に気管軟骨層状切除以上が必要でしたが，6mm以下の場合は気管浸潤を認めませんでした[1]。
- 腫瘍の一部のみが接する場合（図1B）は，気管浸潤のリスクは低いので経過観察の適応です。

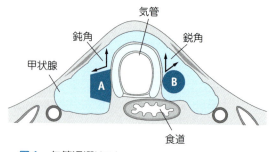

図1　気管浸潤リスク

- 腫瘍と気管壁によって形成される角度が鈍角であれば気管浸潤を疑い，手術適応です．鋭角であれば浸潤は否定的であり，経過観察の適応です．

3 反回神経浸潤のリスク診断

- 反回神経は気管・食道の境界付近を走行しています．
- 腫瘍が背面側にあっても気管や背面との間に正常甲状腺組織がある場合（図2A）は反回神経浸潤のリスクは低いので経過観察の適応です．
- 腫瘍が甲状腺背面で，気管・食道の境界付近にある場合（図2B）は，反回神経浸潤のリスクがあるので手術適応です．
- 手術症例では腫瘍が6mm以下なら反回神経に浸潤はありませんでしたが，腫瘍が7mm以上で気管・食道の境界付近にある場合は9％で反回神経の切除・再建，あるいは神経軸索のみを残した神経の剝離を要しました．

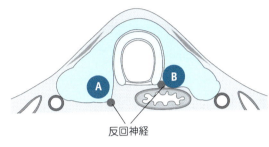

図2 反回神経浸潤リスク

4 他の周囲組織への浸潤のリスク

- 腫瘍が甲状腺内に限局していれば（図3A），低リスクです．
- 腫瘍が甲状腺前面で突出して前頸筋に浸潤していても（図3B），予後は良好なので低リスクです．
- 甲状腺側面にある場合（図3C）は，超音波検査やCT検査で総頸動脈に接する部位に存在していても，微小がんが浸潤することはないので低リスクです．

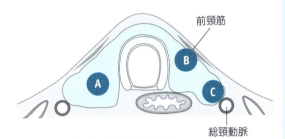

図3 その他周囲組織浸潤リスク

■文献
1) Ito Y, et al：Revisiting low-risk thyroid papillary microcarcinomas resected without observation：Was immediate surgery necessary? World J Surg. 2016；40(3)：523-8.

宮　章博

第8章　甲状腺腫瘍の診かた

5 乳頭がん・濾胞がん

結論から先に

▶ 甲状腺乳頭がんの診断は比較的簡単であるが，限局した濾胞がんの診断は難しい。

▶ 治療の基本は外科治療であるが，腫瘍の性質や広がり，患者さんの年齢を考慮して，QOLを損なわない，しかも過不足のない手術が望まれる。

▶ 再発進行分化がんに対する有効な分子標的薬が保険収載されたので，適応や副作用への対応に習熟する必要がある。

1 甲状腺分化がんの種類と頻度は？

■ 甲状腺分化がんは乳頭がんと濾胞がんに分けられ，そのうち乳頭がんが90〜95％を占めます。わが国ではヨウ素摂取量が多いので，濾胞がんの比率はヨウ素摂取量の少ない他の国々に比べて低いようです。

2 甲状腺分化がんの診断は？

■ 甲状腺乳頭がんの大半は超音波および細胞診（最近では超音波ガイド下での穿刺が一般的）で診断がつきます。しかし，細胞が十分採取されない場合（血液混入や石灰化が強い場合など），濾胞型乳頭がんの場合（核所見は乳頭がんと同じなので理論的には診断は比較的簡単なはずですが，実際はそうでもありません）は困難なこともあります。

■ 濾胞がんについては，組織診断基準により脈管浸潤・被膜浸潤や転移巣の存在で診断されるので，細胞異型では診断できません。基本的には鑑別困難あるいは濾胞性腫瘍と診断されます。細胞診の材料で，galectin-3などの細胞マーカーの発現で甲状腺がんの診断に利用する試みがなされていますが，一般化されていません。

3 診断率を高めるには？

■ 腫瘍の狙ったところに確実に穿刺し，十分な細胞集団を得ることに加えて，超音波所見と総合して判断することを勧めます。

- 超音波では周囲への浸潤所見があれば，ほぼ悪性の診断ができます．その他，リンパ節腫大（転移とは一致しませんが）の観察は非常に重要です．腫大がなくても石灰化を伴う場合や囊胞性変化をきたしている場合は，転移の可能性が高くなります．その際に，細胞検査（☞53頁：2章4）だけでなく，穿刺内容のTg濃度測定をすることを勧めます．
- 実際は，採取した細胞をプレパラートに吹きつけた後の内容物を少量の生理食塩水に溶かして，測定に提出します．囊胞変性したリンパ節転移では組織球が主体で甲状腺がん細胞を認めることは少ないので，多くの場合，穿刺液中のTg高値で診断しなければなりません．
- 超音波検査では，甲状腺だけでなく頸部全体（特にリンパ節）を観察しないと甲状腺がんを見逃すことがあるという症例を提示します．

症例 50歳代，男性

現病歴	母親（甲状腺腫瘍の手術既往あり）から勧められて，甲状腺の精査を希望し受診※1．
身体所見・検査所見	触診では頸部に異常なく，甲状腺ホルモンや自己免疫反応も正常範囲． 頸部超音波検査では甲状腺内に小囊胞（一部充実性）が多発し，腺腫様甲状腺腫の所見．右鎖骨上窩に腫大したリンパ節（図1）を認め，ここからの細胞診検査で甲状腺乳頭がんの転移が疑われ，穿刺液中のTg濃度も高値であった※2．
治療と病理検査結果	甲状腺全摘出術と気管周囲および右側頸部リンパ節郭清を行った．病理検査で，甲状腺峡部の微小乳頭がんと右鎖骨上窩の腫大リンパ節のみの転移と診断した．

ここがポイント

←※1 Basedow病や橋本病だけでなく，甲状腺腫瘍も家族歴を有することが少なくない．

←※2 超音波では，甲状腺周囲だけでなく，頸部をくまなく観察することが重要である．

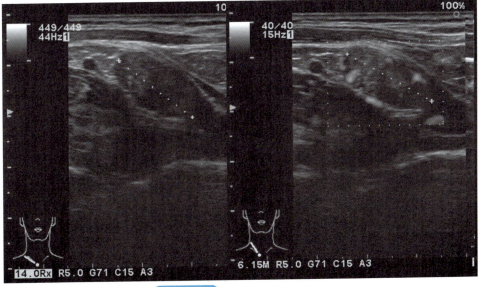

図1 症例の頸部超音波所見　カラー口絵 K
右鎖骨上窩リンパ節腫大を認める．

5 乳頭がん・濾胞がん

4 乳頭がんと濾胞がんの生物学的特徴の違い

■乳頭がんと濾胞がんの一般的な臨床病理的相違について**表1**に示しますが，例外はありますので，注意が必要です。

表1 乳頭がんと濾胞がんの臨床病理の相違点

	乳頭がん	濾胞がん
診断	超音波・細胞診で比較的簡単	大半が困難
腫瘍の進展	浸潤性に増大する性質	膨張性に増大する性質
転移部位	リンパ節転移が多いが，肺・骨への転移もある	リンパ節転移は少なく，肺・骨転移をきたしやすい
手術	甲状腺切除とリンパ節郭清	甲状腺切除
予後	10年生存率約90〜95%	10年生存率約85〜95%

5 乳頭がんの手術法

■甲状腺切除範囲とリンパ節郭清に関しては異論があります。甲状腺全摘術を基本とする施設は，乳頭がんは高率に腺内転移を認めること，術後アイソトープ治療が可能であることやTgが腫瘍マーカーとして利用しやすいことを根拠としています。

■これに対して乳頭がんの大部分は甲状腺全摘術をしなくても予後がよいこと，全摘術では反回神経麻痺や術後の副甲状腺機能低下症をきたす危険が高くなるなどから亜全摘術を基本術式とする施設も多いようです。欧米の多くの施設では甲状腺全摘術を基本術式としていますが，本邦では葉切除や亜全摘術にとどめるところが多いようです。

■当施設では，全摘術あるいは葉切除を選択しています。腫瘍が小さく片葉に限局しており，明らかなリンパ節転移がなく，橋本病の合併がなく，術後残存葉でホルモンを正常に保つと予想された症例に葉切除を行っていますが，すべてを満たすことは少なく，かなりの症例が全摘術になっています。

■リンパ節郭清に関しては，腫大したリンパ節のみ切除することは非常に再発率が高いので行ってはいけません。わが国では気管周囲と患側の保存的頸部郭清を基本としている施設が多いようですが，術前・術中の所見により気管周囲のみから両側の郭清まで選択すべきです。

■超音波診断の向上によりリンパ節転移の有無は術前にかなり正確に診断されること，顕微鏡的転移がリンパ節再発に必ずしも結びつかないこと，定期的に診察をしてリンパ節再発を見いだした時点で郭清しても予後にさほど影響しないと考えられることなどから，当施設における側頸部の予防的郭清の頻度は減ってきています。

■超音波では副咽頭間隙や上縦隔領域のリンパ節転移の観察は困難なので，明らかな転移のある症例では造影CT検査を追加することが望ましいです。

6 術後の病理診断で乳頭がんと診断された場合

- 術前に良性と診断されていた症例なので，腫瘍の性質は比較的おとなしく，明らかなリンパ節転移や腺内転移がなければ，経過観察でよいと考えています。

7 濾胞がんの手術法

- 濾胞がんは基本的には術前に確定診断されないので，濾胞性腫瘍として片葉切除が行われます。術中に迅速病理検査を施行しても濾胞がんの診断は困難なことや，リンパ節再発が死因になることが少ないので，肉眼的に明らかなリンパ節転移のない症例での予防的郭清の意義は少ないようです。
- 術前より濾胞がんあるいは濾胞がん疑い（遠隔転移，リンパ節転移や周囲浸潤を認めるなど）の場合は，症例に応じた切除範囲を選択する必要があります。遠隔転移が疑われる場合は基本的に全摘が推奨されます。

8 病理診断で濾胞がんと診断された場合

- 濾胞がんは肉眼的浸潤の程度により微少浸潤型と広範浸潤型に分類され，大半を占める微少浸潤型の予後は良好です。
- 術中迅速病理検査で濾胞がんと診断されれば1期的に，術後の病理検査で得られれば2期的に残存甲状腺切除を行う施設が欧米には多いようです。その根拠は乳頭がんで述べたこととほぼ同様で，さらに欧米の濾胞がんの予後はわが国の成績よりかなり悪いことも残存甲状腺切除を積極的に行っている理由になっていると考えます。
- わが国の大半の濾胞がんは微少浸潤型であり，腺内転移は少なく片葉切除で根治性が高いことや片葉切除では甲状腺ホルモン薬補充の必要がほとんどないことより，2期的全摘手術には慎重な症例の選択が必要です。少なくとも被膜浸潤だけの症例ではほとんど再発がないので，残存全摘手術は避けるべきです。

9 進行した甲状腺分化がんの治療について

- 気管喉頭，食道，大血管などの周囲臓器に浸潤した局所浸潤がんでも，分化がんであれば積極的に浸潤臓器を合併切除することにより長期に生存する場合がありますが，術後の合併症や後遺症なども多くなるので症例に応じた手術法の選択が必要です。
- 術後は放射性ヨウ素治療とTSH抑制療法を行います。放射性ヨウ素抵抗性の進行再発がんに対して，最近では分子標的薬の治療が行われるようになっています。

―――――――――― 山下弘幸

第8章　甲状腺腫瘍の診かた

ちょっと視点を変えて 47

濾胞がんの術前診断は可能か？
—— 超音波検査の立場から，細胞診の立場から

- ▶ 濾胞腺腫と濾胞がんの区別は，被膜浸潤，脈管浸潤，転移の有無により行われ，細胞所見は両者の鑑別に関与していない。
- ▶ 超音波検査では，被膜浸潤を認識することにより，濾胞がんを推定することができる場合がある。
- ▶ 細胞診で濾胞がんの診断はできないが，可能性を推定できる場合がある。

1　超音波検査の立場から

- 濾胞性腫瘍を考える結節にて，被膜の断裂を伴う突出部がある場合（図1），小さな結節（衛星結節）が近接してみられる場合（図2）は，被膜浸潤を伴う濾胞がんが推測できます。
- 豊富な血流シグナルを有する突出性結節（nodule protruded from nodule）（図3）は濾胞がんを強く示唆する超音波所見です（特異度99.4％，感度7.1％）[1]。
- 血流シグナルの分布が異なり，境界が明瞭な結節内結節（nodule in nodule）（図4）は，良性腫瘍から転化した濾胞がんの可能性があります。

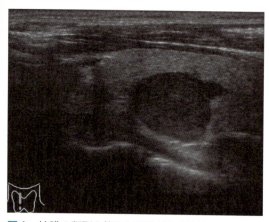

図1　被膜の断裂を伴う突出部がある結節
濾胞がんが疑われる。

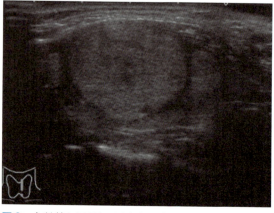

図2　主結節に近接してみられる小さな結節（衛星結節）
濾胞がんが疑われる。

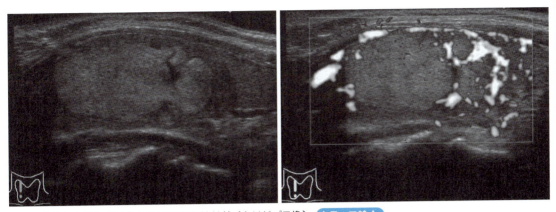

図3 豊富な血流シグナルを有する突出性結節（右はドプラ像） カラー口絵 L
濾胞がんが疑われる。

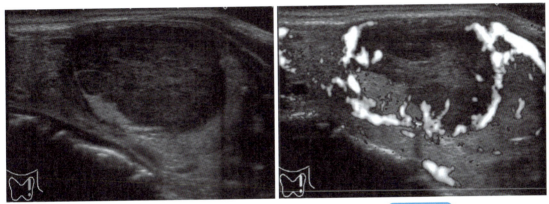

図4 血流シグナルの分布が異なり，境界が明瞭な結節内結節（右はドプラ像） カラー口絵 M
良性腫瘍から転化した濾胞がんの可能性がある。

2 細胞診の立場から

- 結節周囲に小さな結節がみられる場合，それぞれの結節の細胞所見が類似した濾胞性腫瘍であれば，小さな結節は衛星結節と考えられ，濾胞がんと判断できます[2]（図5）。
- 被膜が途切れ，外方に突出する像を示す結節が，細胞診で濾胞性腫瘍であれば，濾胞がんと推定されます。
- 低分化がん成分が混在する濾胞がんにて，低分化がん成分が採取された場合，悪性（低分化がん）と報告されることになります。
- ①高い濾胞密度，②立体的小濾胞状集塊，③索状集塊，④腫大核，⑤過染性核クロマチンなどは，濾胞腺腫よりも濾胞がんにみられやすい細胞所見であり，そのうち2つ以上の所見がある場合は，悪性の可能性が高いことを念頭に切除することが推奨されます[3,4]（図6）。
- 甲状腺以外の部位を穿刺し，濾胞性腫瘍に一致する細胞所見がみられた場合，濾胞がんの転移・再発と判断することができます。

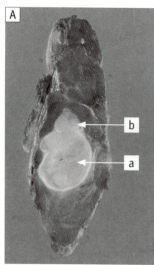

主結節（a）と突出部（b）

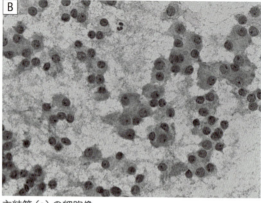

主結節（a）の細胞像

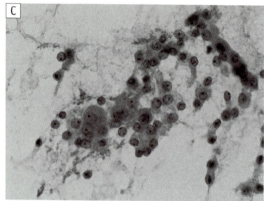

突出部（b）の細胞像

カラー口絵 M

図5 被膜浸潤を伴う濾胞がん
主結節（a）と突出部（b）の両方を穿刺して、同じような細胞像（B, C）の濾胞性腫瘍である場合には濾胞がんが疑われる。

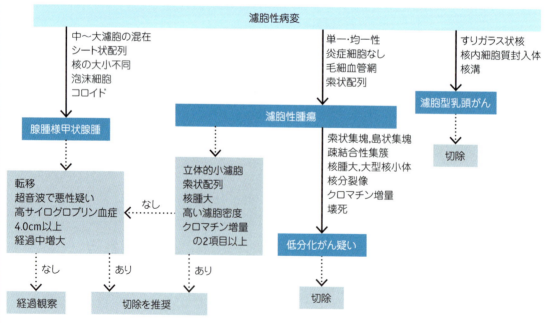

図6 濾胞性病変の診断アルゴリズム

（文献4をもとに作成）

■ 文献

1) Kobayashi K, et al：Tumor protrusion with intensive blood signals on ultrasonography is a strongly suggestive finding of follicular thyroid carcinoma. Med Ultrason. 2016；18(1)：25-9.
2) 廣川満良，他：術前細胞診で診断可能な濾胞癌とは？ 日内分泌・甲状腺外会誌. 2017；34(2)：81-7.
3) 前川観世子，他：甲状腺濾胞性腫瘍の細胞診，診断の現状と細胞学的鑑別.日臨細胞会誌. 2010；49(1)：48-54.
4) 樋口観世子，他：甲状腺細胞診濾胞性病変における診断アルゴリズムと新報告様式の提案.日臨細胞会誌. 2014；53(4)：264-70.

――――――――――――――――――――――――――― 廣川満良，太田　寿

第8章　甲状腺腫瘍の診かた

6 甲状腺髄様がん

結論から先に

▶ 質的診断が確定しない甲状腺腫瘤を認めたら，1回はカルシトニンの定量を行う。

▶ 甲状腺髄様がんと診断したら，遺伝学的検査により多発性内分泌腫瘍症2型（MEN2）の有無を確認する。

1 甲状腺髄様がんと多発性内分泌腫瘍症2型（MEN2）

■ 髄様がんはC細胞（傍濾胞細胞）に由来する腫瘍です。C細胞はカルシトニンを産生，分泌します。

■ 日本では年間約8,000例の新規甲状腺がんの診断がなされていますが，そのうち1.3％が髄様がんです。すなわち国内で年間約100例の新規患者さんがいると推定されます。

■ 多発性内分泌腫瘍症2型（MEN2）は髄様がんを発症する常染色体優性遺伝性疾患で，臨床的にMEN2AとMEN2Bに分類されます（表1）。MEN2Aが95％以上を占めます。

■ MEN2ではほぼ全例で*RET*遺伝子の機能獲得型病的バリアント（変異）が同定されます。

■ 髄様がんの約30％はMEN2によって発症すると報告されています。日本人患者の調査では全髄様がんの40％がMEN2によるものでした[1]。

表1　MEN2の分類

	MEN2A	MEN2B
MEN2に占める割合	95％以上	5％以下
病変	浸透率	
甲状腺髄様がん	100％	100％
褐色細胞腫	約60％	ほぼ100％
原発性副甲状腺機能亢進症	10～20％	0％
粘膜神経腫	0％	100％
マルファン様体型	0％	80％

2 甲状腺髄様がんの診断

- 吸引細胞診による髄様がんの正診率は60～90％と報告されており，細胞診のみではかなりの症例が見逃されます。

- 髄様がんはカルシトニンを多量に産生するため，患者さんの血中カルシトニン濃度が上昇します。これは細胞診より感度が高い指標となります。Tg測定に比べ，カルシトニン測定は忘れられがちです。甲状腺腫瘍を有する全患者さんに対してカルシトニン測定を行う有用性については議論がありますが，他の腫瘍と確実に診断された症例以外では1回は測定しておく意義があります。

- より強く髄様がんが疑われる症例では，カルシウム静注によるカルシトニン分泌刺激試験が有用です。

- 髄様がんは早期にリンパ節転移・遠隔転移をきたします。病変の進展を評価する画像診断としては，頸部超音波検査，CT，MRIが有用です。FDG–PETやオクトレオチドシンチグラフィーはスクリーニング法としては推奨されません。

3 甲状腺髄様がんの治療

- 髄様がんの治療方針決定にはMEN2であるかどうかが重要です。*RET*遺伝子変異の位置により臨床的重症度がある程度予測でき，米国甲状腺学会（ATA）は遺伝子変異が生じているアミノ酸の位置（コドン）の違いにより，髄様がんリスクを3段階に分類しています（**表2**)[2]。ATAや日本内分泌外科学会による診療ガイドラインでは，すべての髄様がん患者さんに対して*RET*遺伝学的検査の施行を推奨しており，甲状腺髄様がんの診断が確定した患者に対する*RET*遺伝学的検査は保険適用となっています[2,3]。MEN2A患者さんの約半数がコドン634に，MEN2B患者さんのほぼ全員がコドン918に変異を生じています。

- MEN2であれば甲状腺全摘術の絶対適応となりますが，散発性で腫瘍が限局性であれば，片葉切除により正常甲状腺を残せる可能性があります。ATAのガイドライン

表2　米国甲状腺学会による*RET*変異コドンと甲状腺髄様がんリスク分類

変異を生じているコドン	リスクレベル	病型
918	最も高い（HST）	MEN2B
634/883	高い（H）	MEN2A（634） MEN2B（883）
その他の変異	中等度（MOD）	MEN2A

（文献2をもとに作成）

は散発例でも全摘術を推奨していますが[2]，わが国の経験豊富な内分泌外科医の多くは片葉切除を考慮しています。

- 遺伝学的検査の施行については日本医学会から「医療における遺伝学的検査・診断に関するガイドライン」が公開されており，遺伝学的検査の説明と同意の取得は原則として主治医が行うこととされています。しかしながら，必要に応じて遺伝カウンセリングの提供を考慮することが求められます。その意味でも，院内外を問わず遺伝医療部門との連携を構築しておくことが重要です。

- MEN2では，甲状腺手術の前に褐色細胞腫の存在を否定しておくこと，もし腫瘍の存在が判明した場合はそちらの治療を優先することが必須です。

- 進行性・転移性髄様がんに対しては放射線治療や既存の化学療法も考慮されますが，有効性は証明されていません。薬物治療では，分子標的薬であるバンデタニブ(vandetanib)，レンバチニブ(lenvatinib)，ソラフェニブ(sorafenib)が切除不能および進行性の髄様がんに対して保険適用となっています。

4 甲状腺髄様がんの術後管理

- 術後の管理では血清カルシトニン濃度の推移が最も感度の高い指標となります。CEAも有用ですが，喫煙や消化管病変などでも変動するため，特異性は劣ります。

- 通常3～6カ月ごとのカルシトニン測定による経過観察が行われます。カルシトニン濃度が2倍になるのに要する期間が2年以上の場合は，生命予後は良好と判断できます。

- 髄様がんは比較的生命予後は良好で，10年生存率は80%以上です。散発例と比較し，MEN2Aはさらに予後が良好です。一方，MEN2Bでは相対的に悪性度が高く，発端者の多くは診断時に既に所属リンパ節転移や遠隔転移を認めます。

5 遺伝性甲状腺髄様がんへの対応

- ひとたび*RET*遺伝子変異が同定されれば，血縁者も同じ変異を有している可能性があります。血縁者の遺伝学的検査（発症前診断）は変異陽性者を確実に診断し，髄様がんや褐色細胞腫が進展する前に対応するために重要です。

- *RET*遺伝子変異は性別に関係なく50%の確率で子どもに伝わります。*RET*遺伝子変異を受け継いだ場合，ほぼ100%の確率で甲状腺髄様がんを発症します（発症の好発年齢は変異コドンによって異なります）。また褐色細胞腫の発症リスクも変異コドンによって異なり，**表2**のHST変異を持っている場合の生涯発症リスクはほぼ100%，Hでは80%程度，MODでは0～20%程度です[4]。

- 健康障害を自覚しない血縁者に対する遺伝学的検査は様々な心理ストレスや社会的に考慮が必要な事項を生み出します[5]。そのため，実施前には必ず遺伝カウンセリング

を行って十分な情報提供と支援を行う必要があります。血縁者に対する遺伝学的検査は保険適用とはなりません。

■ ATA ガイドラインでは MEN2 患者さんの子に対しては，幼児期に遺伝学的検査を行い，変異陽性の場合は発症前の予防的甲状腺全摘術を推奨しています[2]。日本の多くの内分泌外科医は，カルシウム負荷試験や画像検査によって早期病変の出現を確認した時点で手術に踏み切っています。長期的にいずれの方法が望ましいかは今後の検討課題です（☞ 282頁：視点48）。

■ まとめ

▶ 甲状腺腫瘍をみたらカルシトニン測定を考える。

▶ 髄様がんをみたら MEN2 の可能性を考え，*RET* 遺伝学的検査を行う。

▶ *RET* 遺伝学的検査の説明と同意の取得は原則として主治医が行う。

▶ MEN2 と診断されたら血縁者へのアプローチも必要である。

▶ 血縁者の発症前診断は遺伝医療の専門家による遺伝カウンセリングを経てから行う。

■ 文 献

1) Kameyama K, et al：Medullary thyroid carcinoma：nationwide Japanese survey of 634 cases in 1996 and 271 cases in 2002. Endocr J. 2004；51(5)：453-6.

2) Wells SA Jr, et al：Revised American Thyroid Association guidelines for the management of medullary thyroid carcinoma. Thyroid. 2015；25(6)：567-610.

3) 甲状腺腫瘍診療ガイドライン 2010 年版作成委員会：CQ26 髄様癌症例に対する RET 遺伝子検査はどのような点で有用か？ 甲状腺腫瘍診療ガイドライン 2010 年版. 日本内分泌外科学会／日本甲状腺外科学会，編. 金原出版, 2010, p102-4.

4) Imai T, et al：High penetrance of pheochromocytoma in multiple endocrine neoplasia 2 caused by germ line RET codon 634 mutation in Japanese patients. Eur J Endocrinol. 2013；168(5)：683-7.

5) Rodrigues KC, et al：Assessment of depression, anxiety, quality of life, and coping in long-standing multiple endocrine neoplasia type 2 patients. Thyroid. 2017；27(5)：693-706.

ー 櫻井晃洋

第**8**章　甲状腺腫瘍の診かた

■ ちょっと**視点を変えて** 48

予防的手術

▶ 多発性内分泌腫瘍症2型（MEN2）は*RET*遺伝子が原因遺伝子であり，遺伝学的検査により臨床的に未発症の変異保有未発症者を同定することができる。

▶ MEN2の甲状腺髄様がんの浸透率はほぼ100%であるため，発症前に甲状腺を全摘することで根治が可能となる。

▶ 欧米のガイドラインでは*RET*変異部位に応じてリスク分類と予防的甲状腺全摘術の推奨時期が提唱されている。

▶ 本邦における予防的手術の実施時期は欧米より遅くても，カルシウム負荷試験で反応がみられた時点の手術でもよい可能性がある。

1 甲状腺髄様がんの治療

■ 甲状腺髄様がんは散発性と遺伝性のいずれも，現時点では手術療法のみが根治を期待できる唯一の治療法です。

■ 遺伝性では大部分で甲状腺両葉に髄様がんが多発していることから，手術時にたとえ病変が単発であるようにみえても甲状腺全摘術を行います（片葉切除では将来，残存甲状腺から髄様がんが生じる可能性が高い）。髄様がんの主な転移形式はリンパ行性と血行性であり，リンパ節転移の頻度が高いです。中央区域（気管周囲）のリンパ節郭清は必須で，病状によっては外側区域の頸部リンパ節郭清が必要です。

2 予防的甲状腺全摘術

■ 甲状腺髄様がん患者が遺伝学的検査によりMEN2と判明した場合は，その血縁者にも遺伝学的検査を行います。その結果，MEN2関連病変のいずれもまだ発症していないけれども，同一の*RET*変異が認められる*RET*変異保有未発症者を診断することが可能となります。

■ *RET*変異の甲状腺髄様がんの浸透率はほぼ100%であることから，以前より欧米ではRET変異保有未発症者に予防的甲状腺全摘術が行われてきました。

■ MEN2の病型や*RET*変異部位によりその髄様がんの発症時期や悪性度が異なることから，*RET*変異部位によっていくつかのリスクグループに分類し，そのリスクグルー

プごとに予防的甲状腺全摘術の時期が推奨されてきました。最新の2015年の米国甲状腺学会（ATA）のガイドラインでは3つのリスクグループに分類し，予防的甲状腺全摘術を含めた臨床的対応を示しています（**表1**）[1]。

■ しかし日本人のデータをもとにしたガイドラインやコンセンサスはまだなく，日本人のRET変異保有未発症者に対して，そのまま欧米のガイドラインの推奨年齢通りに手術を勧める，あるいは施行することが妥当であるかは定まっていません。

表1 遺伝スクリーニングにより判明したRET変異コドンに基づく小児への対応

ATAガイドラインリスクレベル	小児への対応
HST（highest risk）	1歳または生後1カ月以内に手術すべきである
H（high risk）	カルシトニン値に基づいて5歳までに手術すべきである
MOD（moderate risk）	カルシトニン値の上昇がみられたら手術すべきである

（文献1をもとに作成）

3 当院での予防的甲状腺全摘術

■ 当院での予防的甲状腺全摘術を施行したRET変異保有未発症者18例を示します[2]。MEN2症例の家族性スクリーニングでRET変異が認められた症例のうち，以下の①～④をすべて満たした症例を手術適応としました。

①超音波検査で髄様がんを疑う腫瘤がない

②5mm以上の甲状腺腫瘤がある場合は細胞診を行い髄様がんが否定された

③各種画像検査でリンパ節転移がみられない

④血中カルシトニンとCEAは正常値であるが，カルシウム負荷試験で反応がみられた

■ 年齢は8～58歳（中央値14歳）で，臨床病型はFMTC 7例，MEN2A 10例，MEN2B 1例でした。2015年のATAガイドライン[1]に基づくリスク分類ではhighest risk（HST）1例，high risk（H）9例，moderate risk（MOD）8例でした。術後病理診断は11例で微小な髄様がん，7例でC細胞過形成のみが認められ（**表2**），全症例で病変は多発していましたが，リンパ節転移は認めませんでした。

■ 術後のカルシウム負荷試験では全例で生化学的治癒が得られました。また手術合併症はみられず，その後の再発も認めていません。

表2 当院の予防的手術例におけるリスク分類別手術時年齢と病理組織診断

ATAリスク分類	手術時年齢（歳）	病理組織診断
HST	8	髄様がん
H	8	髄様がん
	10	C細胞過形成
	12	髄様がん
	13	髄様がん
	13	髄様がん
	15	C細胞過形成
	20	髄様がん
	22	髄様がん
	30	髄様がん
MOD	10	髄様がん
	12	C細胞過形成
	13	C細胞過形成
	15	C細胞過形成
	44	髄様がん
	52	髄様がん
	54	C細胞過形成
	58	C細胞過形成

4 本邦における予防的甲状腺全摘術の時期

- 成人と比べて小児での予防的甲状腺全摘術は手術合併症のリスクが高く，しかもその年齢が低いほど手術合併症の頻度は高くなります[3]。MEN2において甲状腺髄様がんの浸透率はほぼ100％ときわめて高く，*RET*変異部位によっては幼少/小児期発症の可能性も高いことから，この時期での予防的甲状腺全摘術には意義がありますが，手術合併症のリスクが高くなるというジレンマがあります。

- 欧米と異なり，本邦ではそもそも*RET*遺伝学的検査をいつから行うか，変異部位に応じて何歳から予防的甲状腺全摘術を行うかのコンセンサスはありません。

- 当院の予防的甲状腺全摘術の成績は日本人のみのデータで，欧米のガイドラインに沿って手術時期を決めたわけではなく，カルシウム負荷試験で反応がみられた時点で手術適応としたのですが，既に6割の症例で微小髄様がんが発症していました。しかし術後治療成績が良好なことから，本邦ではこの時点での手術施行でもよいかもしれません。

文献

1) Wells SA Jr, et al：Revised American Thyroid Association guidelines for the management of medullary thyroid carcinoma. Thyroid. 2015；25(6)：567-610.
2) 木原　実：MEN2の予防的甲状腺全摘術. 日内分泌・甲状腺外会誌. 2017；34(1)：41-4.
3) Kluijfhout WP, et al：Postoperative complications after prophylactic thyroidectomy for very young patients with multiple endocrine neoplasia type 2：retrospective cohort analysis. Medicine (Baltimore). 2015；94(29)：e1108.

———— 木原　実

第8章　甲状腺腫瘍の診かた

7 甲状腺リンパ腫

結論から先に

▶ 甲状腺リンパ腫は橋本病を有する中高年女性に好発する稀な悪性腫瘍である。

▶ 適切な治療が行われれば予後は良好である。

1 甲状腺リンパ腫（primary thyroid lymphoma；PLT）とは？

■ 甲状腺リンパ腫は甲状腺悪性腫瘍の1～5％を占め，橋本病を有する中高年女性に好発します。B細胞性の非ホジキンリンパ腫がほとんどで，低悪性の粘膜関連リンパ組織（mucosa-associated lymphoid tissue；MALT）リンパ腫，中等悪性のびまん性大細胞型B細胞リンパ腫（diffuse large B-cell lymphoma；DLBCL），およびDLBCLとMALTリンパ腫の混合型が主なタイプです。放射線療法や化学療法に感受性があり，限局期では5年全生存率80％以上が期待できます。

診療のポイントはここだ！

➡ 適切な治療が行われれば予後良好であるが，見逃せば呼吸障害を示すまで増大すること，進行期では予後不良であることから，非常に稀だが，その可能性を念頭に置く。

2 どうして甲状腺にリンパ腫が発生するのか？　発症の機序は？

■ 甲状腺のようにリンパ組織が存在しない臓器にどうしてリンパ腫が発生するのでしょう。リンパ節以外に発生する節外性リンパ腫では，慢性炎症によってリンパ球が誘導され，そのリンパ球集団をもとにリンパ腫を発症すると考えられています。

■ 甲状腺では慢性甲状腺炎である橋本病が母地となります。橋本病では，自己免疫異常によって甲状腺にBリンパ球，Tリンパ球が浸潤しています。このBリンパ球がリンパ構造を形成し徐々に単クローン性に増殖しリンパ腫を形成すると想定されています。

■ このリンパ腫形成の過程には母地となっている橋本病による慢性炎症のほか，様々な遺伝子変異が加わり，多段階を経て腫瘍化するとの仮説があります。低悪性のMALTリンパ腫を形成後，一部は組織学的に悪性に転化することによって中等悪性のDLBCLを形成すると考えられています。

7 甲状腺リンパ腫　285

3 疫学・橋本病との関係―甲状腺リンパ腫は増えているのか？

- 約90％で橋本病の合併が認められます。橋本病患者の甲状腺リンパ腫発症の相対危険度は一般人口に比し70倍とされます。近年では甲状腺リンパ腫の発症頻度は，橋本病1万人当たり年間で16人と報告され[1]，この頻度は過去の報告の10倍でした。
- 頻度が増加した理由として画像や病理診断の進歩に加え，高齢化の影響が考えられ，今後さらに診断頻度が増加する可能性があるのです。しかし，頻度が増えたとはいっても橋本病のうち，甲状腺リンパ腫を発症するのはごく一部です。
- 橋本病の診療では，甲状腺リンパ腫を過剰に警戒することなく局所所見に注意し経過を観察していきます。甲状腺リンパ腫診断時の平均年齢は60歳代（図1）であり，好発年齢に配慮し中高年層ではより注意を向けるとよいでしょう。
- 甲状腺リンパ腫では男女比は1：4で，橋本病の男女比1：20～30と比較すると相対的に男性の頻度が高くなっていることも注意点です。また近年，甲状腺リンパ腫のうちMALTリンパ腫の割合が高くなっています。2009年まで1：4だった男女比は2010～2018年の症例では1：6となり，女性が増え，男女比は橋本病寄りとなる傾向にあります。橋本病と真のリンパ腫の境界病変でより橋本病に近い症例が増え，その中には橋本病からリンパ腫になる境目の可逆的なものが多く含まれるのかもしれません。

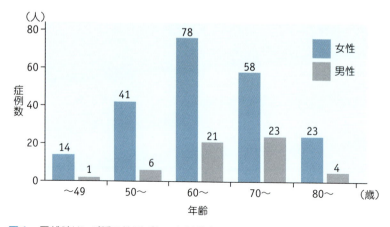

図1 甲状腺リンパ腫の性別ごとの年齢分布
1979～2004年の伊藤病院におけるデータ。$n=264$，平均年齢66.2±10.6歳，男女比1：4.3

診療のポイントはここだ！
→橋本病の経過観察中は局所所見に注目。高リスク群の中高年層女性ではより注意。

4 診断の方法は？

- 典型的には，頸部腫大を自覚し，10～30％で急速な増大や周囲への圧迫症状（嗄声・呼吸苦等）を認め，局所症状が重要です。このような症状が認められた場合，超音波

検査を施行します。また，近年は橋本病の経過観察中に超音波検査で偶然病変を指摘される頻度が増加しています。

- 超音波画像の特徴として，①内部低エコー，②後方エコー増強，③まだら状低エコー，④切れ込み像，⑤線状エコー，⑥顕著なリンパ節腫脹，⑦低エコー部への血流が挙げられています。

- 典型的な片葉の低エコー腫瘤のほか，両側性病変では橋本病との鑑別はきわめて困難であること，境界不整な場合は甲状腺がんが疑われる場合があることに注意します。MALTリンパ腫では①片葉のほぼ全体を占める片側性（半数），②両側性（約20％）のほか，③単結節性や④多発低エコーが1/4を占め，多彩な低エコー像を示します[2]。

- 超音波検査で甲状腺リンパ腫を疑う所見があれば迅速に細胞診を行います。甲状腺リンパ腫が疑われる場合，甲状腺試験切除術（生検手術）により診断を確定します。圧迫の解除が早急に必要，病変が小さく生検手術時に病変が同定できない，病変が甲状腺背側に存在し表在からの生検手術が困難といった場合は，葉切除，全摘術などより拡大した手術を選択することがあります。得られた組織を用いて免疫組織学的に診断を確定します。

- また，全身CT，FDG-PETまたはガリウムシンチグラフィー，骨髄穿刺によって病期を診断します（表1）。FDG-PETでは橋本病にも集積すること，MALTリンパ腫では偽陰性となりうる点に注意します。

表1 甲状腺リンパ腫の病期分類

IE	甲状腺に限局した病変があるもの
IIE	甲状腺に限局した病変と横隔膜の頭側のリンパ節に病変があるもの
IIIE	甲状腺に限局した病変と横隔膜の両側のリンパ節，およびまたは，脾臓に病変があるもの
IVE	甲状腺に加えてリンパ節以外の臓器に病変があるもの

5 MALTリンパ腫診断のピットフォールは？

- 甲状腺リンパ腫に占めるMALTリンパ腫の割合が増えています。これは低悪性のMALTリンパ腫から中等悪性のDLBCLへ進展する前に早期に診断される症例が増えたためと考えられます。

- DLBCLでは細胞診で術前にリンパ腫と診断される率は，疑いを含めるとおよそ90％に上りますが，MALTリンパ腫では橋本病との類似性や弱い細胞異型から，細胞診で術前にリンパ腫と診断される率は疑いを含めても約70％にすぎず，限界があります。

- 図2A〜Cに示した3症例の超音波画像をみると，小さい低エコー域は類似していますが，様々な病態の可能性があります。橋本病症例で偶然，超音波検査でこのような小さい低エコーを認めた場合，甲状腺リンパ腫，特にMALTリンパ腫の可能性があ

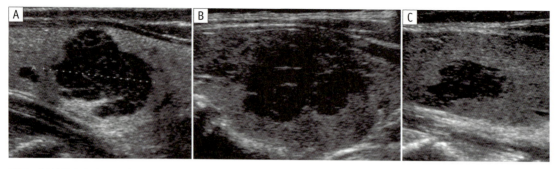

図2　甲状腺MALTリンパ腫を疑う小さい低エコー像を示した症例
A. PET検診で偶然甲状腺内に小結節状集積を認めMALTリンパ腫の診断に至った症例。
B. 低エコー部が自然に消失した症例。
C. 橋本病の症例。

るものの，生検手術へ踏み切るかは悩むところです。

- MALTリンパ腫の症例を後ろ向きに集計したところ，確定診断目的の生検手術に至るまでには，細胞診が21％で複数回行われ，甲状腺リンパ腫が疑われる低エコー出現後から確定診断までの期間は2年以上を要した症例は14％でした[2]。エコー像・細胞診結果などから時間をかけ診断に至る症例が少なくありません。
- 悪性リンパ腫の増殖スピードは一般的に，低悪性では年単位，中等悪性では月単位とされています。増殖スピードの遅い低悪性の甲状腺MALTリンパ腫が疑われた場合，経過をみながら判断するのも1つの方法と考えられます。組織学的検査においても橋本病との鑑別が困難な場合，免疫グロブリン重鎖の遺伝子再構成やフローサイトメトリーによる免疫グロブリン軽鎖制限（κ/λ比）を確認し，単クローン性の腫瘍性増殖があるかの参考とします（☞290頁：視点49）。
- また，最近，超音波所見，細胞診，フローサイトメトリーを組み合わせることで，術前診断が向上することが示されており有用性が期待されています（☞290頁：視点49）。

診療のポイントはここだ！

➡ 甲状腺MALTリンパ腫では多彩な低エコー像を示し，細胞診での術前診断率は高くない。
➡ エコー・細胞診所見に加え，増大傾向などの経過も参考に生検手術の要否を検討する。

6 治療法はどのように選択する？

- 限局期では病理分類が重視されます。初発限局期DLBCLに対する標準治療は基本的にCD20ヒトモノクローナル抗体リツキシマブ併用CHOP療法（RCHOP療法）を3コース行った後に腫瘍進展範囲に限局した照射野を用いた外照射（involved field radiation therapy；IFRT）を追加するcombined modality treatmentが推奨されています。RCHOP療法6～8コース±IFRTの治療成績は劣らないことが示され，

RCHOP療法6～8コース±IFRTも推奨されています。なお，リツキシマブ使用にはCD20陽性の確認が必要です。

- 初発限局期MALTリンパ腫に対しては一般的に局所放射療法が推奨されています。治癒的切除症例では外科治療単独のほか，リツキシマブ単独療法・経過観察の可能性が提案されていますが，まだ十分なエビデンスが蓄積されていないのが現状です。

7 甲状腺リンパ腫の予後は？

- 1,408人の甲状腺リンパ腫の32年の経過を評価した大規模な検討ではステージごとの疾患特異的生存率は，ⅠE期86％，ⅡE期81％，ⅢE期およびⅣE期64％で，組織分類ごとではDLBCL75％，MALT96％でした。Ⅳ期ではⅠE期より4倍死亡リスクが高く進行期では予後不良です[3]。
- 限局期病理分類別では5年全生存率はMALTリンパ腫90～94％，DLBCLおよび混合型では81％，無イベント生存率はMALTリンパ腫89～92％，DLBCLおよび混合型では73％と，MALTリンパ腫では予後良好です[1, 2]。前述はリツキシマブ導入以前の成績で，RCHOP療法を標準治療とした後の高齢者DLBCLの5年全生存率は87％と顕著な改善を認めています[4]。

▊ 診療のポイントはここだ！

➡ 放射線療法や化学療法が有効で限局期では5年全生存率80％以上が期待できる。

▊ まとめ

▶ 頸部腫大・低エコー腫瘤像を認めたら細胞診で疑い生検手術により診断確定。

▶ DLBCLおよびMALTリンパ腫が主な組織型で，限局期ではDLBCLへ放射線療法と化学療法の併用が，MALTリンパ腫へは放射線療法が推奨される。

▶ 限局期全体では5年全生存率は約80％以上が期待できる。

▣ 文 献 ▣

1) Watanabe N, et al：Clinicopathological features of 171 cases of primary thyroid lymphoma：a long-term study involving 24553 patients with Hashimoto's disease. Br J Haematol. 2011；153(2)：236-43.
2) Watanabe N, et al：Long-term outcomes of 107 cases of primary thyroid mucosa-associated lymphoid tissue lymphoma at a single medical institution in Japan. J Clin Endocrinol Metab. 2018；103(2)：732-9.
3) Graff-Baker A, et al：Prognosis of primary thyroid lymphoma：demographic, clinical, and pathologic predictors of survival in 1,408 cases. Surgery. 2009；146(6)：1105-15.
4) Watanabe N, et al：Rituximab-including combined modality treatment for primary thyroid lymphoma：an effective regimen for elderly patients. Thyroid. 2014；24(6)：994-9.

― 渡邊奈津子

第**8**章　甲状腺腫瘍の診かた

ちょっと視点を変えて 49

リンパ腫の分子診断

▶ 甲状腺リンパ腫は橋本病を背景に出現し，そのほとんどはMALTリンパ腫とびまん性大細胞型B細胞リンパ腫である。

▶ リンパ腫の術前診断には，超音波検査と細胞診に加えてフローサイトメトリー検査を行うとよい。

▶ 切除材料を用いたリンパ腫の診断には，免疫組織化学染色に加えて，フローサイトメトリー検査，遺伝子再構成解析，染色体解析の3つを補助検査として行うとよい。

1 リンパ腫の術前診断は可能か？

- 超音波検査ではリンパ腫は低エコー病変として描出され，初期ないし小型のリンパ腫は橋本病に類似しています。
- 細胞診によりびまん性大細胞型B細胞リンパ腫を診断することは容易ですが，MALTリンパ腫は橋本病との鑑別が非常に難しいです[1]。
- 針生検によりびまん性大細胞型B細胞リンパ腫を診断することは容易ですが，MALTリンパ腫は橋本病との鑑別がしばしば困難です。確定診断のためには，切除生検あるいは葉切除が望ましいです。
- 確定診断のための切除生検は，**表1**に示すスコアリングの合計が4以上の場合に推奨されます[2]。

表1　甲状腺リンパ腫の術前診断スコアリング

検査項目		点数
超音波検査	良性	0
	境界	1
	悪性	2
細胞診	良性	0
	意義不明	1
	悪性	2
フローサイトメトリー検査	$0.33 < \kappa/\lambda < 3.0$	0
	$\kappa/\lambda \leqq 0.33$ ないし $\kappa/\lambda \geqq 3.0$	2

2 穿刺材料を用いたリンパ腫の補助検査とは？

- 甲状腺リンパ腫の術前診断に有用な補助検査として，穿刺材料を用いたフローサイトメトリー（FC）検査があります。穿刺吸引物を骨髄培養液に入れ，FCによってリンパ球の細胞膜に発現している抗原を解析します。
- 甲状腺リンパ腫のほとんどはB細胞性なので，その細胞膜に発現しているκ鎖ないしλ鎖をFCで検出し，その比率に3倍以上の偏りがあれば，リンパ腫を疑います（図1A）。
- FCで正確な結果を得るためには多くの細胞が必要ですが，1回の穿刺吸引で十分量の細胞が採取されます。
- 穿刺の際，病変の辺縁部から採取すると，橋本病の細胞が混入しますので，必ず中心部から採取しましょう[3]。

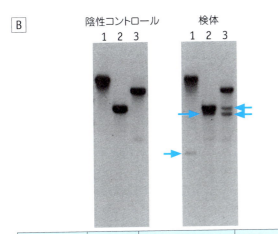

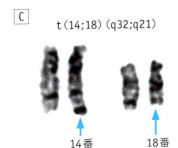

図1 補助検査の結果（濾胞性リンパ腫）
フローサイトメトリー検査では，κ/λ比が3以上あった（A）。遺伝子再構成解析では，青矢印の部分に再構成バンドがみられた（B）。G-band法では，t（14;18）（q32;q21）が検出された（C）。

3 切除材料を用いたリンパ腫の補助検査とは？

- フローサイトメトリー検査で κ 鎖と λ 鎖の比率に3倍以上の偏りがあれば，リンパ腫を疑います。穿刺材料を用いたFC検査と同等の検出精度です。

- 遺伝子再構成解析，すなわちサザンブロット法で免疫グロブリンH鎖の遺伝子再構成の有無を調べます。再構成バンド（青矢印）があれば，リンパ腫を疑います（図1B）。

- 染色体解析，すなわちG-band法，FISH（fluorescence *in situ* hybridization）法，SKY（spectral karyotyping）法などで染色体異常を検出します。

- 濾胞性リンパ腫ではt（14;18）（q32;q21）が特徴的です（図1C）。*BCL2*遺伝子が転座によって*IGH*遺伝子のエンハンサー近傍に位置することで過剰発現し，B細胞の腫瘍化につながると言われています。MALTリンパ腫やびまん性大細胞型B細胞リンパ腫では，症例によって検出される異常は様々です。

- 当院のリンパ腫におけるFC検査，遺伝子再構成解析，染色体解析の感度は，それぞれ69.2%，65.4%，49.0%でした。

- 遺伝子再構成解析と染色体解析は，FC検査より多くの細胞を必要とし，穿刺材料では解析不能な場合があるので，切除材料を用いる必要があります。

文献

1) Suzuki A, et al:Identification of cytological features distinguishing mucosa-associated lymphoid tissue lymphoma from reactive lymphoid proliferation using thyroid liquid-based cytology. Acta Cytol. 2018;62(2):93-8.
2) Hirokawa M, et al:Preoperative diagnostic algorithm of primary thyroid lymphoma using ultrasound, aspiration cytology, and flow cytometry. Endocr J. 2017;64(9):859-65.
3) Hirokawa M, et al:Thyroid fine-needle aspiration and smearing techniques. VideoEndocrinology. 2018. DOI:10.1089/ve.2018.0119.

――― 鈴木彩菜

第**8**章　甲状腺腫瘍の診かた

8 未分化がん

結論から先に

▶ 甲状腺未分化がんにおいては早期発見・早期治療が重要である。

▶ 外科的切除が最も有効な治療であり，術前化学療法後根治切除例では長期生存例も散見される。

▶ 分子標的治療の登場で甲状腺未分化がんへの治療の選択肢が増えた。

▶ 大きな甲状腺腫，特に急速増大や圧痛のある甲状腺腫は未分化がんを疑う。

1 甲状腺未分化がんってどんな病気？

- 甲状腺未分化がんは人類に発生する腫瘍の中でも最も進行が速く，きわめて予後不良な疾患です。実際，最新の全国集計でも3年生存率は5％にすぎず，長期生存例の多くがたまたま早期に発見され手術で取りきれた症例であり，未分化がんと診断・治療されて長期生存する例は稀です。
- 発生頻度は全甲状腺がんの約1～2％程度で稀な疾患と言えます。

死因は？

- 死因のおよそ半数が局所での進行で，残り半数が肺，肝，脳などへの遠隔転移によるものです。

どこから発生する？

- 一般的な甲状腺腫瘍と同じく甲状腺の濾胞細胞から発生すると考えられています。新たに未分化がんが発生することもありますが，多くは他のもともとあった甲状腺腫瘍の細胞が変化してそこから発生すると考えられています。これを未分化転化と言います。
- 甲状腺から発生する例を甲状腺原発未分化がんと言いますが，甲状腺外である，甲状腺分化がんのリンパ節転移や局所再発部位から未分化転化して発生する例もみられます。

2 甲状腺未分化がん患者さんの特徴は？

- 男女比は若干女性に多く，60歳以上の高齢者に多くみられますが，若年者にないわけではありません。
- 急速増大する圧痛のある頸部腫瘤というのが典型的な症状です。

8 未分化がん　**293**

- 未分化転化の場合，もともとあった頸部腫瘤が増大することもしばしばみられます。特異的な腫瘍マーカーはありませんが，甲状腺腫瘍では通常みられない白血球増多やCRP高値などをしばしば認めます。
- 鑑別診断としては甲状腺嚢胞内の出血，甲状腺悪性リンパ腫が挙げられます。甲状腺機能は正常であることがほとんどで，Tgも極端に高値となることは稀です。
- 典型的な症例を以下に示します。

症例	65歳，女性
現病歴	右頸部に30年来しこりがあったが特に気にしていなかった。最近，大きくなってきたような気がするのと，つばを飲み込むと頸部に痛みがある。
身体所見	右頸部に5cm大の弾性硬の腫瘤を認め，圧痛を認める。
血液検査所見	TSH 1.02μIU/mL, FT$_4$ 1.2ng/dL, Tg 67.8ng/mL, WBC 12,000/μL, CRP 3.0mg/dL。

3 どうやって診断する？

- 細胞診で通常容易に診断がつきます。しかし，腫瘍内部が壊死している場合に壊死細胞のみが採取され診断のつかないこともあります。未分化がんは急速に増大するため周囲の血管新生が間に合わずに，腫瘍が広範な壊死に陥ることがあるためです。
- 未分化がんを疑う場合，穿刺吸引細胞診は腫瘍の中心部だけでなくむしろ周辺部から，血流のある部分からも細胞を採取しておくことが必要です。また，低分化がんや多臓器からの転移がんとの鑑別が難しい例があり，針生検による組織診断が望ましい例もあります。

診療のポイントはここだ！

➡急速増大する甲状腺腫瘍，圧痛のある甲状腺腫瘍をみたら甲状腺未分化がんを疑い，細胞診のできる施設で早期診断を！

4 病期分類は？ 予後因子は？

- ほかの甲状腺がんと異なり，予後が著しく不良であるため，甲状腺未分化がんは大きさに関係なくすべてStage Ⅳに分類されます。
- 甲状腺被膜外浸潤の有無，リンパ節転移の有無，遠隔転移の有無でさらにⅣA，ⅣB，ⅣCに細分されます（表1）。
- 図1の通り，Stage ⅣA，ⅣB，ⅣCと進むにつれ，予

表1 甲状腺未分化がんの病期分類

Stage ⅣA	腫瘍が甲状腺被膜内にとどまり，リンパ節転移のないもの
Stage ⅣB	リンパ節転移を伴うもの，腫瘍が甲状腺被膜を越えて浸潤しているもの
Stage ⅣC	遠隔転移を伴うもの

後が悪くなっており，早期発見・早期診断の重要性がわかります。
- 腫瘍径が大きい，白血球が増加している，急速増大している，遠隔転移がある，などの症例では予後が悪いとされています。

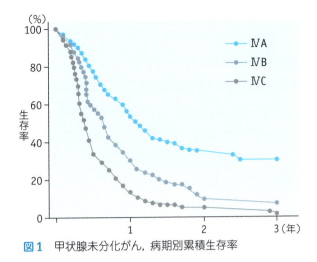

図1 甲状腺未分化がん，病期別累積生存率

5 どう治療する？

- 手術，放射線治療，化学療法というがんに対する一般的な治療が行われますが，放射線治療，化学療法に抵抗性であるとされ，手術による完全切除が最も有効な治療法です。近年，分子標的治療の登場で治療の選択肢が増えました。

外科的切除の有効性
- 最も有効な治療法は外科的な根治切除で，長期生存例のほぼ全例が手術によって腫瘍が取りきれた症例です。
- Stage ⅣA例であれば根治切除可能ですが，Stage ⅣB例でもウィークリーパクリタキセルによる術前化学療法後に縮小して根治切除できた例も予後が改善しています。手術までの待機時間中にも週1回の投与が可能であり，1～3サイクル投与後に手術施行，その後，術後補助療法として計6サイクル程度まで継続投与することが多いです。

分子標的治療の登場
- 2015年に分子標的薬レンバチニブ（レンビマ®）が「根治切除不能な甲状腺がん」に対し保険適用となりました。未分化がんでは手術不能例，手術できた後も術後の局所再発例，遠隔転移例がしばしばみられます。これまで有効な治療法があまりありませんでしたが，分子標的薬治療という新たな選択肢ができたことは大きな福音です。
- しかし，血圧上昇，皮膚障害，血小板減少，疲労，腎障害など多彩な副作用を有しているため，使い方が難しい薬です。手術不能例で長期に寛解する例もみられますが，手術に取って代わるほどの劇的な効果が期待できるわけではありません。
- これに関しては希少疾患として最大規模の多施設共同臨床試験が既に行われ，結果が待たれています。
- また，臨床試験では悪性黒色腫や肺がん治療で承認されているダブラフェニブ（タフィンラー®）＋トラメチニブ（メキニスト®）が良好な結果を示しており，承認が待たれるところですが，この薬剤は*BRAF* V600Eという遺伝子変異のある未分化がんの

みに効果のある治療法です。本邦でこの遺伝子変異を持つ未分化がんは1/3程度と予想されています。

進行した症例への治療はどうする？

■ 放射線治療は手術で切除後に照射することは一般的ですが，手術不能例には少量頻回照射（1日に2回照射する方法）でなければ効果はあまりないとされています。

■ 分子標的治療が登場しても悪性度の高い腫瘍であるため病状が進行した場合は，ベストサポーティブケアを選択することも常に考慮しておかなければなりません。

今後の治療は？

■ 現在，分子標的薬や免疫チェックポイント阻害薬といった新しい治療法，およびその組み合わせが試されており，その結果が期待されます。

■ まとめ

▶ 甲状腺未分化がんは非常に予後不良な疾患であるが，根治切除例では長期生存の可能性がある。

▶ タキサン系抗悪性腫瘍薬を用いた術前化学療法で手術に持ち込める例もあるが，進行があまりに速いため早期発見が難しいのが問題である。

▶ 切除不能例は分子標的治療の適応である。

▶ 近年の超音波検査などの発達で甲状腺腫瘍の発見は容易になっている。

▶ この疾患の進行の速さは数週間の遅れが取り返しのつかないことになりかねない。

▶ 急速増大や圧痛のある甲状腺腫瘤をみつけたら，甲状腺未分化がんの可能性があることを疑う。

▶ ベストサポーティブケアに移行することは常に念頭に置いておく必要がある。

■ 文 献

1) Higashiyama T, et al：Induction chemotherapy with weekly paclitaxel administration for anaplastic thyroid carcinoma. Thyroid. 2010；20(1)：7-14.
2) Ito Y, et al：Investigation of the validity of UICC stage grouping of anaplastic carcinoma of the thyroid. Asian J Surg. 2009；32(1)：47-50.
3) Onoda N, et al：The safety and efficacy of weekly paclitaxel administration for anaplastic thyroid cancer patients：a nationwide prospective study. Thyroid. 2016；26(9)：1293-9.
4) Sugitani I, et al：Super-radical surgery for anaplastic thyroid carcinoma：a large cohort study using the Anaplastic Thyroid Carcinoma Research Consortium of Japan database. Head Neck. 2014；36(3)：328-33.
5) Subbiah V, et al：Dabrafenib and trametinib treatment in patients with locally advanced or metastatic *BRAF* V600-mutant anaplastic thyroid cancer. J Clin Oncol. 2018；36(1)：7-13.
6) Tahara M, et al：Lenvatinib for Anaplastic Thyroid Cancer. Front Oncol. 2017；7：125.

―― 東山卓也

第8章 甲状腺腫瘍の診かた

9 特殊ながん——篩型乳頭がん（CMV-PTC），びまん性硬化型乳頭がん（DSV-PTC）など

結論から先に

▶ 篩型・モルラ型乳頭がんは優性遺伝疾患に伴う場合があり，病名も含め，通常の乳頭がんと分けて取り扱うほうがよいと思われる。

▶ びまん性硬化型乳頭がんは橋本病に合併して年単位で発症することもある。

1 篩型・モルラ型乳頭がんとは

- 篩（ふるい）型・モルラ型乳頭がん（cribriform-morular variant of papillary thyroid carcinoma；CMV-PTC）は，甲状腺濾胞上皮由来の稀ながんです。甲状腺乳頭がんの特殊型の1つとされています[1]。2010年以降，隈病院では24例を経験しましたが，全員女性で若年に偏っています。1例を除き[2]，CMV-PTCの再発や遠隔転移はなく，経過良好です。

- 本疾患の半数に，常染色体優性遺伝疾患の家族性大腸腺腫症（familial adenomatous polyposis；FAP）の随伴がみられます。

- CMV-PTCと診断された場合，ルーチンで大腸内視鏡を依頼しています。FAPと診断された場合には保険でAPC遺伝子検査ができます。ただ，「臨床的にFAPと診断されても，その20〜30％程度にはAPC遺伝子変異が発見され」ません[3]。そのときは，FAPの臨床診断を優先します。

- FAP血縁者の場合，「大腸内視鏡検査で腺腫がなければ，およそ3年ごとに大腸検査を行い，35歳過ぎまで複数回の大腸検査で腺腫がなければFAPはほぼ否定できる」と最近は言われているようです[3]。

2 CMV-PTCと通常の乳頭がんの関係[4]

- 核所見からCMV-PTCは乳頭がんの亜型とされていますが，CMV-PTCは乳頭がんとは別のがんとして取り扱うべきだとの議論があるようです。

- 乳頭がんに一般的なRET/PTC-Braf経路の異常ではなく，CMV-PTCはWnt/β-catenin経路[5~7]の異常活性化が特徴で，核内細胞質封入体の成分も違うことが知られています。孤発例のCMV-PTCでは腫瘍内のみのAPCの2遺伝子座の機能喪失変

9 特殊ながん——篩型乳頭がん（CMV-PTC），びまん性硬化型乳頭がん（DSV-PTC）など　**297**

異あるいはβcatenin（*CTNNB1*遺伝子）の分解耐性獲得変異に分かれるようです。後者の変異は，乳頭がん，濾胞がんでは稀で，低分化がん，未分化がんでしばしばみられる変異です。

- CMV-PTCではHE染色標本上コロイドがみられず，免疫染色でも甲状腺分化がんの証であるTgが染まらない陰性例が多いです（図1）。ほかによい腫瘍マーカーがあるかもしれません。

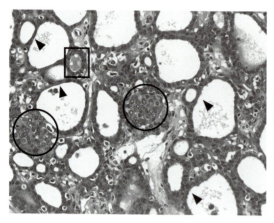

カラー口絵 N

図1　篩型・モルラ型乳頭がんの病理像
矢尻，丸囲み，四角囲みは，それぞれ篩状構造のapico-basal polarityの乱れ，モルラ，コロイドを示している。比較のためにコロイドがみられる場面を選んで挙げたが，大部分の濾胞腔にはコロイドがないことに注意されたい。なお，各所見がこの視野で混在・凝縮されている場面は珍しい。

3 びまん性硬化型乳頭がんとは

- びまん性硬化型乳頭がん（diffuse sclerosing variant of papillary thyroid carcinoma；DSV-PTC）とは，乳頭がんが明瞭な結節を形成せずに片葉～両葉に広がり，著しくリンパ管へ浸潤し，腫瘍へおびただしいリンパ球浸潤を伴う乳頭がんの特殊型の1つです。ほとんどは硬化と，一部扁平上皮化生がみられる完成像で病理組織診断がなされます。

- 隈病院では2010年から2019年3月8日までの間に18例のDSV-PTCが確定診断されています。

- 発症の経過に関しては不明ですが，結節性甲状腺腫の経過観察中に発症した数例を検討してみますと，1～2年という比較的短い期間に砂粒小体が広範囲に生成し，正常濾胞が病変に置換されています。同時に多発リンパ節転移も現れています。頸部軟線撮影では砂粒小体により雲状に甲状腺のシルエットがみえます。

- 硬いびまん性甲状腺腫大とTgAbなどから橋本病などと診断されることが多い[4,8]とされますが，その上実際に甲状腺機能低下あるいは機能亢進を伴っている場合もあります。TgAb陽性例が大半ですが，TgAb感度未満でTPOAbあるいはTRAbが陽性の症例もあります。これらの自己抗体は発症前より陽性で，発症時にTgは上昇している傾向がみられます。診断は，甲状腺超音波検査で強く疑われた場合，細胞診が有用です。穿刺部位は，砂粒小体（輝点）付近を細胞診したほうがよいようです。転移リンパ節から乳頭がんが出る場合もあります。

- 病理組織標本ではリンパ管浸潤が非常に目立ちMIB-1陽性率も高いです。多数のリンパ節転移もあります。総合的に判断し，再発の懸念から術後は^{131}Iアブレーションまたはシンチグラフィーを施行されている傾向があります。文献的にも通常型の乳頭がんと比べ予後が悪いようです。DSV-PTC術後はTgAbによるTg値の偽性低値に注意しながら，乳頭がんのアグレッシブな亜種として経過をみていくことになります。

4 症例提示

- 結節性甲状腺腫の1例（40代，女性）を8年間経過観察しましたが，不変でした。10カ月後再診時に全域に乳頭がんを疑う超音波所見（snowstorm appearance）と両側頸部多発リンパ節転移の所見が出現しました（図2）。
- 甲状腺全摘術および両側頸部リンパ節郭清が施行され，DSVおよびその多発リンパ節転移の確定診断となりました。

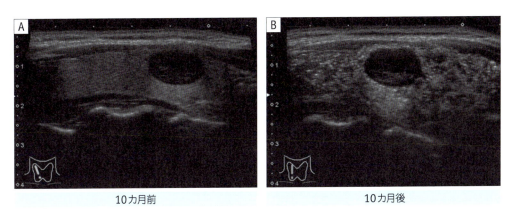

図2 びまん性硬化型乳頭がん（40代，女性）症例の頸部超音波所見
8年間毎年経過観察していたが，結節は不変（A）。しかし，10カ月後（再診時），乳頭がんを疑う超音波所見がみられた（B）。

文献

1) 甲状腺癌取扱い規約. 第7版. 甲状腺外科研究会，編. 金原出版, 2015.
2) Tsuji H, et al：Aggressive cribriform-morular variant of papillary thyroid carcinoma：Report of an unusual case with pulmonary metastasis displaying poorly differentiated features. Pathol Int. 2018；68(12)：700-5.
3) 遺伝性大腸癌診療ガイドライン2016年版. 大腸癌研究会，編. 金原出版, 2016.
4) Rosai J：Rosai and Ackerman's Surgical Pathology. 10th ed. Mosby, 2011, p504-14.
5) 永渕昭良：多機能分子β-カテニンにまつわる話. 細胞工学. 2013；32(4)：442-4.
[http://www.jsccr.jp/guideline/2016/hereditary_index_guide.html]
6) Alberts B, et al：Molecular Biology of the Cell. 6th ed. Garland Science, 2014, p867-71, p1042, p1220.
7) Scott FG：Developmental Biology. 11th ed. Sinauer Associates Inc, 2016.
8) 甲状腺超音波診断ガイドブック. 改訂第3版. 日本乳腺甲状腺超音波医学会甲状腺用語診断基準委員会，編. 南江堂, 2016.

〈高坂和芳〉

第8章　甲状腺腫瘍の診かた

ちょっと視点を変えて 50

ITET／CASTLE／Intrathyroid Thymic Carcinomaの発見

▶ 我々は病理組織学的には甲状腺扁平上皮がんに似ているがこれよりはるか
に予後のよい，ある共通の特徴を持った一群の腫瘍を見出し，これを甲状腺
に迷入した胸腺組織由来の腫瘍と考えITETと命名・報告したが，後にこれは
CASTLE→Intrathyroid Thymic Carcinomaと再び名称が変更された。

1 ITETの発見

■甲状腺の悪性腫瘍は組織型によって腫瘍の性質が大きく異なるので正確な組織型診
断が重要ですが，現在最も信頼される内分泌腫瘍の病理学的分類はWHO分類です。
2017年に発行された『WHO Classification of Tumours of Endocrine Organs』
（第4版）に稀な甲状腺腫瘍としてintrathyroid thymic carcinomaが取り上げ
られています。これは2004年発行の第3版ではCASTLE (carcinoma showing
thymus-like differentiation) と呼ばれていたものであり，もともとは1985年に
我々がintrathyroidal epithelial thymoma (ITET) と命名して報告したのが最初
です[1]。

■我々は病理組織学的には甲状腺扁平上皮がんに似ているがこれよりはるかに予後のよ
い，ある共通の特徴を持った一群の腫瘍を見出し，これを甲状腺に迷入した胸腺組織
由来の腫瘍と考え，ITETと命名して報告しました。

■後日，Chan JKとRosai Jは，「胸腺由来であるとの確証はないが胸腺様の分化を示
すがん」という意味でCASTLEと改名しました[2]。彼らはこの論文中でCASTLEは
Miyauchiらが最初にITETと報告したものであることを明記しています。その後，
この腫瘍が胸腺関連細胞由来であることを示すデータが蓄積され，最初の名称に近い
intrathyroid thymic carcinomaと再び名称が変更されました。これらの腫瘍が胸
腺組織由来であるとの我々の主張がようやく承認されたのですが，最初の論文の誕生
は容易ではありませんでした。

2 ITETが承認されるまでの経緯

- 我々が投稿した論文はいったん，すんなりとアクセプトされました。この雑誌では注目すべき論文にその筋の権威による論評をつけていました。しかし，コメンテーターを依頼されたRosai教授が「Miyauchiらの主張はone of the most imaginative proposals ever made in surgical pathologyであり，論評を書くとすれば酷評を書くことになる」と編集者に返事をし，そのためアクセプトはキャンセルされました。

- そこで，筆者はRosai教授に詳細な症例報告と病理組織標本を送り，直接検鏡して頂きました。その結果，Rosai教授は我々の主張を全面的に受け入れて，invited commentaryでは"I agree with their opinion…，I also agree with the fact…，I further agree that…"と三段重ねで同意するきわめて好意的な論評を書いてくれ，我々の論文が日の目を見ることになったのです。

- 後で思うと，編集者のWells教授（内分泌外科の超大物）が病理学の超権威者であるRosai教授をコメンテーターに選んでくれたこと，Rosai教授がいったんはとんでもない空想の産物と酷評したこと，しかし標本を検鏡して我々の主張を全面的に受け入れてくれたことがかえって大変な幸運であったとつくづく感じられます。

- その後，Dr.Chanの知人のDr.Dorfmanから共同研究の申し入れがあり，ITET／CASTLEは胸腺がんのマーカーであるCD5が陽性であるが，甲状腺扁平上皮がん，他臓器の扁平上皮がんは陰性であることが見出され，免疫組織化学的にもこの腫瘍が胸腺への分化を示すことが確認されました[3]。

- 2005年には第38回甲状腺外科研究会の当番世話人としてこの疾患の全国調査を行って25例を収集し，CD5の感度が82％，特異度が100％であること，5年生存率90％，10年生存率82％と初めて生存率を報告し，さらに縦隔の胸腺腫瘍と同様に術後の外照射が有用であるとのデータを示すこともできました[4]。

- 実は最初の報告はたったの3症例でした。病理組織的には扁平上皮がんや低分化がんに似ているが，特徴的な肉眼所見，腫瘍の占拠部位（いずれも甲状腺の下極），石灰化や壊死がなく，何よりも予後がかなり良好であり，既存の概念，甲状腺扁平上皮がん，低分化がん，転移性腫瘍などでは説明がつかなかったのです（図1，2）。そこで，甲状腺に迷入した胸腺組織（このようなことはときどきみられる）から発生した悪性腫瘍ならばこの腫瘍像に合うと推察しました。

- 臨床所見や実験結果が既存の概念・知識に合わないときに安易に既存の知識に合わせるのではなく，臨床所見や実験結果を適切に説明できる解決策を考えるべきです。Rosai教授にはいったんは"most imaginative"（ここでは「想像力豊かな」と言う意味ではなく，「奇想天外な」とか「空想の産物」の意味であろう）と酷評されたことは，今となっては筆者にとって心の勲章となっています。

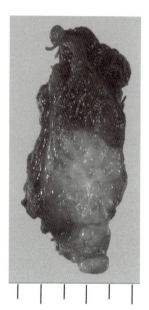

図1 甲状腺葉の下極を占め分葉状に増殖する充実性腫瘍

壊死や石灰化を伴わない。

カラー口絵 N

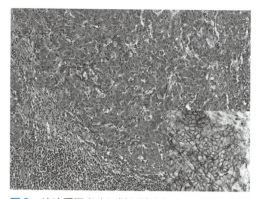

図2 やや扁平上皮に似た腫瘍細胞の充実性増殖

間質と腫瘍細胞間に多数のリンパ球。右下はCD5免疫染色。腫瘍細胞の細胞膜が陽性。

カラー口絵 N

文献

1) Miyauchi A, et al：Intrathyroidal epithelial thymoma：an entity distinct from squamous cell carcinoma of the thyroid. World J Surg. 1985；9(1)：128-35.
2) Chan JK, et al：Tumors of the neck showing thymic or related branchial pouch differentiation：a unifying concept. Hum Pathol. 1991；22(4)：349-67.
3) Dorfman DM, et al：Intrathyroidal epithelial thymoma (ITET)/carcinoma showing thymus-like differentiation (CASTLE) exhibits CD5 immunoreactivity：new evidence for thymic differentiation. Histopathology. 1998；32(2)：104-9.
4) Ito Y, et al：Clinicopathologic significance of intrathyroidal epithelial thymoma/carcinoma showing thymus-like differentiation：a collaborative study with Member Institutes of The Japanese Society of Thyroid Surgery. Am J Clin Pathol. 2007；127(2)：230-6.

宮内　昭

第8章　甲状腺腫瘍の診かた

10　小児の甲状腺腫瘍の特徴

> **結論から先に**
> ▶ 小児の甲状腺腫瘍は稀だが，悪性である可能性は高い。
> ▶ 悪性腫瘍の大部分は乳頭がんであるが，若年者にみられる亜型の診断には注意が必要である。なお，成人と比較して診断時には進行例が多いものの，術後生命予後は良好である。
> ▶ 良性結節と診断しても多発例や同胞例では遺伝的背景の存在を疑う。一部の遺伝子異常症では，悪性腫瘍発生との関連性が報告されている。

1　小児甲状腺腫瘍の頻度は？

- 日本人小児では，充実性腫瘍の頻度は1.6％と報告されています[1]。
- 結節が悪性である頻度は成人の約5％に対して小児では26％と高いことが海外から報告されています[2]。

2　悪性腫瘍

- 小児では未分化がんやリンパ腫は稀で，ほとんどが分化がん，特に乳頭がんがそのうち90％を占めます。
- 乳頭がんの小児例はリンパ節転移や遠隔転移を高率に認めます。進行例が多く術後再発も多いのですが，生命予後は良好で20年生存率はほぼ100％です（図1）[3,4]。
- 生命予後が良いため遠隔転移があってもTNM分類ではStage IIです。腫瘍径がどれほど大きくても，あるいはリンパ節転移が多くみられても遠隔転移がなければStage Iです。より細分化したリスク評価のために，米国甲状腺学会（ATA）はリン

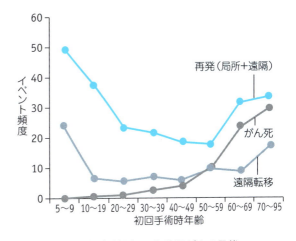

図1　初回手術年齢別にみた乳頭がんの予後
乳頭がんの小児例はリンパ節転移や遠隔転移を高率に認め，進行例が多く術後再発も多い。

（文献3をもとに作成）

表1　ATA小児甲状腺がんリスクレベルと術後管理（小児甲状腺乳頭がん）

ATA小児リスクレベル	定義	術後初回評価	TSHの管理目標	再発所見がない場合の管理法
低リスク	肉眼的に甲状腺内にとどまりN0/NXあるいは偶発N1a症例	Tg	0.5〜1.0 mIU/L	●超音波：初回6カ月後，以後年1回を5年間 ●TSH抑制下Tg：3〜6カ月ごとに2年間，以後年1回
中リスク	広範なN1aまたは限局的なN1b	TSH刺激下Tgと診断的[123]Iスキャン	0.1〜0.5 mIU/L	●超音波：初回6カ月後，以後年1〜2回を5年間，その後回数を減らしていく ●TSH抑制下Tg：3〜6カ月ごとに3年間，以後年1回 ●[131]Iで治療歴がある患者では，TSH刺激下Tgと診断的[123]Iスキャンを1〜2年で考慮する
高リスク	遠隔転移の有無にかかわらず局所進展（広範なN1b），局所浸潤（T4）あり	TSH刺激下Tgと診断的[123]Iスキャン	<0.1 mIU/L	●超音波：初回6カ月後，以後年1〜2回を5年間，その後回数を減らしていく ●TSH抑制下Tg：3〜6カ月ごとに3年間，以後年1回 ●[131]Iで治療歴がある患者では，TSH刺激下Tgと診断的[123]Iスキャンを1〜2年で考慮する

（文献5をもとに作成）

パ節転移の所見をもとにしたリスク分類を提案しています（**表1**）[5]。

- 乳頭がんは一般に病勢進行が緩徐なため，術後40年経過しても再発の報告があります。術後の経過観察は，可能であれば生涯継続が望ましく，少なくとも40年程度は必要でしょう[5]。

■ 診療のポイントはここだ！

➡ 治療や治療後の経過観察を行うにあたって，本人の理解も重要であるので告知は必要である。遠隔転移を含めて進行例が多くみられるものの生命予後は良好で，長期間の経過観察が必要とされる。いたずらに不安をあおるような説明は不要と考えるが，生涯付き合っていくという認識は患者側および医療関係者側にともに必要である。

3　乳頭がんの診断における注意点は？（☞297頁：8章9）

- 若年者の乳頭がんには，通常型のほか，びまん性硬化型，充実型，篩型といった亜型があります。

- びまん性硬化型乳頭がんは明らかな結節をつくらないことが特徴であり，超音波検査の際には注意が必要です。進行例が多くリンパ節転移はほぼ全例でみられるため診断の際に参考となります。

- 充実型は通常型と異なり乳頭状増殖をしないため，かつて低分化がんに分類されていました。しかし「乳頭がん」であるので乳頭がんの核所見を有します。分化がんの亜型ですので生命予後は良好です。

- 篩型は通常女性にみられる亜型です。大腸腺腫症との関連が知られています。被膜で囲まれた結節が特徴です。超音波像は濾胞性腫瘍に類似するので注意が必要です。

■ 診療のポイントはここだ！

➡ 乳頭がんには亜型があり超音波検査で判断が難しいものがある。頸部リンパ節に累々とした腫大がないかどうか，大腸ポリープおよび大腸がんの既往や，家族歴・性別・年齢は重要な参考所見となる（☞ 297頁：8章9）。

4 手術治療

■ 乳頭がんでは進行例が多いため大半の症例で甲状腺全摘術が選択されます。その場合，生涯甲状腺ホルモン薬の補充療法が必要です。

■ 甲状腺全摘術には反回神経麻痺や術後副甲状腺機能低下症のリスクがあります。良好な生命予後を考慮すると，術後のquality of lifeを維持するためにも十分に経験を有する甲状腺外科専門医による手術が望ましいでしょう。

5 術後アブレーション

■ 小児甲状腺分化がんでは術前進行度にかかわらず長期生存例が多く，ルーチンでのアブレーションは白血病リスクの上昇など二次がんの問題が指摘されています[4~6]。

■ 原発巣が十分切除できていれば生化学的に腫瘍が残存していても術後再発頻度はあまり増加しないようです。十分切除できているかどうかは，甲状腺全摘術後のTSH抑制下Tg値で評価可能です[7]。

6 アイソトープ治療

■ 機能性結節や全摘術後の甲状腺分化がん遠隔転移はアイソトープ治療の適応となります。

■ 甲状腺分化がんの小児例へのアイソトープ治療は，一般に体表面積あるいは体重により投与量を減量します[5]。

7 未成年者の甲状腺微小がん（☞ 263頁：8章4）

■ 隈病院では成人の低リスク微小がんには積極的経過観察を第一選択としています。未成年者についてはデータがなく，現在のところ手術治療を原則としています。

■ 小児甲状腺がんに進行例が多いことからわかるように，成人に比較すると腫瘍増殖が速い傾向がみられます。実際に，当初手術を拒否したため経過観察となったものの，短期間で明らかな増大を示した症例が存在します。

10 小児の甲状腺腫瘍の特徴　**305**

8 良性腫瘍

- 良性腫瘍には過形成，腺腫が含まれます。また機能性結節は大部分が良性です。
- 遺伝性疾患としては腫瘍原性を持つ遺伝子変異（*DICER1* や *KEAP1*，サイログロブリン遺伝子異常）による結節も悪性腫瘍が除外されればこのカテゴリーに含まれます。
- DICER1 症候群やサイログロブリン遺伝子異常症は悪性腫瘍の合併がみられます[8, 9]。
- また甲状腺ホルモン合成障害の成人例ではしばしば結節がみられるため，経過観察が必要です。

診療のポイントはここだ!

➡ 良性腫瘍は多様な病態が含まれる診断カテゴリーである。一部の遺伝子変異は悪性腫瘍との関連も指摘されている。特に同胞例や結節多発例では遺伝的背景を考慮する。

まとめ

▶ 小児で甲状腺に結節を認めた場合，一度は専門医療機関での精査を検討することが望ましい。

▶ 外科的治療を行う場合，合併症予防のためには甲状腺手術に十分な経験のある外科医による手術が望ましい。

▶ 悪性腫瘍の場合には術前評価で進行例が多いため術後アブレーションが考慮されることがあるが，生命予後は良好であるので二次がんリスクを考慮して慎重に必要性を検討する。

文 献

1) Taniguchi N, et al: Ultrasonographic thyroid nodular findings in Japanese children. J Med Ultrason (2001). 2013;40(3):219-24.
2) Niedziela M: Pathogenesis, diagnosis and management of thyroid nodules in children. Endocr Rel Cancer. 2006;13(2):427-53.
3) Mazzaferri EL, et al: Clinical review 128: Current approaches to primary therapy for papillary and follicular thyroid cancer. J Clin Endocrinol Metab. 2001;86(4):1447-63.
4) Hay ID, et al: Long-term outcome in 215 children and adolescents with papillary thyroid cancer treated during 1940 through 2008. World J Surg. 2010;34(6):1192-202.
5) Francis GL, et al: Management guidelines for children with thyroid nodules and differentiated thyroid cancer. Thyroid. 2015;25(7):716-59.
6) Iyer NG, et al: Rising incidence of second cancers in patients with low-risk (T1N0) thyroid cancer who receive radioactive iodine therapy. Cancer. 2011;117(19):4439-46.
7) Nascimento C, et al: Ultrasensitive serum thyroglobulin measurement is useful for the follow-up of patients treated with total thyroidectomy without radioactive iodine ablation. Eur J Endocrinol. 2013;169(5):689-93.
8) Wasserman JD, et al: *DICER1* mutations are frequent in adolescent-onset papillary thyroid carcinoma. J Clin Endocrinol Metab. 2018;103(5):2009-15.
9) Hishinuma A, et al: High incidence of thyroid cancer in long-standing goiters with thyroglobulin mutations. Thyroid. 2005;15(9):1079-84.

笠原俊彦

第9章　遺伝子異常を背景に持つ甲状腺疾患の診かた

1 甲状腺ホルモン不応症

結論から先に

▶ 甲状腺ホルモン不応症は，甲状腺ホルモン受容体などの異常により甲状腺ホルモンが正しく働けない病気で，血中甲状腺ホルモンが高いのにTSHが抑制されないことが特徴である。

▶ FT_4，FT_3は高値でも代謝状態は正常で，特に治療は必要ない患者がほとんどである。

▶ Basedow病と誤診しないことが大事である。

1 甲状腺ホルモン不応症とはどんな疾患？

■ 甲状腺ホルモンがホルモン作用を発揮するには，細胞内に入って細胞核内のDNA上にある甲状腺ホルモン受容体（TR）と結合しなければなりませんが，主に*TR*遺伝子の先天的異常のために甲状腺ホルモン作用が正常に発揮されない疾患です[1, 2]。

■ 正常状態では，下垂体からTSHが分泌され，甲状腺を刺激して甲状腺ホルモンを産生しますが，甲状腺ホルモンが高値になるとTSH分泌が抑制され，甲状腺ホルモンが過度に産生されないようになります。これはネガティブフィードバック制御と呼ばれ，血中甲状腺ホルモン濃度を一定に保つ重要なしくみです。

■ 甲状腺ホルモン不応症では，下垂体において甲状腺ホルモンが正常に作用しないため，TSHが正しく抑制されません。そのため抑制されず高まったTSHが，甲状腺を刺激し，ホルモンを過剰につくらせます。通常は甲状腺ホルモンが高ければTSHは低くなりますが，甲状腺ホルモン不応症では血中甲状腺ホルモンが高いのに，TSHが抑制されていません。この状態を不適切TSH分泌症候群（SITSH）と呼びます。

■ 甲状腺ホルモン不応症は，血中甲状腺ホルモンは高値ですが代謝状態は正常で，臨床的にはほとんど無症状です。これは甲状腺ホルモンが高くても，ホルモン作用発現が障害されていて，ちょうどバランスが取れているためです。ただ，頻脈や動悸の訴えは多く，甲状腺もびまん性に軽度腫大しています。

■ 臨床的に全身型不応症と下垂体型不応症に分けられてきました[2]。全身型不応症というのは，下垂体を含めた全身の臓器一様に甲状腺ホルモンの効きが悪い状態（不応性を持つと言います）で，代謝状態は正常あるいは低下となります。

1 甲状腺ホルモン不応症　**307**

- 下垂体型不応症は，下垂体のほうが下垂体以外の臓器よりホルモンの効きが悪い（不応性が強い）と考えられる病態で，そのため血中TSHは相対的に高くなり，下垂体以外の臓器では甲状腺ホルモン効果が強く出て機能亢進症状態となるものです。末梢代謝は亢進し，Basedow病に似た症状が出ますが，眼症はありません。全身型も下垂体型も病因はTR異常です[3]。同一のTR遺伝子異常から，全身型不応症も下垂体型不応症も報告されています。

診療のポイントはここだ！

➡甲状腺ホルモン受容体などの異常により，甲状腺ホルモンが正しく働けない病気。
➡ほとんどの患者は無症状，ただし頻脈，動悸の頻度は高い。

2 甲状腺ホルモン不応症の原因は？

- *TR*遺伝子にはα型とβ型の2種類がありますが，甲状腺ホルモン不応症の原因となるのは*TR*β異常です。甲状腺ホルモン不応症家系の85％に*TR*β遺伝子異常が見つかっています。しかし15％ほどの家系には遺伝子異常が見つからず，原因はいまだ不明です。
- TRはいくつもの因子（コファクター）と結合し，連結して働くのですが，恐らくまだ未知の何らかの因子に異常があるのだろうと推測されています。*TR*β遺伝子に異常が認められない甲状腺ホルモン不応症をnon–TR型の不応症と称しています[1]。
- 家族性に発症する場合，遺伝形式は常染色体優性遺伝を示します。しかし20％あまりは*de novo*の突然変異で，臨床的には散発例となりますが，その発端者の子どもに甲状腺ホルモン不応症が発症することはよくみられます。
- TRαとTRβの存在する割合は臓器によって異なり，たとえば下垂体はβ型が主であるのに対し，心臓はα型が主です。TRαに異常はありませんので，高い甲状腺ホルモンが心臓ではそのまま作用し，動悸，頻脈などが出やすくなります。なお，2012年に*TR*α遺伝子異常の患者が初めて見つかり[4]，その後何例か報告されていますが，臨床症状は*TR*β遺伝子異常の甲状腺ホルモン不応症とは大きく異なりSITSHは認められません。

3 甲状腺ホルモン不応症を発見するコツと鑑別診断

- 血中FT_4，FT_3が高値であるにもかかわらず，TSHが抑制されていない（基準値内ないし高値）というSITSHに気づくことが，甲状腺ホルモン不応症発見の糸口です。時期を変えて，また測定キットを変えて，本当にSITSHであることを確認します。
- 甲状腺ホルモン不応症という病名から機能低下症になる病気と考えやすいのですが，実際は全身型不応症であってもびまん性甲状腺腫以外はっきりした症状がないことが

ほとんどです。これは先に述べたように，SITSHによる血中甲状腺ホルモン上昇が末梢組織の不応性を代償しているからです。しかし両者のバランスが崩れ，甲状腺機能低下症や機能亢進症の症状が現れる患者もいます（特に代謝亢進症状が出た症例を，臨床的に下垂体型として区分しているわけです）。また組織の不応性は臓器間で必ずしも均一ではないため，機能低下を示す臓器と亢進を示す臓器が混在することもあります。小児では多動，情緒不安がみられることがあります。

- SITSHを示す病気は，甲状腺ホルモン不応症のほかにTSH産生下垂体腫瘍があります。これは下垂体腫瘍からTSHが過剰に分泌されるもので，そのために血中のFT_4もFT_3も高値となり甲状腺ホルモン不応症と区別がつきません。両者の鑑別には$TR\beta$の遺伝子解析と下垂体MRIが必要です。甲状腺ホルモン不応症は家族内発症が多くみられますが，TSH産生下垂体腫瘍にはまずありません。

- したがって，できるだけ多くの家族の血中FT_4，FT_3，TSHを調べることが大切です。もしSITSHを示す人がいれば甲状腺ホルモン不応症が疑われますので，$TR\beta$遺伝子検査を依頼します。いないときは下垂体MRIを行います。日常臨床上は，もしSITSHの患者をみたら，甲状腺ホルモン不応症に詳しい甲状腺専門医に患者を紹介するなり，相談するのがよいでしょう（日本甲状腺学会ホームページの臨床重要課題をクリックすると甲状腺ホルモン不応症診断基準があり，委員の名前が記載されています）。

- 日本甲状腺学会から出されている「甲状腺ホルモン不応症の診断のためのアルゴリズム」[5]を図1に示します。

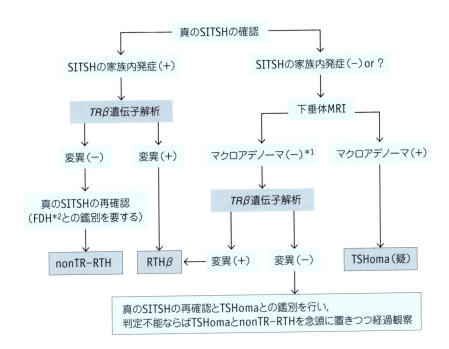

図1　甲状腺ホルモン不応症診断のためのアルゴリズム
*1ミクロアデノーマ症例を含む，*2家族性異常アルブミン性サイロキシン血症　　　（文献5より引用）

■ 診療のポイントはここだ!

➡ SITSHに気づくことが発見の糸口。

➡ TSH産生下垂体腫瘍との鑑別が重要。

4 治療はどうするか？

■ 治療に関して最も大切なことは，血中甲状腺ホルモンが高いからといって，それを安易に下げようとしないことです。高い甲状腺ホルモンによって，代謝状態は正常に保たれているからです。

■ 大部分の患者は治療の必要はありませんが，頻脈，動悸を訴える患者には，β遮断薬を使用します。ただ，小児・幼児の場合は，精神・身体の発育の問題が絡むため，いろいろな臓器の代謝状態を丁寧にみていく必要があります。専門医に相談することが望まれます。

■ まとめ

▶ Basedow病と誤診しないことが何より大事である。

■ 文 献

1) Dumitrescu AM, et al：Impaired sensitivity to thyroid hormone：Defects of transport, metabolism and action.(on line text)
〔https：//www.thyroidmanager.org/chapter/thyroid-hormone-resistance-syndromes/〕

2) 中村浩淑：甲状腺ホルモン不応症. 別冊日本臨牀 領域別症候群シリーズ No.1 内分泌症候群（第2版）Ⅰ. 2006, p516-8.

3) Sasaki S, et al：Pituitary resistance to thyroid hormone associated with a base mutation in the hormone-binding domain of the human 3,5,3'-triiodothyronine receptor-beta. J Clin Endocrinol Metab. 1993；76(5)：1254-8.

4) Bochukova E, et al：A mutation in the thyroid hormone receptor alpha gene. N Engl J Med. 2012；366(3)：243-9.

5) 甲状腺ホルモン不応症（RTHβ）診断基準ならびに重症度分類（第2次案）. 日本甲状腺学会「甲状腺ホルモン不応症の診断基準ならびに治療指針の作成」班，編. 2016.
〔http：//www.japanthyroid.jp/doctor/img/hormone03.pdf〕

―――― 中村浩淑

第9章　遺伝子異常を背景に持つ甲状腺疾患の診かた

2 成人における甲状腺ホルモン合成障害

結論から先に

▶ すべての甲状腺疾患は，遺伝子異常が背景にあるという姿勢で診療に臨む。

1 小児の場合

■ 小児では，新生児マススクリーニングが開始された1979年以降の出生であれば，出生の段階で先天性甲状腺機能低下症がスクリーニングされ，LT$_4$製剤による治療が開始される場合が多いです。その原因の約80％が甲状腺形成異常で，残りの約20％が甲状腺ホルモン合成障害と言われています。つまり小児の場合，先天性の甲状腺機能低下症から鑑別を進めていけば，自ずとその原因遺伝子に行き当たると予想されます。

■ では，成人の場合はどうでしょう。

2 甲状腺ホルモンの合成（図1）

■ 甲状腺ホルモンを構成する必須元素はヨウ素です。甲状腺濾胞細胞にある巨大な糖蛋白質であるサイログロブリン（Tg）内で，甲状腺ホルモンが合成されます。摂取されたヨウ素（ヨウ素イオン：I$^-$）は吸収されたあと，甲状腺濾胞細胞の基底膜側の細胞膜に存在するNIS（ナトリウム／ヨウ素共輸送体）を濃度勾配に逆らって輸送され，最終的にはTgのチロシン残基に結合します。

■ そのTgにヨウ素が到達するには，先端膜側に存在するPDS（ペンドリン）などのトランスポーターを通過し，さらに無機のヨウ素が酸化されて，Tgのチロシン残基に結合します。チロシン残基に1個ヨウ素が結合するとモノヨードチロシン（MIT），2個結合するとジヨードチロシン（DIT）となります。この一連の過程に関与する酵素がTPO（甲状腺ペルオキシダーゼ）です。そしてTPOの活性に必要なH$_2$O$_2$を産生供給するのが，DUOX1，2，DUOXA1，2です。そして，Tgに有機化されたヨウ素はただちに縮合します（カップリング）。DITとMIT，DITとDITのカップリングで，それぞれT$_3$，T$_4$が形づくられます。

■ この状態でコロイド内に貯蔵されますが，必要に応じて甲状腺濾胞細胞内に取り込まれ，Tgが加水分解を受けて，T$_4$，T$_3$ができます。DITやMITもできますが，一部

2　成人における甲状腺ホルモン合成障害　**311**

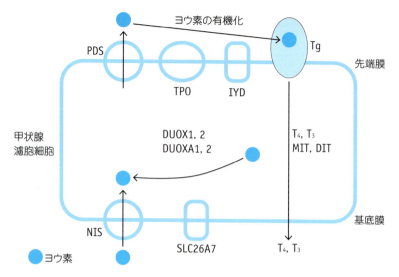

図1 甲状腺ホルモンの合成
NIS：ナトリウム/ヨウ素共輸送体，PDS：ペンドリン，Tg：サイログロブリン，TPO：甲状腺ペルオキシダーゼ，IYD：ヨードチロシン脱ヨウ素酵素

はIYD（iodotyrosin deiodinase）により脱ヨウ素化されて，ヨウ素が再利用されます。残りはMCT8から甲状腺濾胞細胞外に放出されて血液中に入ります。
- 最近，基底膜側にあるSLC26A7というトランスポーターも，甲状腺濾胞細胞内のpHを調節することにより，甲状腺ホルモンの合成に関与すると言われています[1]。

3 どのようなときに成人の甲状腺ホルモン合成障害を疑うか

- ①徐々に増大する幼少時・若年からの甲状腺腫，②軟らかい甲状腺腫（マシュマロ様と表現されることがある），③同胞の甲状腺腫の存在，④両親が血族結婚，⑤非常に狭い地域あるいは離島の出身，の5つがそろえば，甲状腺機能にかかわらず甲状腺ホルモン合成障害を疑ってよいかもしれません。
- 逆に，次のような所見があっても，甲状腺ホルモン合成障害の可能性を否定してはなりません。①甲状腺機能が正常あるいは中毒症，②TgAb，TPOAbなどが陽性，③遺伝形式が劣性（潜性）ではなく優性（顕性）遺伝形式に思われる，④触診上，甲状腺が硬く触れる，⑤甲状腺腫が触知されない。

4 症例解説

症例①　35歳，男性，巨大甲状腺腫のため手術を希望して当院を受診

6歳の頃から甲状腺腫を認める。この3年間，甲状腺腫の縮小目的にLT$_4$製剤を100μg/日内服していた。軟らかいマシュマロ様の巨大甲状腺腫を触知。
甲状腺機能検査ではTSH 0.155μIU/mL（基準値0.3〜5.0），FT$_4$ 1.37ng/dL（基準値0.70〜1.60），Tg 39.0ng/mL（基準値＜35）。TgAb，TPOAbともに陰性（他院のデータ）。頸部CTでは多数の大小の結節を認め，その推定体積は371mL。両親に血族結婚はないが，離島の出身。

- 症例①は甲状腺ホルモン合成障害を疑えば，比較的簡単に診断がつきます。この時点でかなりサイログロブリン遺伝子異常症が疑われます。軟らかい巨大甲状腺腫にしては血清Tgが低値，そして離島の出身です。
- Yoshidaらは，触診上，甲状腺腫が大きくて軟らかく，また甲状腺機能はほぼ正常だが特徴的な病理像を示す24例の腺腫様甲状腺腫の亜型を通常の腺腫様甲状腺腫と比較検討したところ，その亜型はサイログロブリン遺伝子異常症の可能性があることを強く示唆した，という興味深い論文を報告しています[2]。
- 術後の特異的な組織をみれば，確診できます（図2）。コロイドに乏しく，甲状腺濾胞細胞が腫大しています。遺伝子解析の結果，TG：C1245R（ホモ接合性）でした。

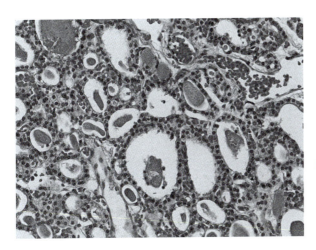

カラー口絵 N

図2 症例①の甲状腺腫の切除後病理像（HE染色）
コロイドが乏しく，甲状腺濾胞細胞が腫大している。

症例② 42歳（当院初診時），女性，甲状腺内の小さな結節の精査のため受診

> 当院受診5年前から甲状腺機能低下症の診断でLT₄製剤75μg/日を内服していた。横径4.5cmの軟らかいびまん性の甲状腺腫を触知。甲状腺機能検査などはLT₄製剤内服中で，TSH 0.140μIU/mL，FT₄ 1.25ng/dL，FT₃ 2.32pg/mL，Tg 235.09ng/mL（基準値＜35），TgAb 3.5IU/mL（基準値＜0.3），TPOAb 84.5IU/mL（基準値＜0.3）とTSHが少し低値で潜在性甲状腺中毒症の状態であった。この当時，TgAb，TPOAbはRIAによる測定で，両者とも陽性。甲状腺超音波検査では推定体積約70mLで，小結節を数個認めた。結節は細胞診では良性。

- 症例②は，慢性甲状腺炎による甲状腺機能低下症と良性の小結節という診断で経過を観察されていましたが，初診から10年後，たまたま筆者の外来を受診してきました。
- 「すべての甲状腺疾患は，遺伝子異常が背景にあるという姿勢で診療に臨む」のが基本です。そこで慢性甲状腺炎にしては触診上軟らかいということで，もう一度病歴，家族歴を聴取しました。すると「1歳時から甲状腺腫があると母親から聞いていた。11歳時からLT₄製剤を中断しながらも内服していた。両親は従妹結婚であり，出身地は奥深い山の小さな村」ということがわかりました。
- これは間違いなく甲状腺ホルモン合成障害であると診断し，獨協医科大学の菱沼昭教授に次世代シークエンサー（NGS）で解析をして頂きました。その結果，DUOX2：

p.G488R（ホモ接合性）と診断されました。つまり，本症例は成人に認められたDUOX2遺伝子異常症と診断されました。

> **症例③** 45歳，男性，甲状腺腫の精査のため受診
>
> のどの違和感のために耳鼻科を受診したところ甲状腺腫を指摘され，当院受診。横径7cmの軟らかいびまん性甲状腺腫を触知。甲状腺機能は正常，Tg 65.21ng/mL，TgAbは陰性であった。甲状腺超音波検査では，推定体積約90mLで小結節を数個認めた。また先天性聴力障害（聾唖）を認めた。親の血族結婚は不明であるが，姉にも先天性の難聴があるとのこと。

- 症例③は聾唖と大きな甲状腺腫を特徴とします。この甲状腺腫は10歳を過ぎた頃から，少しずつ大きくなります。この両者を合併した2姉妹例を1896年，Pendredが初めて報告し[3]，現在ではPendred症候群と言われています。
- 今日，確定診断は，錐体骨の両側前庭水管の拡大と *PDS* 遺伝子（SLC26A4）の遺伝子診断でなされます。症例は前庭水管の拡大が認められ（図3），遺伝子解析の結果は，PDS：p.T410M/T527P（複合ヘテロ接合性）でPendred症候群と確定されました。

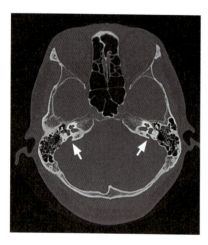

図3 錐体骨CT
前庭水管の拡大がみられる（矢印）。

まとめ

▶ 丁寧な，診察，病歴聴取，家系図の作成，出身地の聴取が成人の甲状腺ホルモン合成障害の診断につながる。

文献

1) Zou M, et al：Molecular analysis of congenital hypothyroidism in Saudi Arabia：SLC26A7 mutation is a novel defect in thyroid dyshormonogenesis. J Clin Endocrinol Metab. 2018；103(5)：1889-98.
2) Yoshida S, et al：A variant of adenomatous goiter with characteristic histology and possible hereditary thyroglobulin abnormality. J Clin Endocrinol Metab. 1996；81(5)：1961-6.
3) Pendred V：Deaf mutism and goitre. Lancet. 1896；148(3808)：532.

―――― 深田修司

第9章　遺伝子異常を背景に持つ甲状腺疾患の診かた

3 家族性多結節性甲状腺腫

結論から先に

▶ 多結節性の甲状腺腫をみたら，まず既往歴・家族歴を評価する。

▶ 家族性多結節性甲状腺腫の診断には，若年発症あるいは家族性発症の確認の
ほか，クレチン症や自己免疫性甲状腺疾患の既往・合併の除外が必要である。

▶ *DICER1* など，発がんリスクの高い遺伝子異常が原因か，確認することが望ま
しい。

1 家族性多結節性甲状腺腫（MNG）とは

■ 家族性に多結節性甲状腺腫をきたす疾患は，遺伝学的には大きく2つに分けられま
す。多結節性甲状腺腫（multinodular goiter；MNG）と甲状腺ホルモン合成障害
（thyroid dyshormonogenesis；TDH）です。

■ "家族性多結節性甲状腺腫"（MNG）は，**先天性甲状腺ホルモン合成障害（とそれに伴う
甲状腺機能低下症）以外の遺伝学的な原因により多結節性甲状腺腫をきたす疾患群**を指
します。

2 MNGと関係のある遺伝子

■ 多結節性甲状腺腫（非中毒性多結節性甲状腺腫とも言われます）は，従来，ヨウ素摂
取量などの環境因子や，遺伝要因，TSHや成長ホルモンなどの内分泌的要因などが
影響する多因子疾患と考えられてきました。しかし，明らかにメンデルの法則に従っ
て遺伝するケースもあるため，ヒトゲノムプロジェクト開始前から連鎖解析による遺
伝子座の検索が行われており，現在まで少なくとも4箇所の遺伝子座が同定されてい
ます（**表1**[1~7]）。

■ 今のところOMIM（Online Mendelian Inheritance in Man：https://www.
omim.org/www.omim.org）には3種の遺伝子座（MNG1～3）が挙げられており，
そのうちMNG1については，細胞内のマイクロRNAの生成にきわめて重要な役割を
果たすRNA分解酵素 *DICER1* の遺伝子であることがわかっています。さらに *KEAP1*
も常染色体顕性遺伝するMNGの原因として報告されています[7,8]。

3 家族性多結節性甲状腺腫　　**315**

表1 家族性多結節性甲状腺腫の原因遺伝子

遺伝子座	遺伝子		備考
14q32	MNG1	DICER1[4]	
Xp22	MNG2[5]	?	
3q26.1−q26.3	MNG3[6]	?	潜在性甲状腺機能低下
19p13.2	TCO	KEAP1[7]	TCO (thyroid tumors with cell oxyphilia)

3 MNGの診断

- 図1に示す通り，思春期以降に超音波検査などで家族性に多結節性甲状腺腫を認めた場合，MNGの診断には，自己免疫性の甲状腺腫（Basedow病，橋本病）や不適切なヨウ素摂取量の否定とともに，**甲状腺ホルモン合成障害（TDH）の除外が必要**です。
- 日本人に多いTDHである*DUOX2*遺伝子異常では，成長とともに甲状腺ホルモン補充が必要なくなることも多く，たとえば，患者さん本人の記憶があいまいな場合，家族や母子手帳からの情報が診断の鍵となることがあります。
- TDHについては，前項**9章2**をご参照下さい。生涯を通じてほぼ甲状腺機能正常な多結節性甲状腺腫が，家族性あるいは若年性にみられる場合，*DICER1*などの遺伝子検査施行を考慮します。

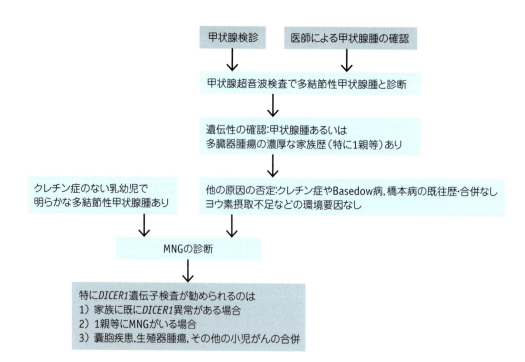

図1 家族性多結節性甲状腺腫の診断

4 DICER1異常の頻度

- 日本におけるDICER1異常の頻度は，我々の70症例の検索では，"家族性発症した甲状腺機能正常な多結節性甲状腺腫"のうち約40%と見積もられています。

5 DICER1異常によるMNG発症メカニズム

- DICER1異常による甲状腺腫は，常染色体顕性遺伝します。最近の研究から，先天的にDICER1変異（主にフレームシフト変異やナンセンス変異）を片方のアレルに持つ（ヘテロ変異の）保因者に，甲状腺濾胞細胞でDICER1の体細胞変異，中でもDICER1の分子機能を担うRNase Ⅲドメインの変異が，もう片方の正常なアレルに後天的に発生することが甲状腺結節の原因であることがわかってきました[9]。つまり，がん抑制遺伝子の異常により発症する家族性腫瘍（遺伝性乳がんやLynch症候群など）と同じように，2ヒット理論に従い遺伝・発症します。
- 図2に示す通り，保因者あるいは発症者の親から50%の確率で病的変異が子どもに遺伝し，その子どもの甲状腺細胞に後天的な病的体細胞変異が起こると，その細胞が結節性病変の発生母地となり，多結節性甲状腺腫が発症します。
- ちなみに，DICER1は細胞内のマイクロRNAの合成に必須の蛋白質であり，それぞれの細胞で間接的に様々な遺伝子の発現を調節しています。ほぼ全組織に発現しており，2アレルの異常は発生初期で致死性です。1アレルの異常は，甲状腺結節のほか，囊胞状腎腫（cystic nephroma）や生殖器腫瘍などを合併するDICER1症候群の原因となりますが，なぜ選択的に甲状腺で二次的な体細胞変異が起こりやすいのか，詳細はまだわかっていません。

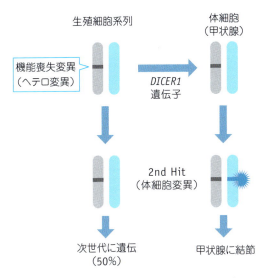 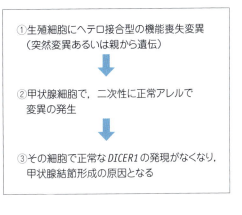

図2 DICER1異常による甲状腺結節の発症機序

6 DICER1異常があれば必ず甲状腺結節が発症するのか？

- DICER1の病的バリアントによる多結節性甲状腺腫の場合，保因者の発症率には性差があり，女性の発症率は男性の約4倍で，男性では甲状腺結節を発症しないケースが大半です。米国NCIのコホートスタディ（保因者145人，非保因者135人，48家系）によると，DICER1保因者が40歳までにMNGを発症する頻度は，女性75％，男性17％でした[10]。遺伝性乳がんなどと同様に，年齢の上昇とともに発症頻度が高まります[10]。我々も，父親（50歳代）が未発症の保因者で，同じアレルを持つ姉妹（高校生）に発症した例を経験しています（図3）。

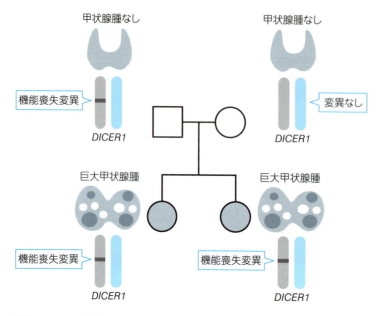

図3 DICER1異常によるMNGの一家系

7 DICER1異常の合併症

- DICER1の病的バリアントがある場合，甲状腺がんのリスクが上昇します。上記NCIコホートの検索では，保因者の甲状腺がん発症率は，非保因者の16倍との結果が出ています[10]。さらに，DICER1の異常は，甲状腺腫瘍のほか，性腺腫瘍や未分化肉腫など，甲状腺外の腫瘍発症のリスクになります。家族性多結節性甲状腺腫に遺伝子検査が勧められるのはそのためです。

8 MNGで遺伝子検査が勧められるのはどのようなケース？

■ *DICER1*遺伝子検査を考慮すべきケースとして，以下が挙げられています[11]。

①DICER1症候群の家族歴を持つMNG患者

②1親等（生物学的な親，子，兄弟姉妹）の家族に2人以上MNGがいる場合

③MNGや甲状腺がんに合併する疾患〔胸膜肺芽腫・肺嚢胞（特に小児期に多発する場合）・嚢胞状腎腫（cystic nephroma）・ウィルムス腫瘍・胎児性横紋筋肉腫・低分化型神経内分泌腫瘍・未分化肉腫・巨頭症・その他の小児がん〕がある場合

■ 遺伝子検査により*DICER1*に病的バリアントが見つかった場合，③に挙げられた疾患の合併と将来の発生を念頭に置いてフォローアップする必要があります。ただし，*DICER1*遺伝子検査は2019年現在保険適用外であり，施行できる施設も限られています。なお，獨協医科大学感染制御・臨床検査医学講座では，臨床研究として，*DICER1*を含むMNG関連遺伝子検査を行っています。

文献

1) Bignell GR, et al：Familial nontoxic multinodular thyroid goiter locus maps to chromosome 14q but does not account for familial nonmedullary thyroid cancer. Am J Hum Genet. 1997；61(5)：1123-30.

2) Lesueur F, et al：Genetic heterogeneity in familial nonmedullary thyroid carcinoma：exclusion of linkage to RET, MNG1, and TCO in 56 families. NMTC Consortium. J Clin Endocrinol Metab. 1999；84(6)：2157-62.

3) Neumann S, et al：Linkage of familial euthyroid goiter to the multinodular goiter-1 locus and exclusion of the candidate genes thyroglobulin, thyroperoxidase, and Na+/I-symporter. J Clin Endocrinol Metab. 1999；84(10)：3750-6.

4) Rio Frio T, et al：*DICER1* mutations in familial multinodular goiter with and without ovarian Sertoli-Leydig cell tumors. JAMA. 2011；305(1)：68-77.

5) Capon F, et al：Mapping a dominant form of multinodular goiter to chromosome Xp22. Am J Hum Genet. 2000；67(4)：1004-7.

6) Takahashi T, et al：A new locus for a dominant form of multinodular goiter on 3q26.1-q26.3. Biochem Biophys Res Commun. 2001；284(3)：650-4.

7) Teshiba R, et al：Identification of a *KEAP1* germline mutation in a family with multinodular goitre. PLoS One. 2013；8(5)：e65141.

8) Nishihara E, et al：A novel germline mutation of *KEAP1* (R483H) associated with a non-toxic multinodular goiter. Front Endocrinol (Lausanne). 2016；7：131.

9) de Kock L, et al：Deep sequencing reveals spatially distributed distinct hot spot mutations in *DICER1*-related multinodular goiter. J Clin Endocrinol Metab. 2016；101(10)：3637-45.

10) Khan NE, et al：Quantification of thyroid cancer and multinodular goiter risk in the DICER1 syndrome：a family-based cohort study. J Clin Endocrinol Metab. 2017；102(5)：1614-22.

11) Schultz KA, et al：*DICER1* and associated conditions：identification of at-risk individuals and recommended surveillance strategies. Clin Cancer Res. 2018；24(10)：2251-61.

小飼貴彦，菱沼　昭

索引

欧文

A

ACTH単独欠損症 **217**
ANCA関連血管炎症候群 **87**
*APC*遺伝子検査 **297**
autonomously functioning thyroid nodule
　（AFTN）**51, 140, 147, 154**
A型ボツリヌス毒素 **206**

B

β遮断薬 **175**
Basedow病 **31, 33, 34, 39, 50, 52, 73, 76, 108,**
　126, 170
　——眼症 **203**
　——と妊娠 **209**
　——に合併した心房細動 **115**
　——の寛解 **112**
　——の手術療法 **131**
　——の診断 **78**
　——の治療 **89**
　——の病因 **69**

C

Carney complex **1**
CASTLE **300**
clinical activity score（CAS）**201, 204**
Cowden病 **1**
cribriform-morular variant of papillary
　thyroid carcinoma（CMV-PTC）**297**
CRP陽性 **175**
*CTNNB1*遺伝子 **298**
CT検査の適応 **48**
Cushing症候群 **221**
Cushing病 **221**
C細胞 **6**

D

de Quervain's thyroiditis, giant cell
　thyroiditis **173**
DICER1 **306, 315**

diffuse large B-cell lymphoma（DLBCL）**285**
diffuse sclerosing variant of papillary
　thyroid carcinoma（DSV-PTC）**298**
direct oral anticoagulants（DOAC）**115**
DUOX1, 2 **311**
DUOX2 **313**

E

EBウイルス（Epstein-Barr virus；EBV）**72**
　——再活性化に誘導される抗体産生 **74**
EMO（exophthalmos, pretibial myxedema,
　osteoarthropathy）症候群 **79**

F

familial adenomatous polyposis（FAP）**1, 297**
FDG-PET **287**

G

G-CSF **94**
gestational transient thyrotoxicosis（GTT）
　149

H

HAMA抗体 **17**
hCG **68**
HTLV-1関連ぶどう膜炎（HTLV-1 associated
　uveitis；HAU）**96**
human T-cell leukemia virus type 1（HTLV-
　1）**96**

I

^{123}I摂取率／シンチグラフィー検査 **165**
^{131}I **117**
intrathyroidal epithelial thymoma（ITET）
　300
intrathyroid thymic carcinoma **300**

K

KEAP1 **306, 315**
KI（無機ヨウ素）単独治療 **101**

L

low T$_3$症候群 **18, 241**
LT$_4$ **87**
　——の吸収阻害因子 **27**

320

M

MALTリンパ腫　**285, 290**

Marine-Lenhart症候群　**147**

MCPA　**29**

MMI（チアマゾール）　**87, 89, 95, 96**

　　── 15mg単回投与　**98**

　　── 15mgとKIの併用療法　**99**

MMRワクチン　**180**

MPO-ANCA関連血管炎症候群　**93**

multinodular goiter（MNG）　**315**

N

NIS（ナトリウム/ヨウ素共輸送体）　**311**

NOSPECS分類　**199**

NSAIDs　**173**

P

PDS（ペンドリン）　**311**

Pendred症候群　**1, 33**

Plummer病　**51, 139**

pseudogranulomatous thyroiditis　**173**

PSLの初期投与量　**175**

PTP（press through package）包装シート　**194**

PTU（プロピルチオウラシル）　**87, 89, 95**

Q

quality of life（QOL）　**203**

R

Rundle's curve　**198**

S

Sheehan症候群　**230**

S

SITSH　**67, 152, 307**

SPECT/CT　**145**

　　──融合画像　**50**

Superb Micro-vascular Imaging（SMI）　**171**

T

T_3トキシコーシス　**103**

T_3優位型Basedow病　**18, 103**

TgAb　**29, 30, 177**

Tg測定　**62, 66**

TGPA　**29**

thyroid dyshormonogenesis（TDH）　**315**

toxic multinodular goiter（TMNG）　**140, 145**

TPO　**311**

TPOAb　**29, 30, 177**

TRAb　**29, 73, 104, 112, 128, 164, 215**

　　──・TSAb陰性Basedow病　**81**

　　──・TSAb陰性甲状腺中毒症の鑑別診断　**82**

TRH単独欠損症　**237**

TRH負荷試験　**237**

*TR*遺伝子　**307**

TSAb　**29, 31, 104, 128, 164**

TSBAb　**31**

TSH産生下垂体腫瘍（TSHoma）　**17, 152, 154**

TSH受容体遺伝子変異　**157**

TSH単独欠損症　**237**

W

Wnt/β-catenin　**297**

Wolff-Chaikoff効果　**25**

和文

あ

アイソトープ（RI）治療（療法） **87, 117, 122, 124, 126, 128, 198**

アイソトープ治療証明書 **121**

アミオダロン **25**

アミロイドーシス **216**

アルコール依存症 **185**

アルミ含有制酸薬 **28**

アレキシサイミア **77**

亜急性甲状腺炎 **39, 68, 173, 177, 179, 192, 215**

圧痛 **174**

い

インターフェロンα **25**

萎縮性甲状腺炎 **215**

異所性甲状腺 **7, 48, 49, 52**

異物肉芽腫 **45**

遺伝 **8**

　——カウンセリング **12**

遺伝学的検査 **11**

遺伝子異常 **8**

遺伝子検査 **11**

遺伝子再構成解析 **290**

遺伝性甲状腺髄様がん **280**

遺伝性腫瘍症候群 **10**

一過性・可逆性甲状腺機能低下症 **215**

飲水後 **50**

咽頭食道憩室 **45**

う

ウイルス感染 **173**

ウイルス抗体価 **173**

え

エスケープ現象 **93, 105**

お

おたふくかぜ **179**

　——ワクチン **180**

オカルトがん **257**

か

カルシウム負荷試験 **282**

カルシトニン **6**

　——測定 **66**

カルバマゼピン **26**

ガリウムシンチグラフィー **287**

下咽頭梨状窩瘻 **6, 191**

下垂体性甲状腺機能低下症 **230**

化学焼灼療法 **193**

化学療法 **285**

可逆性甲状腺機能低下症 **221**

家系図の記載法 **2**

家族性大腸腺腫症（FAP） **297**

解離 **186**

外因性甲状腺中毒症 **181**

角膜病変 **200**

学校健診 **35**

合併症 **179**

関係妄想 **186**

患者・医師の関係性（ラポール） **185**

肝障害 **87**

乾燥水酸化アルミニウムゲル **27**

眼窩減圧術 **202**

眼球運動障害 **200**

眼球突出 **200**

眼瞼症状 **199**

き

キメラTSHレセプター **104**

気管浸潤 **264**

　——のリスク診断 **268**

季節変動 **173**

急性化膿性甲状腺炎 **39, 68, 174, 191, 194**

境界悪性腫瘍 **258**

境界性人格障害 **186**

競合法 **20, 21**

く

クリーピング **175**

クレチン症 **185**

空回腸バイパス術後 **27**

偶発がん **257**

け

頸三角 **5**

頸部触診 **3**

頸部伸展位 **47, 48**

頸部超音波検査 **44**
頸部リンパ節の観察 **44**
軽度肝障害 **93**
軽度発達遅滞 **185**
結節内出血 **174**
血沈亢進 **175**
血流測定 **85**
血流定量評価 **170**
肩甲鎖骨三角 **4**
検査直前の飲水 **50, 52**
検診がん **257**
倦怠感 **173**
原因不明熱 **173**
衒奇的行動 **186**
幻聴 **186**

こ

コレスチミド **27**
コレスチラミン **27**
ゴナドトロピン放出ホルモン誘導体 **25**
5重人格 **186**
5'脱ヨウ素酵素活性 **104**
抗悪性腫瘍薬 **26**
抗甲状腺抗体 **188**
抗甲状腺自己抗体（TgAb，TPOAb） **177**
抗甲状腺薬 **87, 89, 92, 103**
　　──初期投与量 **108**
　　──の最小維持量 **112**
　　──の中止 **112**
　　──の副作用 **92**
抗酸化剤 **90**
抗TSH受容体抗体 **29, 31**
抗PIT-1抗体症候群（抗PIT-1下垂体炎） **235**
抗不整脈薬 **25**
抗ペンドリン抗体 **33, 34**
後頸三角 **4**
甲状舌管嚢胞 **7**
甲状腺萎縮 **178**
甲状腺がん **257**
　　──のTNM分類 **259**
　　──の転移による甲状腺機能亢進症 **163**
　　──のリンパ節転移 **48, 49**

甲状腺眼症 **197, 203**
甲状腺癌取扱い規約 **59**
甲状腺機能検査 **15**
甲状腺機能亢進症 **68**
甲状腺機能低下症 **178, 215, 218**
　　──の回復 **222**
　　──の成長曲線 **36**
甲状腺機能に影響する薬剤 **25**
甲状腺形成異常 **6, 311**
甲状腺形成障害 **8**
甲状腺結節の超音波診断基準 **39**
甲状腺細胞診の判定区分 **57**
甲状腺視神経症 **200**
甲状腺疾患合併妊娠 **213**
甲状腺腫の急速増大 **293**
甲状腺腫の縦隔内進展 **48**
甲状腺シンチグラフィー検査 **51**
甲状腺髄様がん **6, 278, 282**
甲状腺摂取率基準値 **51**
甲状腺摂取率検査 **50, 51**
甲状腺穿刺 **63**
　　──吸引細胞診による合併症 **61**
　　──吸引細胞診の適応と禁忌 **53**
　　──吸引細胞診の手順 **54**
　　──経路再発 **61**
　　──後の急速腫脹 **63**
甲状腺全摘術後の甲状腺機能低下症 **223**
甲状腺中毒症 **67, 139, 149, 178**
甲状腺超音波検査 **38, 170**
　　──で推定診断可能な病変 **39**
甲状腺内血流量 **84, 171**
甲状腺乳頭がんの高リスク **250**
甲状腺の形成不全 **216**
甲状腺微小がん **263**
甲状腺分化がん **270**
甲状腺ペルオキシダーゼ **311**
甲状腺放射性ヨウ素（テクネシウム）摂取率検査 **84**
甲状腺ホルモン合成障害（TDH） **8, 216, 306, 311, 315**
甲状腺ホルモン不応症 **17, 307**
甲状腺ホルモン薬 **27**

甲状腺リンパ腫の病期分類　**287**
甲状腺濾胞細胞　**6**
　　──の破壊　**175**
好中球減少症　**94**
高リスク微小がん　**268**
高齢者の甲状腺がん　**251**
国際標準化　**23**

さ

サイログロブリン（Tg）　**306, 311**
　　──遺伝子異常症　**313**
サンドイッチ法　**19, 21**
砂粒小体　**298**
再開創（止血術）　**135**
再活性化　**73**
鰓後体　**6**
細胞診　**53, 274**
産後甲状腺炎　**167, 233**
産後甲状腺機能異常症　**221**
産後甲状腺機能低下症　**221**
産後のBasedow病　**212**
三次性甲状腺機能低下症　**237**

し

シンチグラフィー検査　**85**
試験切除術　**287**
思春期以後のおたふくかぜ　**180**
視床下部性甲状腺機能低下症　**230, 237**
自我状態　**77**
自己抗原に対する免疫寛容の誘導機序　**69**
自己免疫性視床下部下垂体炎　**233**
自律性機能性甲状腺結節（AFTN）　**51, 140, 147, 154**
次世代シークエンサー　**13**
手術　**87**
周期性四肢麻痺　**79**
充実型　**304**
重症肝障害　**93**
重症疾患　**241**
出産　**209**
術後管理　**134**
術後甲状腺機能異常症　**221**
術後出血　**134**

小児アイソトープ治療　**122**
小児甲状腺がん　**251**
小児の甲状腺腫瘍　**303**
小児Basedow病　**122**
上甲状腺動脈の最高血流速度　**170**
上喉頭神経外枝　**137**
神経症　**77**
神経モニター　**137**

す

スクラルファート　**27, 28**
ステロイドパルス治療（療法）　**202, 207**
ストレス　**76**
髄様がん　**43**

せ

セリアック病　**27**
生検手術　**287**
生殖細胞変異　**8**
声帯麻痺　**138**
正中頸嚢胞　**7**
成長曲線　**35, 80**
　　──自動作成プログラム　**37**
摂取率検査　**52**
潜在性甲状腺機能異常症　**16, 243**
潜在性甲状腺機能低下症　**16, 243**
潜在性甲状腺中毒症　**16, 145, 246**
穿刺経路再発　**45**
穿刺材料を用いた生化学的検索　**66**
腺腫様結節　**40**
腺腫様甲状腺腫　**40**
染色体解析　**290**
先天性甲状腺機能低下症　**216, 311**
前駆症状　**175**
前脛骨粘液水腫　**79**
全身シンチグラフィー検査　**50, 52**

そ

阻害型TSH受容体抗体　**31**
測定干渉　**19**

た

ダブリングタイム　**261**
ダブリングレイト　**261**
多結節性甲状腺腫（MNG）　**315**

多発性内分泌腫瘍症2型（MEN2）　**278, 282**
体細胞遺伝子検査　**11**
体細胞変異　**8**
胎児甲状腺機能　**213**
胎児・新生児Basedow病　**211**
胎児超音波　**213**
胎児治療　**213**
大腸内視鏡　**297**
大腸ポリープ　**305**
大腸ポリポーシス　**1**
脱ヨウ素酵素　**25**
炭酸リチウム　**25**

ち
チオナマイド薬による副作用　**106**
中枢性甲状腺機能低下症　**17, 230, 237**
中毒性多結節性甲状腺腫（TMNG）　**140, 145**
超音波検査　**38, 173, 213, 274**
超音波所見によるクラス分類　**39**
直接経口抗凝固薬（DOAC）　**115**

つ
2ヒット理論　**317**

て
低栄養状態　**241**
低エコー腫瘤　**287**
低分化がん　**258**
鉄剤　**28**

と
統合失調症　**186**
疼痛　**173**

に
日常苛立ち事　**77**
乳頭がん　**40, 270, 303**
妊娠　**106, 209**
妊娠一過性甲状腺中毒症（GTT）　**149**

ね
ネガティブフィードバック　**15**

の
囊胞形成性乳頭がん　**41**
囊胞内出血　**5**

は
ハーモナイゼーション　**24**

ハニカム型乳頭がん　**42**
バセドウ病（アイソトープ治療）受け入れ可能施設一覧　**119**
パワードプラによる血流測定　**85**
破壊性甲状腺炎　**15**
破壊性甲状腺中毒症　**31, 175, 191**
橋本病　**30, 33, 34**
　　──急性増悪　**68, 187**
　　──甲状腺機能低下症　**221**
　　──の急性増悪　**174**
発熱　**173**
反回神経　**137**
　　──浸潤　**264**
　　──浸潤のリスク診断　**269**

ひ
びまん性硬化型　**304**
　　──乳頭がん（DSV-PTC）　**41, 298**
びまん性甲状腺機能亢進症　**157**
びまん性大細胞型B細胞リンパ腫（DLBCL）　**285, 290**
ヒト絨毛性ゴナドトロピン（hCG）　**149**
ヒトT細胞白血病ウイルス1型（HTLV-1）　**96**
非自己免疫性甲状腺機能亢進症　**68, 157**
微小がん　**41, 263**
標準化　**23**

ふ
ファントム腫瘤（胸腺）　**45**
フェニトイン　**26**
フェノバルビタール　**26**
フローサイトメトリー検査　**290**
ブロッキング抗体　**215, 222**
プレドニゾロン　**173**
プロテオリポソーム　**34**
不適切TSH分泌症候群（SITSH）　**307**
副甲状腺ホルモン測定　**66**
副作用　**25, 92, 106**
副腎機能低下症　**234**
副腎皮質機能低下症　**232**
服薬アドヒアランス　**226, 228**
篩（ふるい）型　**304**
　　──・モルラ型乳頭がん（CMV-PTC）　**297**

分子標的治療 **293**

へ

ベセスダシステム **58**
ペンドリン **33, 34**

ほ

ホルモン合成障害性甲状腺腫 **4**
縫合糸肉芽腫 **45**
放散痛 **173**
放射性ヨウ素甲状腺摂取率（RAIU）検査 **86**
放射線治療（療法）**202, 285**

ま

慢性甲状腺炎（橋本病）**39**

み

未分化がん **43, 293**

む

ムンプス **179**
── IgM 抗体 **179**
無顆粒球症 **92, 108**
無機ヨウ素 **87, 105**
無甲状腺 **6**
無酸症 **27**
無痛性甲状腺炎 **68, 164, 170, 215, 221**

め

免疫測定法 **19**

も

問診 **1**

や

やせ薬 **181**
薬剤による甲状腺機能低下症 **221**

ゆ

優性遺伝 **297**
有痛性結節 **173**

よ

ヨウ化カリウム（KI）**25, 93, 106, 126**
ヨウ素（ヨード）**25**
── 過剰 **25, 216**
── 欠乏 **216**
── 制限 **52**
── 代謝回転 **104**
予防的甲状腺全摘術 **282**
抑うつ **77**

ら

ライフイベント **76**
ラテントがん **257**
卵巣甲状腺腫 **161**

り

リツキシマブ **288**
リファンピシン **26**
リンパ球性下垂体前葉炎 **233**
リンパ腫 **42**
流行性耳下腺炎 **179**
良性結節 **253**
臨床がん **257**

れ

レボチロキシン **218**
── 週1回投与 **228**
── 内服負荷試験 **229**

ろ

濾胞がん **43, 270**
── の術前診断 **274**
── の浸潤様式からみた分類 **259**
濾胞性腫瘍 **43**
濾胞腺腫 **43**

■ 編著者

深田修司 (ふかた しゅうじ)
隈病院内科顧問

1978年	広島大学医学部卒業
1978年	九州大学医学部心療内科入局
1987年	隈病院勤務
2009年	田尻クリニック
2014年	現職

資格：日本甲状腺学会認定専門医など

臨床で使える！
甲状腺疾患診療のテキスト

定価 (本体5,500円＋税)
2019年　9月30日　第1版
2021年11月22日　第1版2刷

編著者	深田修司
発行者	梅澤俊彦
発行所	日本医事新報社　www.jmedj.co.jp
	〒101-8718　東京都千代田区神田駿河台2-9
	電話 (販売) 03-3292-1555　(編集) 03-3292-1557
	振替口座　00100-3-25171
印　刷	加藤文明社

© Shuji Fukata 2019 Printed in Japan
ISBN978-4-7849-7292-0 C3047 ¥5500E

• 本書の複製権・翻訳権・上映権・譲渡権・公衆送信権 (送信可能化権を含む) は
  (株)日本医事新報社が保有します。

JCOPY 〈(社) 出版者著作権管理機構 委託出版物〉

本書の無断複写は著作権法上での例外を除き禁じられています。複写される場合は,
そのつど事前に, (社) 出版者著作権管理機構 (電話 03-3513-6969, FAX 03-3513-6979,
e-mail:info@jcopy.or.jp) の許諾を得てください。

電子版のご利用方法

巻末の袋とじに記載されたシリアルナンバーで，本書の電子版を利用することができます。

手順①：日本医事新報社Webサイトにて会員登録（無料）をお願い致します。
（既に会員登録をしている方は手順②へ）

> 日本医事新報社Webサイトの「Web医事新報かんたん登録ガイド」でより詳細な手順をご覧頂けます。
> www.jmedj.co.jp/files/news/20180702_guide.pdf
>
>

手順②：登録後「マイページ」に移動してください。
www.jmedj.co.jp/mypage/

「マイページ」
▼
マイページ中段の「電子コンテンツ」より
電子版を利用したい書籍を選び，
右にある「SN登録・確認」ボタン（赤いボタン）をクリック

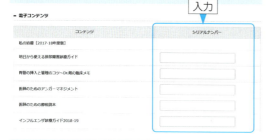

表示された「電子コンテンツ」欄の該当する書名の
右枠にシリアルナンバーを入力

下部の「確認画面へ」をクリック
▼
「変更する」をクリック

会員登録（無料）の手順

1 日本医事新報社Webサイト（www.jmedj.co.jp）右上の「会員登録」をクリックしてください。

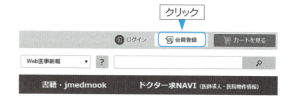

2 サイト利用規約をご確認の上（1）「同意する」にチェックを入れ，（2）「会員登録する」をクリックしてください。

3 （1）ご登録用のメールアドレスを入力し，（2）「送信」をクリックしてください。登録したメールアドレスに確認メールが届きます。

4 確認メールに示されたURL（Webサイトのアドレス）をクリックしてください。

5 会員本登録の画面が開きますので，新規の方は一番下の「会員登録」をクリックしてください。

6 会員情報入力の画面が開きますので，（1）必要事項を入力し（2）「（サイト利用規約に）同意する」にチェックを入れ，（3）「確認画面へ」をクリックしてください。

7 会員情報確認の画面で入力した情報に誤りがないかご確認の上，「登録する」をクリックしてください。